国家卫生健康委员会"十三五"规划教材

全国高职高专学校教材

供口腔医学专业用

口腔组织病理学

第4版

主　编　宋晓陵　马永臻

副主编　徐　欣　宋翠荣

编　者（以姓氏笔画为序）

丁祥云　山东医学高等专科学校

马永臻　山东医学高等专科学校

王　姗　哈尔滨医科大学

朱淑倩　福建卫生职业技术学院

刘焕霞　河南护理职业学院

杨　鑫　辽宁医药职业学院

宋翠荣　沧州医学高等专科学校

宋晓陵　南京医科大学

张　玮　南京医科大学

范思维　唐山职业技术学院

赵　鑫　开封大学医学部

徐　欣　黑龙江护理高等专科学校

潘　洁　长春医学高等专科学校

人民卫生出版社

·北京·

图书在版编目（CIP）数据

口腔组织病理学/宋晓陵，马永臻主编. —4 版
. —北京：人民卫生出版社，2021.12（2024.10 重印）
"十三五"全国高职高专口腔医学和口腔医学技术专
业规划教材
ISBN 978-7-117-32238-6

Ⅰ. ①口… Ⅱ. ①宋…②马… Ⅲ. ①口腔科学－病
理组织学－高等职业教育－教材 Ⅳ. ①R780.2

中国版本图书馆 CIP 数据核字（2021）第 205943 号

人卫智网	www.ipmph.com	医学教育、学术、考试、健康，
		购书智慧智能综合服务平台
人卫官网	www.pmph.com	人卫官方资讯发布平台

口腔组织病理学
Kouqiang Zuzhi Binglixue
第 4 版

主　　编：宋晓陵　马永臻
出版发行：人民卫生出版社（中继线 010-59780011）
地　　址：北京市朝阳区潘家园南里 19 号
邮　　编：100021
E - mail：pmph @ pmph.com
购书热线：010-59787592　010-59787584　010-65264830
印　　刷：北京盛通印刷股份有限公司
经　　销：新华书店
开　　本：787×1092　1/16　印张：18
字　　数：438 千字
版　　次：2003 年 2 月第 1 版　2021 年 12 月第 4 版
印　　次：2024 年 10 月第 6 次印刷
标准书号：ISBN 978-7-117-32238-6
定　　价：70.00 元

打击盗版举报电话：010-59787491　E-mail：WQ @ pmph.com
质量问题联系电话：010-59787234　E-mail：zhiliang @ pmph.com

出 版 说 明

为了培养合格的口腔医学和口腔医学技术专业人才,人民卫生出版社在卫生部(现国家卫生健康委员会)、教育部的领导支持下,在全国高职高专口腔医学和口腔医学技术专业教材建设评审委员会的指导组织下,2003年出版了第一轮全国高职高专口腔医学和口腔医学技术专业教材,并于2009年、2015年分别推出第二轮、第三轮本套教材,现隆重推出第四轮全国高职高专口腔医学和口腔医学技术专业教材。

本套教材出版近20年来,在我国几代具有丰富临床和教学经验、有高度责任感和敬业精神的专家学者与人民卫生出版社的共同努力下,我国高职高专口腔医学和口腔医学技术专业教材实现了从无到有、从有到精和传承创新,教材品种不断丰富,内容结构不断优化,纸数融合不断创新,形成了遵循职教规律、代表职教水平、体现职教特色、符合培养目标的立体化教材体系,在我国高职高专口腔医学和口腔医学技术专业教育中得到了广泛使用和高度认可,为人才培养做出了巨大贡献,并通过教材的创新建设和高质量发展,推动了我国高职高专口腔医学和口腔医学技术教育的改革和发展。本套教材第三轮的13种教材中有6种被评为教育部"十二五"职业教育国家规划立项教材,全套13种为国家卫生和计划生育委员会"十二五"规划教材,成为我国职业教育重要的精品教材之一。

教材建设是事关未来的战略工程、基础工程,教材体现了党和国家的意志。人民卫生出版社紧紧抓住深化医教协同全面推动医学教育综合改革的历史发展机遇期,以规划教材创新建设,全面推进国家级规划教材建设工作,服务于医改和教改。为贯彻落实《医药卫生中长期人才发展规划(2011—2020年)》《国务院关于加快发展现代职业教育的决定》等文件精神要求,人民卫生出版社于2018年就开始启动第四轮高职高专口腔医学和口腔医学技术专业教材的修订工作,通过近1年的全国范围调研、论证和研讨,形成了第四轮教材修订共识,组织了来自全国25个省(自治区、直辖市)共计52所院校及义齿加工相关企业的200余位专家于2020年完成了第四轮全国高职高专口腔医学和口腔医学技术专业教材的编写和出版工作。

本套教材在坚持教育部职业教育"五个对接"的基础上,进一步突出口腔医学和口腔医学技术专业教育和医学教育的"五个对接":和人对接,体现以人为本;和社会对接;和临床过程对接,实现"早临床、多临床、反复临床";和先进技术与手段对接;和行业准入对接。注重提高学生的职业素养和实际工作能力,使学生毕业后能独立、正确处理与专业相关的临床常见实际问题。

本套教材修订特点：

1. 国家规划 教材编写修订工作是在国家卫生健康委员会、教育部的领导和支持下，由全国高等医药教材建设研究学组规划，全国高职高专口腔医学和口腔医学技术专业教材建设评审委员会审定，全国高职高专口腔医学和口腔医学技术专业教学一线的专家学者编写，人民卫生出版社高质量出版。

2. 课程优化 教材编写修订工作着力健全课程体系、完善课程结构、优化教材门类，本轮修订首次将口腔医学专业教材和口腔医学技术专业教材分两个体系进行规划编写，并新增了《口腔基础医学概要》《口腔修复工艺材料学》《口腔疾病概要》3 种教材，全套教材品种增至 17 种，进一步提高了教材的思想性、科学性、先进性、启发性、适用性（"五性"）。本轮 2 套教材目录详见附件一。

3. 体现特色 随着我国医药卫生事业和卫生职业教育事业的快速发展，高职高专医学生的培养目标、方法和内容有了新的变化，修订紧紧围绕专业培养目标，结合我国专业特点，吸收新内容，突出专业特色，注重整体优化，以"三基"（基础理论、基本知识、基本技能）为基础强调技能培养，以"五性"为重点突出适用性，以岗位为导向、以就业为目标、以技能为核心、以服务为宗旨，充分体现职业教育特色。

4. 符合规律 在教材编写体裁上注重职业教育学生的特点，内容与形式简洁、活泼；与职业岗位需求对接，鼓励教学创新和改革；兼顾我国多数地区的需求，扩大参编院校范围，推进产教融合、校企合作、工学结合，努力打造有广泛影响力的高职高专口腔医学和口腔医学技术专业精品教材，推动职业教育的发展。

5. 创新融合 为满足教学资源的多样化，实现教材系列化、立体化建设，本套教材以融合教材形式出版，纸质教材中包含实训教程。同时，将更多图片、PPT 以及大量动画、习题、视频等多媒体资源，以二维码形式印在纸质教材中，扫描二维码后，老师及学生可随时在手机或电脑端观看优质的配套网络资源，紧追"互联网+"时代特点。

6. 职教精品 为体现口腔医学和口腔医学技术实践和动手特色，激发学生学习和操作兴趣，本套教材将双色线条图、流程图或彩色病例照片以活泼的版面形式精美印刷。

为进一步提高教材质量，请各位读者将您对教材的宝贵意见和建议发至"人卫口腔"微信公众号（具体方法见附件二），以便我们及时勘误，同时为下一轮教材修订奠定基础。衷心感谢您对我国口腔医学高职高专教育工作的关心和支持。

人民卫生出版社
2020 年 5 月

附件一　本轮口腔医学和口腔医学技术专业 2 套教材目录

口腔医学专业用教材(共 10 种)	口腔医学技术专业用教材(共 9 种)
《口腔设备学》(第 2 版)	《口腔设备学》(第 2 版)
《口腔医学美学》(第 4 版)	《口腔医学美学》(第 4 版)
《口腔解剖生理学》(第 4 版)	《口腔基础医学概要》
《口腔组织病理学》(第 4 版)	《口腔修复工艺材料学》
《口腔预防医学》(第 4 版)	《口腔疾病概要》
《口腔内科学》(第 4 版)	《口腔固定修复工艺技术》(第 4 版)
《口腔颌面外科学》(第 4 版)	《可摘局部义齿修复工艺技术》(第 4 版)
《口腔修复学》(第 4 版)	《全口义齿工艺技术》(第 4 版)
《口腔正畸学》(第 4 版)	《口腔工艺管理》(第 2 版)
《口腔材料学》(第 4 版)	

附件二　"人卫口腔"微信公众号

"人卫口腔"是人民卫生出版社口腔专业出版的官方公众号,将及时推出人卫口腔专培、住培、研究生、本科、高职、中职近百种规划教材、配套教材、创新教材和 200 余种学术专著、指南、诊疗常规等最新出版信息。

1. 打开微信,扫描右侧"人卫口腔"二维码并关注"人卫口腔"微信公众号。

2. 请留言反馈您的宝贵意见和建议。

注意:留言请标注"口腔教材反馈 + 教材名称 + 版次",谢谢您的支持!

第三届全国高职高专口腔医学和口腔医学技术专业教材建设评审委员会名单

主 任 委 员 马　莉　唐山职业技术学院

副主任委员 于海洋　四川大学　　　　　　　　胡砚平　厦门医学院

口腔医学组

组　　　长 胡砚平　厦门医学院

委　　　员（以姓氏笔画为序）

马永臻　山东医学高等专科学校　　　李水根　厦门医学院

马惠萍　开封大学　　　　　　　　　李晓军　浙江大学

王　荃　昆明医科大学　　　　　　　宋晓陵　南京医科大学

左艳萍　河北医科大学　　　　　　　张清彬　广州医科大学

吕俊峰　苏州卫生职业技术学院　　　赵信义　空军军医大学

杜礼安　唐山职业技术学院　　　　　顾长明　唐山职业技术学院

李　月　深圳职业技术学院　　　　　麻健丰　温州医科大学

口腔医学技术组

组　　　长 于海洋　四川大学

委　　　员（以姓氏笔画为序）

马玉宏　黑龙江护理高等专科学校　　项　涛　四川大学

吕广辉　赤峰学院　　　　　　　　　赵　军　日进齿科材料（昆山）

任　旭　黑龙江护理高等专科学校　　　　　　有限公司

杜士民　开封大学　　　　　　　　　胡荣党　温州医科大学

李长义　天津医科大学　　　　　　　葛秋云　河南护理职业学院

李新春　开封大学　　　　　　　　　蒋　菁　唐山职业技术学院

陈凤贞　上海医学高等专科学校　　　潘　灏　苏州卫生职业技术学院

岳　莉　四川大学

秘 书 长 刘红霞　人民卫生出版社

秘　　　书 方　毅　人民卫生出版社　　　　查彬煦　人民卫生出版社

前　言

随着口腔医学的发展和进步，口腔医学教育的培养目标、课程体系、学科内容及要求也在发生改变，经济发展和科技进步使现行的教学设施和技术手段也在不断更新。教材作为课程知识的载体也应顺应这种变化，不断与时俱进。上版教材已经过了5年的使用周期，其中一些内容已滞后于学科的进展，因此有必要对其进行修改更新。

本轮修订将全套教材分为口腔医学和口腔医学技术两个系列，本教材定为口腔医学专用教材。依据这一改变，在维持前版教材总体框架结构不变的前提下，对口腔组织胚胎学和口腔病理学两部分所占的比重进行调整，加大病理学尤其是与临床诊断密切相关内容的比例。各章节学习目标中要求掌握的内容也据此进行了相应的调整，使其更符合口腔医学专业的培养目标。

本轮教材是修订而非重编，按照这个原则优化调整内容，以保证教材的延续性和先进性。各章节具体内容在前版的基础上进行微调，保留强化经典内容，补充更新近年来学科进展的新知识、新概念，如牙源性肿瘤和唾液腺肿瘤按世界卫生组织（WHO）最新分类进行归类、命名，临床病理表现依据WHO的权威资料规范表述等，使教材内容既符合"三基"要求，又能紧跟学科发展。

本版教材继续保持高职高专教学特色，注重针对性和实用性。教材体量不变以适应短学制的课时要求。各章节重点内容涵盖了国家执业医师考试所要求的知识点，有助于学生未来通过执业医师考试取得医师资格证书。同时，从培养学生分析问题和解决问题能力的目的出发，强化口腔组织结构的临床意义和病理与临床的联系，使全书更贴近口腔临床医疗工作的需求。

本版教材将纸版和网络增值服务融为一体。网络增值部分包括各章节的教学课件和自测题，以及配合文字内容的组织学和临床图片，以二维码形式融入纸版教材中，学生用手机即可浏览。融合内容不仅为学生提供了更为便利的自主学习平台，也弥补了纸版教材篇幅限制的缺点，丰富了教学内容。此外，在上版基础上进一步增加了自测题的题型和题量，以便更好地检验教学效果。

本版教材的编写队伍进行了扩充，13位参编人员来自全国各地的高等医学院校和职业技术学院。编者大多是教学一线的青年教师,通晓现代化教学手段,能够较好地运用多媒体技术,对前版教材的使用情况也有所了解,能有的放矢地进行修改。在编写过程中,人民卫生出版社给予了积极指导,同时也得到各参编单位的大力支持。各位编者密切配合,为此书的修订付出了辛勤的劳动,在此一并致以诚挚的感谢。在大家的共同努力下,本书得以按时完成交稿。但由于时间仓促和水平所限,书中的不足在所难免,敬请同道专家及广大读者批评指正,我们将不胜感激!

宋晓陵　马永臻

2021 年 7 月

目　录

上篇　口腔组织胚胎学

下篇　口腔病理学

绪　论

一、口腔组织病理学的内容和作用

口腔组织病理学（oral histopathology）是口腔医学中一门重要的专业基础课程。本课程包括口腔组织胚胎学和口腔病理学两大部分，前者主要介绍口腔颌面部正常结构的组织构成、形态特点、生物学特性和功能，以及这些组织结构的胚胎发生，它们是学习口腔病理学的基础；后者主要介绍各类口腔疾病的病因、发病机制、病理变化和发展转归，这些内容又是口腔临床正确诊断和治疗疾病的基础。同时，本课程内容与前期人体组织胚胎学和大体病理学也有着密切的内在联系，其中许多基础理论和背景知识都来源于这两门前期医学基础课程。因此，它是连接基础医学与口腔临床的桥梁学科。

机体的组织结构是功能活动的物质基础。了解正常的口腔组织结构，才能更好地认识其功能。口腔组织学内容涵盖牙齿、牙周、口腔黏膜、唾液腺及颞下颌关节，这些组织构成了口腔颌面部的器官结构，在口腔行使咀嚼功能时共同发挥作用。口腔胚胎学包括面部、口腔（腭、舌）、唾液腺、颌骨以及牙齿的胚胎来源和发育过程。了解这些内容不仅有助于理解一些组织结构的形成机制，如牙釉质在发育过程中节律性沉积的生长方式，就形成了成熟牙釉质中类似于树木年轮的生长线；而且对阐明面部和牙齿发育异常性疾病的发病机制也是必不可少的，如临床常见的唇腭裂畸形与面部发育过程中面突的联合不全有关。口腔病理学部分讲述发生于上述组织器官的各类疾病，包括牙齿发育异常、龋病、牙髓病、根尖周病、牙周病、口腔黏膜病、口腔颌面部囊肿、肿瘤及瘤样病变等。口腔器官组织在形态结构、功能代谢方面有其特殊性，因此，所发生的疾病在临床表现、病理变化、发展转归等方面都有着不同于机体其他器官组织的特殊规律，只有了解这些基本知识，才能有效防治口腔疾病。如牙髓是富含成纤维细胞的结缔组织，从理论上讲应具有防御功能和再生修复能力，但其所处的解剖位置不利于渗出物引流，血供系统又缺乏有效代偿，因此一旦发生感染炎症，结局往往是迅速坏死，并可进一步引发根尖周组织病变，这就要求临床治疗应尽早采取干预措施，人为处死或去除炎症牙髓组织，阻止感染扩散。

高等口腔医学教育的目标是培养具有良好职业素养和临床操作技能的口腔医师。作为一名合格的口腔医师，不仅要熟知口腔疾病的一般临床表现和治疗操作，还应该对疾病的本质有所了解，即不仅知其然，还要知其所以然。口腔组织病理学正是通过研究正常和疾病状态下口腔组织结构的微观变化，揭示病变本质，从而为临床诊断和治疗提供理论依据。

迄今为止许多口腔疾病的明确诊断仍然要依靠组织病理学检查,如口腔黏膜疾病、口腔颌面部囊肿和肿瘤等,因此,它是一门兼具基础研究和临床应用功能的学科。学习该课程对口腔医学生后续临床课的学习以及未来的职业生涯都具有重要意义,尤其对于将来主要面向基层的高职院校的口腔医学生而言,牢固掌握并能灵活运用这些知识,意味着自我专业素质和岗位胜任能力的提升,从而具有更强的市场竞争力和更好的就业前景。

二、口腔组织病理学课程的基本要求和学习方法

口腔组织病理学课程的任务是通过循序渐进的教学过程,使学生掌握本课程的基本理论、基础知识和基本技能,同时培养学生科学严谨的思维方式和善于融会贯通的综合能力,达到既学会理论知识,又能灵活运用这些知识分析解释临床实际问题。在教学实践中,教师应通过课堂讲授、实验教学与辅导讨论深化学生对基本知识的认识,并适当介绍本学科国内外的发展动态与学术前沿,以拓宽学生视野。学生应坚持理论与实验并重,基础与临床结合,通过听课、阅片、自学、讨论等方式完成教学大纲要求的内容,并能在日后的临床课学习和医疗实践中学以致用。

1. 注意理论与实验结合,强化形态思维　口腔组织病理学属形态学科,所涉及的知识主要是口腔组织细胞的微观形态,运用显微镜观察、识别这些组织细胞是学生要掌握的基本技能。形态学知识单凭文字描述和理论讲解很难达到理想的教学效果,尽管现代化教学设备和多媒体技术的运用使理论教学更加直观生动,但实验课仍然是获取这类知识,培养这种技能更重要的环节。俗话说"百闻不如一见",通过实验教学,亲身体验各类口腔组织的镜下表现,把书本上枯燥的理论、复杂的概念具体化、形象化,才能印象深刻。在进行切片观察时,一要耐心细致,善于发现组织细胞的形态特征,如成牙组织细胞多为柱状且呈极性排列,由成牙组织起源的病变也常有这种特征,牙釉质和牙本质中均可见放射状条纹,但牙釉质中是实体的釉柱,而牙本质中是中空的小管;二要注意培养丰富的想象力,善于发现生命之美。如将镜下所见的微妙组织结构转化为自然界中形似的物体或景致,以激发学习兴趣,避免视觉疲劳;三要注意培养空间思维能力,要学会用动态的,发展的眼光去观察组织学图像,将平面二维图像转化为三维立体构象,将静态图像转化为动态画面,灵活掌握所学知识。

2. 注意形态与功能、局部与整体的关系　口腔的组织结构往往是适应功能需要形成的,要善于将形态与功能联系起来理解。例如牙龈、硬腭处的黏膜要耐受较大的咀嚼摩擦力,因而它表面被覆的鳞状上皮有角化,上皮钉突也较长,这种形态特征有增加抗力和损伤修复力的功能意义;牙周膜是维持牙齿正常位置,传导并缓冲来自各个方向咀嚼压力的重要结构,这些功能是依靠不同排列方向的主纤维束来完成的,记住了纤维的走向,就可联想到它的功能,反之,通过每组纤维的功能也可推断出它的走向,通过这种方式记忆可达到事半功倍的效果。口腔是人体的一部分,它所发生的疾病并非都是孤立存在的,许多疾病有着全身背景。一些口腔黏膜疾病本身就是全身性皮肤黏膜病的口腔表征,如天疱疮、慢性盘状红斑狼疮等;牙周病许多是系统性疾病在口腔的表征或与系统性疾病有一定的因果关系。在学习过程中要有全局观念,对局部病变的前因后果多问几个为什么,深入认识疾病本质,在理解的基础上进行记忆,而不是死背硬记。

3. 注意前后知识的内在联系,提高综合分析能力　口腔胚胎学、组织学、病理学构成本

课程的知识链,环环相扣,相辅相成,同时各部分内容与前期医学基础课和后期口腔临床课也有相当多的交叉。因此,学习过程中要循序渐进,勤于思考,善于总结,通过前后对比,横向联系,进行综合分析。共性的内容概括出来,统一记忆;特征性的东西则重点把握,一一对应。如牙源性肿瘤大多好发于下颌骨后部,组织学上常有成牙组织的某些表现,但不同的肿瘤又有其自身特征,牙源性腺样瘤多见于上颌,牙源性钙化上皮瘤中存在类淀粉样物质,牙源性钙化囊肿中有影细胞等。在认识正常口腔组织的形态结构及生理功能时,可与机体其他相似的组织进行横向比较,如牙骨质与骨组织,口腔黏膜与皮肤。在了解疾病的病理变化时,要与其临床表现联系起来,如组织学上上皮的过度角化,临床上表现为白色斑块;皮样囊肿内含大量豆渣样角化物,故扪诊有揉面团感。这样把书本上的知识转化为自身思维,进入临床后才能达到活学活用。

三、口腔组织病理学常用技术简介

组织学观察工具和技术相结合,为我们展现了奇妙的视觉空间,使我们能够从组织、细胞、亚细胞乃至分子水平深入了解各种人体组织的微观结构和分子组成。但组织学技术种类繁多,其原理涉及多学科知识,实际应用时需进行专门学习。这里仅对一些常用的或口腔组织特定的研究方法进行简要介绍。

1. 石蜡切片和 HE 染色　这是最常用的经典组织学技术,适用于机体绝大多数组织结构和细胞形态的观察。该技术的基本程序是:①取材、固定,将新鲜离体组织切成 2mm 左右厚薄适当大小的组织块,用蛋白凝固剂(常用甲醛)固定 24 小时以保持组织结构的原有状态;②脱水、透明、包埋,固定好的组织块用浓度由低到高的乙醇梯度脱水,再用二甲苯置换出组织中的乙醇使组织呈透明状,然后将组织块浸入融化的石蜡液中,待组织完全被石蜡液渗透后包埋冷却形成固态石蜡块;③切片、染色,将包有组织的石蜡块用切片机切出 4μm 左右的薄片,贴附于载玻片上,用二甲苯脱去石蜡后,用苏木精 - 伊红染色(hematoxylin eosin staining, HE 染色)。该法染色后的组织,细胞核着苏木精呈紫蓝色,细胞质及细胞外基质成分着伊红呈红色。苏木精为碱性染料,易被其着色的组织嗜碱性;伊红为酸性染料,易被其着色的组织嗜酸性。

2. 牙磨片的用途　口腔组织有其特殊性,如牙齿大部分由硬组织构成,脱钙后制作切片,随无机物的去除其中一些组织的形态遭到破坏,尤其牙釉质中无机盐含量极高,脱钙切片根本无法保存其结构,因此,牙磨片技术应运而生,成为研究牙齿硬组织的重要方法。牙齿磨片是以不脱钙的方式,经人工或机器把牙体打磨成厚几十至上百 μm 的薄片,用于光镜或偏光镜观察。这种方式制作的牙片完整地保存了牙齿硬组织原有的结构成分,除可用于观察牙釉质、牙本质、牙骨质的正常结构,还可用于研究上述组织的病变状态,如龋病、牙发育异常性疾病等。牙磨片的具体制作过程将在教材后面的附录中详细介绍。

3. 偏光镜的原理和应用　偏光显微镜是常用于对矿物质光学特性进行研究鉴定的仪器,它的基本原理是:通过在显微镜中加入偏光装置,使得多向振动的自然光转变为只在一个方向上振动的偏振光,在偏光镜下,具有双折射性的物体可以改变光线方向而呈现不同强度的光亮和色彩。双折射性是自然界中非均质性矿物晶体的基本特征。在人体组织中,牙齿硬组织因含有大量生物晶体(羟基磷灰石晶体)也具有双折射性,因此偏光镜也被用于牙齿硬组织病变尤其是牙釉质龋的研究,可以定性定量观察硬组织脱矿和再矿化过程中的结构改变。正常牙釉质主要由羟基磷灰石晶体组成，呈内源性负双折射，龋病时由于晶体脱矿，牙釉质内部晶体间隙增大，产生大小不等的孔隙，外源性物质进入形成正双折射。根据这种折光性的变化，不仅可以鉴定是否存在脱矿，还可反映龋损的范围和形态。此外，将牙釉质龋磨片用不同介质浸渍后用偏光镜观察，通过一定的公式可推算出病损区的孔隙容积率，从而判断脱矿程度。

4. 免疫组织化学技术和应用 免疫组化染色的基本原理是：用带有标记物的已知抗体（或抗原）与待测组织切片或细胞涂片进行孵育反应，使之与组织细胞中相应的抗原（或抗体）发生特异性结合，然后通过在显微镜下观察显色的标记物，从而获知对应的抗原（或抗体）物质是否存在（表达）以及所在部位。该技术利用抗原和抗体特异性结合的免疫学原理，定性定位检测组织或细胞中某些抗原或抗体物质的存在与否和分布情况，具有高特异性和敏感性。免疫组织化学染色在临床病理学中主要用于肿瘤的诊断和鉴别诊断，在确定肿瘤的组织来源和细胞类型方面具有明显优势。在口腔肿瘤的病理诊断中，该染色多用于唾液腺肿瘤的鉴别诊断：①鉴别上皮性癌与恶性淋巴瘤或其他软组织肉瘤，癌表达细胞角蛋白（CK）、上皮膜抗原（EMA）等上皮性标记物，而在恶性淋巴瘤和软组织肉瘤这些标记物染色通常为阴性；②确定由透明细胞构成的肿瘤类型，如腺泡细胞癌对淀粉酶染色阳性，肌上皮细胞肿瘤表达 Calponin、S-100、SMA 等；③鉴别唾液腺原发癌与转移癌，如可用甲状腺球蛋白（Tg）鉴别腮腺腺癌和转移性甲状腺癌，转移性甲状腺癌表达 Tg。虽然免疫组织化学对肿瘤的诊断和鉴别诊断有一定帮助，但目前尚无针对各类唾液腺肿瘤的特异性抗体，因此，该技术在唾液腺肿瘤鉴别诊断中的应用价值有限，只能作为常规病理学检查的辅助手段。

（宋晓陵）

上篇

口腔组织胚胎学

第一章 牙体组织

1. 掌握：牙体组织的构成；牙釉质、牙本质、牙髓、牙骨质的组织结构；牙本质的反应性变化。

2. 熟悉：牙釉质、牙本质的理化特性；牙髓、牙骨质的功能。

3. 了解：牙釉质的表面结构；牙釉质、牙本质结构的临床意义；牙髓、牙骨质的生物学特性及临床意义；牙本质的神经分布与感觉传导；牙骨质的分类。

牙体组织（dental tissues）即构成牙的所有组织的总称，包括牙釉质、牙本质、牙骨质三种硬组织和一种软组织——牙髓。

牙本质构成牙的主体，牙釉质覆盖在冠部牙本质表面，牙骨质覆盖于根部牙本质表面。牙本质中央有一空腔，称为髓腔。髓腔内充满疏松的结缔组织即牙髓，牙髓的血管和神经通过狭窄的根尖孔与牙周组织相连通（图 1-1）。牙釉质和牙本质相交的面称釉牙本质界，牙釉质和牙骨质相交处称釉牙骨质界。

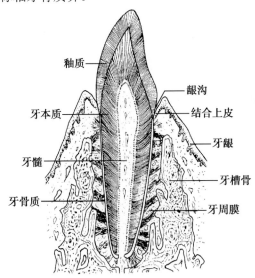

图 1-1　牙体牙周组织模式图

第一节　牙　釉　质

牙釉质（enamel）是覆盖于牙冠表面的既无血管、细胞，不含胶原，又无再生能力的全身最硬的高度矿化组织。牙釉质对咀嚼压力和摩擦力具有高度耐受性。从胚胎发生上看，牙釉质是唯一由上皮细胞分泌继而矿化的硬组织。这些特点决定了对于已形成缺损的牙釉质损伤，只能通过人工修复技术恢复其形态和功能。

一、理化特性

牙釉质外观呈乳白色或淡黄色，半透明状。牙釉质的颜色与其厚度、矿化程度以及下方牙本质的颜色有关。矿化程度越高，牙釉质越透明，其深部牙本质的黄色越容易显现而呈淡黄色；矿化程度低则牙釉质透明度差，牙本质颜色不能透过而呈现乳白色。乳牙的牙釉质矿化程度较低，故呈乳白色。

牙釉质形似帽状，厚薄不均匀，磨牙的牙尖处厚约 2.5mm，切牙的切缘处厚约 2mm，而乳牙的牙釉质较薄，仅为 0.5～1mm。牙釉质自切缘或牙尖处至牙颈部逐渐变薄，颈部呈刀刃状。

牙釉质是人体最硬的组织，其硬度约为洛氏硬度值 296KHN，相当于牙本质硬度（68KHN）的 5 倍，因此具有较强的耐磨损性，是深部牙本质的保护层。

成熟牙釉质重量的 96%～97% 为无机物，其余为有机物和水。如按体积计算，无机物占总体积的 86%，有机物占 2%，水占 12%。由于其无机物含量高，所以有很高的脆性并且易于折断，釉柱中的晶体排列和位于其深部的有一定弹性的牙本质可降低其易折性。同时，由于牙釉质无机物含量很高，无法用常规组织学方法制片观察，一般采用磨片观察其组织学结构。

成熟牙釉质中无机物的主要成分是含钙、磷离子的羟基磷灰石 $[Ca_{10}(PO4)_6(OH)_2]$ 晶体，但这些晶体并非化学纯的羟基磷灰石，其中含有较多 HCO_3^- 和一些微量元素。其中有的微量元素使晶体具有耐龋潜能，如氟、硼、钡、锂、镁、钼、锶和钒等；另外一些元素和分子则使牙釉质对龋更敏感，如碳酸盐、氯化镉、铁、铅、锰、锡、锌等。

成熟牙釉质中的有机物不足 1%，主要由蛋白质和脂类组成，蛋白质包括釉原蛋白、非釉原蛋白和蛋白酶等三大类，其作用主要是引导牙釉质晶体生长，也可能具有粘接晶体和釉柱的作用。牙釉质中的水以两种形式存在，即结合水和游离水。大部分是以结合水的形式存在，它们主要围绕在晶体周围，并借助于晶体表面的 OH^- 和 CO_3^{2-} 等极性基团而构成晶体的水合层，也可占据无机晶体中的钙空位，并可与釉基质中的蛋白质分子结合。

二、组织结构

（一）牙釉质的基本结构——釉柱

牙釉质的基本结构是釉柱（enamel rod），釉柱是细长的柱状结构，起自釉牙本质界，贯穿牙釉质全层至牙表面。在牙尖和切缘处，釉柱自釉牙本质界向牙表面放射；在窝沟处，釉柱从釉牙本质界向窝沟底部集中；在近牙颈部，釉柱排列几乎成水平状（图 1-2）。釉柱的全程并不完全是直线，近牙表面 1/3 较直，称为直釉；而近釉牙本质界的 2/3 常弯曲绞绕，特别是在切缘及牙尖处绞绕弯曲更明显,称为绞釉(图1-3,图1-4)。绞釉可以增加牙釉质对咬合力的抵抗。釉柱的直径平均为4~6μm,由于牙釉质表面积比釉牙本质界处宽大,因此,釉柱的直径在表面较深部大。

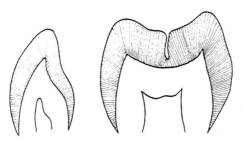

图1-2 釉柱排列方向模式图

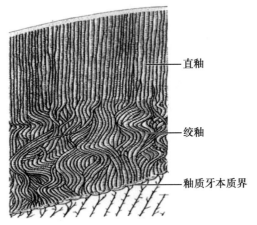

直釉

绞釉

釉质牙本质界

图1-3 绞釉模式图

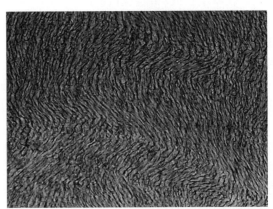

图1-4 绞釉纵断磨片,近釉牙本质界处的釉柱弯曲绞绕

光镜下牙釉质纵断面可见釉柱和柱间质。釉柱的横断面在光镜下呈鱼鳞状(图1-5),在电镜下呈球拍状,有一个近乎圆形较大的头部和一个较细长的尾部。相邻釉柱均以头尾相嵌的形式排列(图1-6)。釉柱的头部相当于光镜下纵断面的釉柱,尾部相当于柱间质。

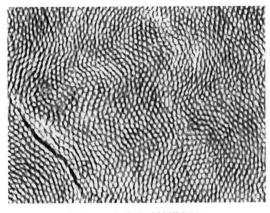

图1-5 光镜观釉柱横断面

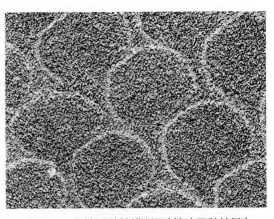

图1-6 电镜观釉柱横断面(箭头示釉柱鞘)

电镜下观察釉柱是由许多呈一定排列方向的扁六棱柱形晶体所组成,牙釉质中的晶体是全身各种矿化组织晶体中最大的。这些晶体在釉柱头部互相平行,其长轴平行于釉柱的长轴,而从颈部向尾部移行时,晶体长轴逐渐与釉柱长轴呈一角度,至尾部时与釉柱长轴呈65°~70°的倾斜(图1-7)。因此,在一个釉柱尾部与相邻釉柱头部的两组晶体相交处呈现参差不齐的增宽的间隙,称为釉柱间隙。正是这类间隙构成了釉柱头部清晰的弧形边界,即釉柱鞘(enamel rod sheath)。

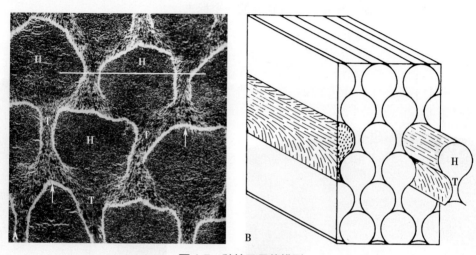

图1-7 釉柱及晶体排列

A.釉柱横断面的扫描电镜观(箭头示釉柱鞘) B.釉柱及晶体排列模式图

H.釉柱头部;T.釉柱尾部。

（二）与牙釉质节律性生长相关的结构

1. 横纹(cross striations) 光镜下釉柱纵断面上可见与釉柱长轴相垂直的规律性间隔的细线,透光性低,称为横纹。横纹的分布使釉柱的形状像梯子(图1-8)。横纹间距2~6μm(平均4μm),其间的距离相当于牙釉质形成期间每天形成牙釉质的量。它是牙釉质节律性发育的间歇期,可能反映了釉柱中有机物、无机物在含量和密度上的变化。横纹处矿化程度稍低,故当牙釉质脱矿或矿化不良时横纹较明显。

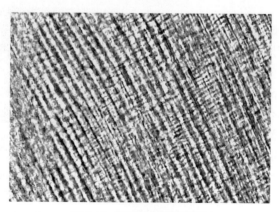

图1-8 釉柱纵断面及横纹

2. 牙釉质生长线(incremental lines) 又名芮氏线(lines of Retzius),低倍镜下观察牙釉质横磨片,此线呈深褐色同心环状,与树木横断面的年轮相似(图1-9)。在纵磨片中,生长线围绕牙尖部呈环形排列,近牙颈处渐呈斜行线(图1-10)。电镜下观察该处晶体排列不规则,孔隙增多,有机物增加,故光镜下因折光率改变而呈褐色。牙釉质生长线形成机制类似于釉柱横纹,为牙釉质节律性生长速率改变所形成的间歇线,其宽度和间距因发育状况变化而不等,较横纹的间距大得多,代表5~10天牙釉质沉积的厚度,在发育不良的牙其生长线更为明显。生长线是研究牙釉质发育状况的一个标志。

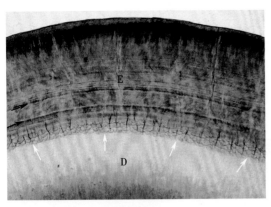

图1-9 牙釉质生长线(牙横磨片),黑箭头示牙釉质生长线,白箭头示釉牙本质界

E. 牙釉质;D. 牙本质。

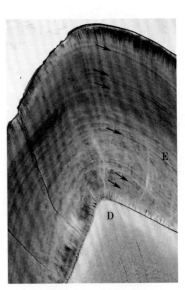

图1-10 牙釉质生长线(牙纵磨片),箭头示包绕牙尖部环形排列

E. 牙釉质;D. 牙本质。

在乳牙和第一磨牙的磨片上,常可见一条加重的生长线,这是由于乳牙和第一磨牙的牙釉质一部分在胎儿期形成,一部分形成于出生后,在婴儿出生时,由于环境及营养的变化,牙釉质的发育一度受到干扰,在此处遗留了一条特别明显的生长线,称为新生线(neonatal line)。

(三) 在牙釉质生成过程中形成的特殊结构

牙釉质中有一些牙釉质在生成过程中形成的钙化程度较差,含有机物较多的部位,在光镜下形成特殊的形态结构,按形态给予不同的名称。

1. 釉梭(enamel spindle) 在磨片上起自釉牙本质界伸向牙釉质内的纺锤状突起,呈黑色(图1-11)。形成于牙釉质发育的早期,一般认为釉梭是成牙本质细胞的细胞质突起穿过釉牙本质界包埋在牙釉质中的末端膨大。在牙尖及切缘部位较多见。

2. 釉丛(enamel tufts) 在磨片上起自釉牙本质界向牙釉质内散开,形似草丛状,其高度为牙釉质厚度的1/4~1/3,分布均匀,呈褐色(图1-12)。每个釉丛大概有数个釉柱宽,由于其排列的关系,在横断面上更容易观察。釉丛可能属于牙釉质发育的缺陷,由于牙釉质钙化不良,导致釉柱间牙釉质基质蛋白残留所致。

3. 釉板（enamel lamella） 在磨片上起自牙釉质表面向牙釉质内延伸至不同的深度，部分可达釉牙本质界的裂隙状结构，呈深褐色（图 1-12）。一般认为釉板是一组矿化不全、牙釉质蛋白含量较高的釉柱，或由于萌出后牙釉质因负重而产生的裂隙，口腔中有机物进入裂缝而形成。釉板内含有较多有机物，特别是窝沟底部及牙邻面的釉板，被认为是病原菌侵入、龋发展的有利通道。但绝大多数釉板是无害的，而且也可以因唾液中矿物盐的沉积而发生再矿化。

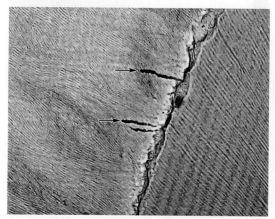

图 1-11　釉梭（牙纵磨片，箭头所示）

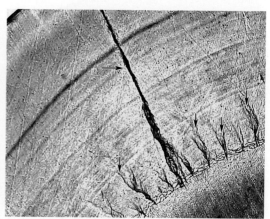

图 1-12　釉丛、釉板（牙横磨片）

短箭头所示为釉丛，长箭头所示为釉板。

（四）釉牙本质界

釉牙本质界（enamel-dentinal junction）是牙釉质和牙本质的交界面。它不是一条直线，而是由许多小弧形线相连而成，似连续贝壳状，弧形线凸面突向牙本质，凹面向着牙釉质（图 1-13）。这种连接方式使牙釉质与牙本质接触面大大增加，有利于两种组织更牢固地结合。釉牙本质界处的蛋白质可能是最初形成牙釉质的矿化中心，并且可能在牙釉质和牙本质之间起黏附作用。电镜下观察釉牙本质界处的牙釉质晶体和牙本质晶体混杂排列。

（五）无釉柱牙釉质

在近釉牙本质界最先形成的牙釉质和多数乳牙及恒牙表层 20～100μm 厚的牙釉质中，看不到釉柱的结构，称为无釉柱牙釉质（rodless enamel）。高分辨率电镜下观察该处晶体互相平行排列。有人认为无釉柱牙釉质矿化程度高。它的形成机制可能是成釉细胞在最初分泌牙釉质时，Tomes 突尚未形成（内层），或成釉细胞分泌活动将要停止时 Tomes 突退缩（表层）所致。

（六）施雷格线

用落射光观察牙纵磨片时，可见宽度不等的明暗相间带，分布在牙釉质内部 4/5 处，改变入射光角度可使明暗带发生变化，这些明暗带称为施雷格线（Schreger line）。这是由于规则性的釉柱排列方向改变而产生的折光现象（图 1-14），暗区代表釉柱的横断区，亮区代表釉柱的纵断区。

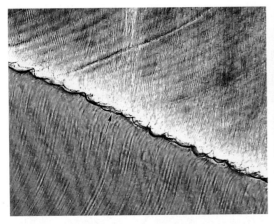

图1-13 釉牙本质界(牙纵磨片,箭头所示)

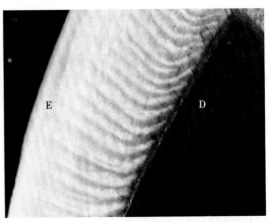

图1-14 施雷格线(牙纵断磨片,落射光下所见)

E. 牙釉质;D. 牙本质。

三、牙釉质的表面结构

(一)釉小皮

釉小皮(enamel cuticle)是指覆盖在新萌出牙表面的一层有机薄膜,一经咀嚼即易被磨去,但在牙颈部仍可见残留。釉小皮的结构与上皮下的基板相似,可能是成釉细胞在形成牙釉质后所分泌的基板物质。

(二)釉面横纹

肉眼或放大镜观察,牙釉质表面有许多呈平行排列并与牙长轴垂直的浅纹,间隔为30~100μm,在牙颈部尤为明显,呈叠瓦状(图1-15),称为釉面横纹(perikymata)。它是牙釉质生长线到达牙表面的位置,也是牙齿节律性生长发育的现象。

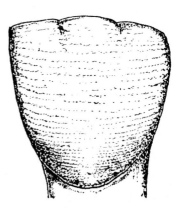

图1-15 釉面横纹模式图

四、牙釉质结构的临床意义

1. 牙釉质中不存在牙本质中那样的孔,所以其渗透性很低。但牙釉质的晶体之间存在细小的缝隙,含有水分和有机物。同时在釉丛、釉梭和釉牙本质界等处有机物较多,这些结构形成了牙釉质的营养通道。包括钙、磷离子在内的营养物质可由牙髓和牙本质经这些通道输送。有学者用落射光观察新鲜离体牙,见到完整的牙釉质表面有成滴的釉液从牙釉质内部溢出。用放射性核素示踪试验证明,^{45}Ca、^{32}P等均能由牙髓经牙本质或从唾液进入牙釉质,并且能很缓慢地移去。进入牙釉质中的放射性核素量与机体的状况如年龄、营养状态等有关。在临床上,随着年龄的增长,因有机物等进入牙釉质而使其颜色变深和渗透性下降,牙釉质代谢减缓。当牙髓发生坏死,牙釉质代谢进一步受到影响,牙釉质失去正常的光泽,变为灰黑色,质变脆易裂。牙齿漂白治疗的原理,就是利用了牙釉质的渗透性,漂白剂从牙釉质表面渗透进入牙釉质,起到漂白作用。

2. 在牙釉质的咬合面,有深浅不等的小点隙和狭长的裂沟,剖面观裂沟呈漏斗状或烧瓶状(图 1-16)。前者呈浅而宽的 V 形沟;后者口小底大,深而窄。大多数裂隙为后一种类型,直径一般为 15~75μm,不能为探针所探入。这些点隙裂沟易残留食物残渣和细菌而不易清洁,常常为龋病的始发部位。且龋病一旦发生,很快向深部扩展。临床上常使用封闭剂,使窝沟与外界隔绝,此技术称为窝沟封闭,它有助于减少窝沟龋的发生。

3. 由于牙釉质中无机物含量高,所以有很高的脆性并且易于折断,牙釉质中绞釉的排列方式和位于其深部的有一定弹性的牙本质可降低其易折性。治疗龋病制备洞型时,不宜保留失去牙本质支持的悬空牙釉质,否则充填后,此种薄而悬空的牙釉质受压常易碎裂,使窝洞边缘产生裂缝,而易引起继发龋。

4. 牙釉质遇酸可溶解。牙体修复中的酸蚀技术就是利用酸溶解釉柱中的矿物质形成微孔,复合树脂的树脂突可以嵌入其中,使复合树脂和牙釉质粘接在一起。

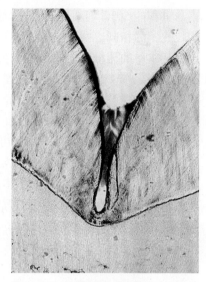

图 1-16 牙釉质咬合面窝沟(牙纵磨片),沟底接近釉牙本质界

牙釉质中晶体溶解与其排列方向有关,无釉柱牙釉质由于其晶体方向一致,酸蚀效果较差。在对无釉柱牙釉质进行酸蚀处理时,尤其是乳牙,它的有机物含量比恒牙高,因此应适当延长酸蚀时间以清除无釉柱牙釉质。如果酸蚀处理达不到有釉柱牙釉质,则修复粘接的强度会减弱。

5. 临床上常用氟化物来预防牙釉质龋的发生,这是因为龋的发生和牙釉质磷灰石晶体的溶解破坏有关,而氟离子可与磷灰石晶体中的 HCO_3^- 和 OH^- 等发生置换,使牙釉质的晶体结构变得更为稳定,增加牙釉质的耐酸性,从而可增强牙釉质的抗龋能力。

6. 当牙釉质脱离了口腔的湿润环境,如使用橡皮障隔湿,可在几分钟内变成白垩色,这是牙釉质暂时性脱水造成的。因此,当使用牙色材料进行牙体修复时,应在隔湿前进行比色,以免产生颜色偏差。

第二节 牙 本 质

牙本质(dentin)是构成牙齿主体的硬组织,其中央有牙髓腔,内有牙髓,冠部和根部表面分别由牙釉质和牙骨质覆盖。其主要功能是保护其内部的牙髓和支持其表面的牙釉质。

一、理化特性

牙本质颜色与年龄及牙髓活力有关,通常为淡黄色,随着年龄的增长和牙髓活力的降低,颜色变深。且随着年龄的增长,牙本质增厚,牙髓腔变窄。牙本质硬度比牙釉质低,比骨组织略高,平均约为 68KHN。牙本质中因含有较高的有机物及水分,使其具有一定弹性,可适当缓冲咀嚼时的压力,保护表面牙釉质不易破碎。牙本质结构的多孔性使其具有良好的渗透能力,组织液和局部微环境中的许多介质和离子可通过牙本质。

成熟牙本质重量的 70% 为无机物,20% 为有机物,10% 为水。如按体积计算,无机物占总体积的 50%，有机物占 30%，水占 20%。牙本质的有机成分、矿物质含量及硬度在不同部位也不尽相同。

牙本质的无机物主要也为磷灰石晶体，但其晶体比牙釉质中的小。微量元素有碳酸钙、氟化物、镁、锌、金属磷酸盐和硫酸盐。

有机物中胶原蛋白约占 18%，为所有有机物的 90% 以上，主要为 I 型胶原，还有少量Ⅲ型和Ⅴ型胶原。胶原可作为支架，在纤维孔隙中容纳牙本质的大部分矿物质。非胶原蛋白的作用是调节矿物质沉积，并且可以作为矿化的抑制因子、启动因子和稳定因子。其中最主要的是牙本质磷蛋白和牙本质涎蛋白。牙本质磷蛋白在牙本质矿化前沿分布，与胶原纤维关系密切，而不存在于前期牙本质中。牙本质涎蛋白和牙本质基质蛋白 -1 主要位于管周牙本质，可以抑制管周牙本质的沉积，防止牙本质小管的闭合。此外，牙本质中非胶原大分子物质还有酸性糖蛋白、生长因子、脂类和蛋白多糖等。

二、组织结构

（一）牙本质的基本结构

牙本质主要由牙本质小管、成牙本质细胞突起和细胞间质所组成。

1. 牙本质小管（dentinal tubule） 牙本质小管为贯穿于牙本质全层的管状结构，内含成牙本质细胞突起和组织液。牙本质小管自牙髓表面向釉牙本质界呈放射状排列，在牙尖、根尖部小管较直，而在牙颈部则弯曲呈"～"形，近牙髓端的凸弯向着根尖方向（图 1-17）。小管近牙髓端较粗，直径约 2.5μm，越向表面越细，近表面处直径约 1μm，且排列稀疏。牙本质在近髓端和近表面处每单位面积内小管数目之比约为 2.5∶1，该数据会因所测量牙的不同和牙本质厚度的不同而有所变化。牙本质小管自牙髓向表面的行程中发出许多侧支，与邻近小管的侧支相互吻合，形成复杂的网管结构（图 1-18）。

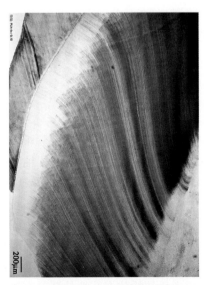

图 1-17 牙颈部牙本质小管（牙纵磨片），牙本质小管弯曲呈"～"形，近牙髓端凸弯向着根尖方向

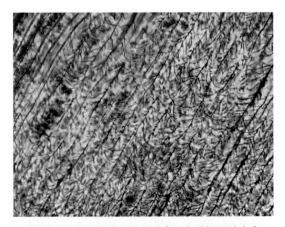

图 1-18 牙本质小管分支（牙磨片银浸染色）

2．成牙本质细胞突起（odontoblastic process） 成牙本质细胞突起是成牙本质细胞的胞质突，该细胞胞体呈单层排列于牙髓腔近牙本质处，前端有突起伸入牙本质小管内，突起行程中也分出细小的分支，并与邻近的突起分支相联系，其形态、走向等与牙本质小管主干及分支相吻合。

关于成牙本质细胞突起在小管内的延伸长度是长期争论的问题。目前有以下观点：①有研究用肌动蛋白、波形蛋白和微管蛋白抗体检测到大多数牙本质小管的全长均含有这些成分，因为它们均是细胞内蛋白，所以可以推断成牙本质细胞突起延伸至小管全长，达到釉牙本质界；②透射电镜研究显示其达到牙本质小管长度的内 1/3，有可能是组织制备过程如固定、脱水所造成的收缩所致；③扫描电镜显示其达到釉牙本质界，但这有可能是限制板造成的假象；④微管单克隆抗体（证明微管蛋白）研究显示其达到牙本质小管的全长，但也可能是小管内残留的微管蛋白；⑤荧光共聚焦显微镜研究显示其在大鼠磨牙未达釉牙本质界。

成牙本质细胞突起和牙本质小管之间有一小的空隙，称为成牙本质细胞突周间隙。间隙内含有组织液（牙本质液）和少量有机物，为牙本质物质交换的主要场所。牙本质小管的内壁衬有一层薄的有机膜，称为限制板，它含有较高的糖胺聚糖，可调节和阻止牙本质小管矿化。

3．细胞间质 牙本质的细胞间质由基质和胶原纤维组成。基质为钙化的黏连质，胶原纤维较细，主要为Ⅰ型胶原，大部分纤维与牙本质小管垂直而与牙表面平行，交织成网状（图 1-19）。

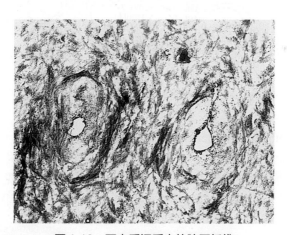

图 1-19 牙本质间质内的胶原纤维

（二）因矿化差异而呈现不同的镜下形态特征

1．管周牙本质（peritubular dentin） 管周牙本质为围绕成牙本质细胞突起周围的间质，构成牙本质小管的管壁。管周牙本质矿化程度高，含胶原纤维极少。在光镜下观察牙本质小管横断磨片时，呈环形透明带（图 1-20）。在观察脱矿切片时，由于脱矿后该处结构消失，故在成牙本质细胞突起周围呈现一环行的空隙。

2．管间牙本质（intertubular dentin） 管间牙本质分布于牙本质小管之间，构成牙本质的主体（图 1-20）。其矿化程度较管周牙本质低，含有较多胶原纤维，垂直围绕小管周围呈网状交织排列（图 1-21）。

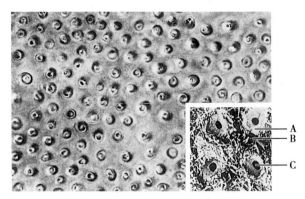

图1-20　牙本质小管横断面（右下插图为扫描电镜观察）
A.管周牙本质；B.管间牙本质；C.牙本质小管。

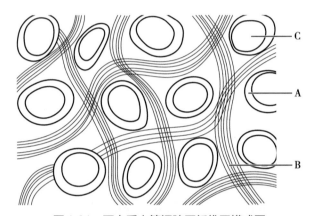

图1-21　牙本质小管间胶原纤维网模式图
A.管周牙本质；B.管间牙本质中胶原纤维呈网状交织排列；C.牙本质小管。

3.球间牙本质（interglobular dentin）　牙本质的钙化主要是球形钙化，由许多钙化小球融合而成。当牙本质钙化不良时，钙质小球之间遗留一些未钙化的间质，称为球间牙本质。其中仍有牙本质小管通过，但无管周牙本质结构。球间牙本质主要见于牙冠部近釉牙本质界处，沿着生长线分布，边缘呈凹形，形似许多相接球体之间的空隙（图1-22，图1-23）。

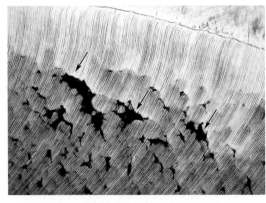

图1-22　球间牙本质（牙磨片，箭头所示）

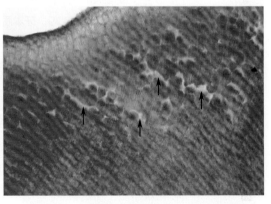

图1-23　球间牙本质（牙切片，箭头所示）

4. 生长线（incremental line） 生长线是一些与牙本质小管垂直的间隙线，是牙本质节律性从牙尖或切缘处向深部及根部层层沉积的标志（图1-24）。

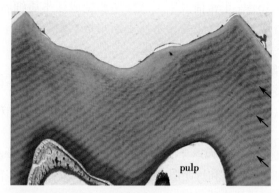

图 1-24 牙本质生长线（箭头所示）

（1）短时生长线：短时生长线的间隔为每天牙本质沉积的厚度，约为4μm。

（2）长期生长线：长期生长线的间隔约为5天牙本质沉积的厚度，约为20μm。此生长线容易在常规切片和磨片中观察到，也称为埃布纳（von Ebner）生长线。

（3）欧文线（Owen line）：为发育期受到障碍时，形成加重的生长线。

（4）新生线：乳牙和第一磨牙牙本质中有时也可见一条明显生长线，即为出生前形成的牙本质与出生后形成的牙本质之间的间隙线。

5. 托姆斯颗粒层（Tomes granular layer） 在牙纵磨片上，可见根部牙本质近牙骨质处有一层黑色颗粒状的未矿化区（图1-25），称托姆斯颗粒层。其形成的原因，可能是成牙本质细胞突起末端膨大或矿化不全所致。

6. 前期牙本质（predentin） 牙本质在人的一生中始终在有序地形成，其形成过程是成牙本质细胞先合成分泌一层基质，然后钙盐沉积形成矿化的牙本质，因此在成牙本质细胞和矿化牙本质之间总有一层尚未矿化的牙本质，称为前期牙本质（图1-26）。在HE切片中，它呈淡红色，与矿化牙本质之间的界限较清楚，两者交界处可见不规则钙化小球。

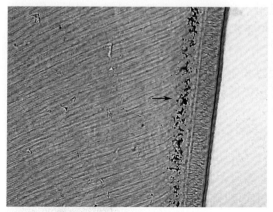

图 1-25 托姆斯颗粒层（牙纵磨片，箭头所示）

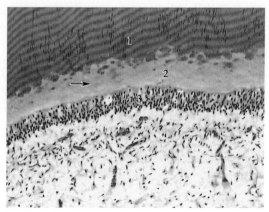

图 1-26 前期牙本质（牙切片，箭头所示）

1. 钙化牙本质；2. 前期牙本质；3. 成牙本质细胞层。

三、牙本质的增龄和反应性变化

牙本质是有活力的组织，正常情况下形成牙本质的成牙本质细胞始终存在于有活力的牙髓中。因此，随年龄增长，活髓牙的牙本质不断形成（增龄变化），受到外界病理性刺激时，牙本质也会产生一系列防御反应性的变化。

（一）牙本质的增龄性变化

牙本质的增龄性变化主要表现为继发性牙本质不断形成，导致牙髓腔不断缩小。

1. 原发性牙本质（primary dentin） 原发性牙本质是指牙发育过程中形成的牙本质，它构成了牙本质的主体。其中最先形成的靠近牙釉质和牙骨质的一层原发性牙本质，其胶原的排列与小管平行，在冠部者称为罩牙本质（mantle dentin），在根部者称为透明层（hyaline layer），厚5～10μm。在罩牙本质和透明层内侧大部分区域的牙本质称为髓周牙本质（circumpulpal dentin），其胶原纤维较细，排列方向不如罩牙本质规律。

2. 继发性牙本质（secondary dentin） 牙根发育完成，牙与对殆牙建立了咬合关系之后，一生中仍不断形成的牙本质称为继发性牙本质。其组织学特点：①继发性牙本质在整个髓腔内壁呈不均匀分布，在磨牙和前磨牙中，髓腔顶部及底部较厚；②继发性牙本质形成的速度较慢，其形成速度与食物性状和牙所承受的咬合力大小有关，比如：较大摩擦性食物和大的咀嚼力对继发性牙本质的形成有较大的刺激；③继发性牙本质小管数目减少，走行方向改变，常呈水平状，与原发性牙本质形成明显的分界线（图1-27）。

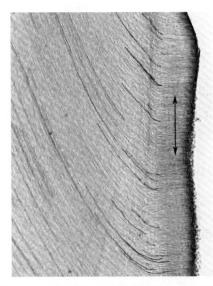

图1-27 继发性牙本质（牙纵磨片，箭头所示）

（二）牙本质的反应性变化

牙在人的一生中由于咀嚼、刷牙等机械性的摩擦，常可造成牙釉质及牙本质组织的缺损，称为磨损，常见于恒牙牙尖及切缘、邻面接触点和唇颊侧牙颈部。当磨损或龋进展到牙本质时，除造成牙本质结构的破坏外，还会引起牙本质一系列的防御和反应性变化。了解这些反应性变化对临床医疗具有重要意义。

1. 修复性牙本质（reparative dentin） 修复性牙本质也称为第三期牙本质（tertiary dentin）或反应性牙本质（reactive dentin）。当牙釉质表面因磨损、酸蚀或龋等遭受破坏时，其深部的牙本质小管暴露，成牙本质细胞受到刺激后发生变性，牙髓内未分化细胞取代变性细胞而分化为成牙本质细胞，在与其相对应的髓腔壁上，形成新的牙本质，称为修复性牙本质（图1-28）。其组织学特点：①形成速度快，成牙本质细胞常被包埋其中，之后变性，该处遗留一空隙，很像骨组织，又称之为骨样牙本质（osteodentin）；②其间牙本质小管数目明显减少且弯曲、不规则，有些区域仅含少量小管或无小管，又称之为不规则牙本质，有阻挡外界刺激，保护牙髓的作用。修复性牙本质与原发性牙本质或继发性牙本质之间常由一条着色较深的线所分隔。

2. 透明牙本质（transparent dentin） 透明牙本质又称为硬化牙本质（sclerotic dentin）。

当牙本质受到磨损或慢性龋等缓慢刺激时，除了形成上述修复性牙本质外，还可引起牙本质小管内的成牙本质细胞突起发生变性，然后钙盐沉积封闭小管，使其与周围间质的折光率没有明显差异，在磨片上呈透明状，称为透明牙本质。这种通过矿化而封闭了的牙本质小管，可阻止或缓冲外界的刺激传入牙髓，故可认为是机体的一种保护性反应。

3. 死区（dead tract） 当牙本质受到磨损、酸蚀或龋等较重的刺激时，小管内成牙本质细胞突起会逐渐变性、分解，使小管内充满空气，在透射光显微镜下观察时，这部分牙本质呈黑色，称为死区。这种改变常见于狭窄的髓角，因该处成牙本质细胞拥挤。死区周缘常有透明牙本质围绕，其近髓端则可见修复性牙本质（图1-29）。

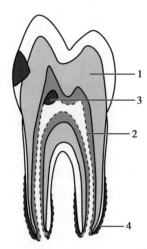

图1-28 原发性牙本质、继发性牙本质、修复性牙本质位置关系模式图

1. 原发性牙本质；2. 继发性牙本质；
3. 修复性牙本质；4. 继发性牙骨质。

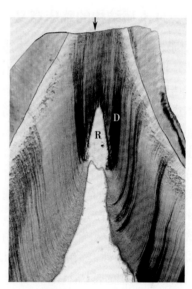

图1-29 修复性牙本质与死区（牙纵磨片），箭头示磨耗致牙本质暴露

R. 修复性牙本质；D. 死区。

在正常牙本质的干燥磨片中，由于成牙本质细胞突起的分解，空的小管被空气所充满，也可出现像死区一样的变化，但与其相对应的髓腔壁上，没有修复性牙本质。

四、牙本质的神经分布与感觉传导

关于牙本质内的神经分布目前认识尚不一致。电镜下观察在前期牙本质和靠近牙髓的矿化牙本质中的成牙本质细胞突周围间隙中有神经纤维。无髓鞘神经纤维偶尔出现在年轻恒牙近釉牙本质界处。神经纤维常常部分环绕成牙本质细胞突起。虽然国内学者的研究曾提示，不仅在前期牙本质、矿化牙本质间质和小管内有神经纤维分布，其神经末梢甚至可越过釉牙本质界，但对此论点目前争议较大。牙本质内的神经分布在不同的部位其密度不同。许多研究已经表明，40%的感觉神经分布于冠部髓角处牙本质小管内，而釉牙本质界和牙根中部的小管内感觉神经的分布只分别占0.2%~1.0%和0.02%~0.2%。交感神经的分布情况与感觉神经相类似。

牙本质对外界机械、温度和化学等刺激都有明显的反应，特别在釉牙本质界处和近髓处尤为敏感。这类反应所产生的唯一感觉是痛觉，且难以定位。关于牙本质痛觉的感受和传递机制，目前主要存在三种有一定代表性的解释：①神经传导学说（direct innervation theory），刺激直接作用于牙本质小管内的神经末梢并传导至中枢而引起痛觉；②转导学说（transduction theory），刺激通过成牙本质细胞突起至细胞体部，并经与细胞体紧密相连的神经末梢转导至中枢；③流体动力学说（hydrodynamic theory），外界刺激引起牙本质小管内的液体流动，导致了成牙本质细胞及其突起舒张或压缩，从而影响其周围的神经末梢。这不仅解释了为何局部麻醉剂不能缓解疼痛，同时釉牙本质界处牙本质小管分支多而使其对痛的敏感性增高也验证了这一学说。目前流体动力学说为多数人接受。

五、牙本质结构的临床意义

1. 牙本质因有小管使其具有渗透性。随着年龄的增加，牙本质的渗透性会相应降低，这主要是由于硬化牙本质的形成，硬化牙本质的数量随年龄增长而增多。液体可通过小管自牙髓达釉牙本质界，在牙釉质损伤时一些液体也可自釉牙本质界达牙髓。牙本质切割面的液体成分与血浆相似，实际上是血浆的渗出物，可渗透至成牙本质细胞 - 前期牙本质层，并可能与成牙本质细胞分泌物相结合，再进入牙本质小管及其管周间隙。这些液体始终处于微小的正压力之下。在临床治疗中，不宜用高压气过度干燥牙本质而使牙本质小管脱水，应维持牙本质内正常的液体成分。

2. 牙本质小管既是营养供应的通道，又是龋病扩散的途径，细菌及其毒性产物可经牙本质小管进入牙髓引起炎症反应。此时，牙髓血管的通透性增加，增加的牙髓内压及牙本质内液的形成有利于小管的清洁并阻止细菌进入牙髓。临床上也可采用一些修复材料封闭小管以减少其渗透性，缓解牙本质过敏症状。在治疗深龋时，可保留一部分洞底的软化牙本质，采用间接盖髓剂 $Ca(OH)_2$ 等材料覆盖在洞底，使软化的牙本质再矿化或促进修复性牙本质形成。

3. 牙本质具有敏感性。外界的各种物理和化学刺激均可以引起牙本质过敏，甚至产生疼痛。特别是牙根由于牙龈退缩，根部牙骨质的缺失或由于磨耗使牙本质暴露时，牙就特别敏感。修复材料或透明牙本质的出现可减轻牙本质的渗透性和敏感性。

4. 牙本质对外界刺激如龋、磨损等的反应可作为屏障，对牙髓具有保护作用。其反应发生在牙髓，表现为修复性牙本质的形成，是阻止细菌及其毒素的屏障。继发性牙本质在活髓牙的一生中都在形成，虽然不是反应性的，但也可以发挥屏障作用。

第三节　牙　　髓

牙髓（pulp）是位于牙髓腔内的疏松结缔组织，它的血管、淋巴管、神经通过根尖孔与根尖部的牙周组织相连。牙髓的主要功能是形成、营养、感觉、防御及修复。由于牙本质和牙髓在胚胎发生、组织结构和功能上关系密切，故两者常合称为牙髓牙本质复合体（pulpo-dentinal complex）。

一、组织结构

牙髓是疏松结缔组织，主要由细胞、纤维、神经、血管、淋巴管和其他细胞外基质等组成。根据细胞的分布将牙髓分为四层：①靠近牙本质的一层为成牙本质细胞层；②成牙本质细胞层内侧细胞相对较少的区域为乏细胞层，或称 Weil 层，此层在牙冠部较明显；③乏细胞层内侧细胞密集区为多细胞层；④牙髓中央大部分区域细胞分布均匀，称髓核（pulp core）或固有牙髓（pulp proper），含丰富的血管和神经（图 1-30）。

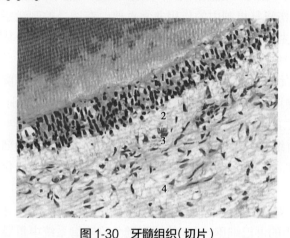

图 1-30　牙髓组织（切片）
1. 成牙本质细胞层；2. 乏细胞层；3. 多细胞层；4. 髓核。

（一）细胞

1. 成牙本质细胞　成牙本质细胞胞体位于牙髓周边，紧接前期牙本质排列成一层，呈栅栏状，细胞顶端有一细长突起伸入牙本质小管内。由于细胞彼此拥挤，细胞核不在同一水平，光学显微镜下，似由 3～5 层细胞构成。成牙本质细胞的功能是形成牙本质，在正常情况下，只要牙髓有活力，牙本质在一生中不断形成。成牙本质细胞形态随部位和功能状态而异，在年轻恒牙的冠部细胞为高柱状，反映了细胞的高活性状态；到牙根部逐渐变为立方形；接近根尖部细胞呈扁平状，为相对静止状态。

　　电镜下，成牙本质细胞的胞核位于细胞基底部，核的上方有粗面内质网和高尔基复合体，还可见线粒体、溶酶体等一些散在的其他细胞器（图 1-31）。在形成牙本质的活跃期，细胞内高尔基复合体显著，粗面内质网、线粒体丰富，即具有合成蛋白质及分泌功能的细胞特征。

　　2. 成纤维细胞　成纤维细胞是牙髓中的主要细胞，故又称牙髓细胞。细胞呈星形，细胞质突起可互相连接，胞体中央有一卵圆形核，核染色深，细胞质淡染、均匀。

　　电镜下，成纤维细胞的形态可反映牙髓

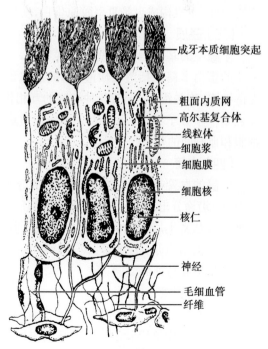

成牙本质细胞突起

粗面内质网
高尔基复合体
线粒体
细胞浆
细胞膜

细胞核

核仁

神经

毛细血管
纤维

图 1-31　成牙本质细胞的超微结构模式图

组织的活性和功能状态,年轻人牙髓中成纤维细胞有丰富的粗面内质网、线粒体及发达的高尔基复合体等,这说明它有活跃的合成胶原的功能。主要合成Ⅲ型胶原和其他细胞外基质如蛋白多糖和糖胺聚糖,成纤维细胞也能降解细胞外基质。随着年龄的老化,成纤维细胞数量减少,形态呈扁平梭形,细胞器减少,合成和分泌功能下降。

成纤维细胞在创伤修复机制中的作用非常重要。在适当的刺激下,如暴露的前期牙本质或炎症细胞释放的生长因子、某些骨形成蛋白、细胞因子或炎症介质的刺激,成纤维细胞可增生、分化为新的成纤维细胞或成牙本质细胞。

3．巨噬细胞　常位于小血管和毛细血管周围,形态呈较大的椭圆形或梭形,有许多伪足样突起,胞核小而圆,染色深。非活动期很难与成纤维细胞相鉴别。巨噬细胞在成纤维细胞更新时,吞噬死亡的细胞也在炎症时发挥作用。

4．未分化间充质细胞　常位于血管壁处,胞体较小。此细胞为储备细胞,受刺激时可分化为成牙本质细胞、成纤维细胞及巨噬细胞。老年人牙髓中未分化间充质细胞较少,故再生能力差。

5．树突状细胞　是近年来得到证实的牙髓中的细胞,见于整个牙髓,常有 3 个以上的细胞质突起,与牙髓中的淋巴细胞一起,构成牙髓免疫防御系统中重要的组成部分。

6．淋巴细胞　以往认为正常无炎症牙髓组织中无淋巴细胞。但研究证明,T 淋巴细胞是正常牙髓中的一种重要细胞。淋巴细胞是牙髓中的主要免疫细胞。

（二）纤维

牙髓中的纤维主要是胶原纤维和嗜银纤维,而弹力纤维仅存在于较大的血管壁上。牙髓中的胶原纤维主要由Ⅰ型和Ⅲ型纤维以 55∶45 的比例组成,纤维交织成网状。随着年龄的增长,胶原纤维的量逐渐增加,但其构成比则基本保持不变。嗜银纤维即网状纤维,为纤细的纤维,主要构成也是Ⅲ型胶原蛋白,分布于牙髓细胞之间。

（三）基质

牙髓中的基质为无定型的胶样物质,富含阴离子多糖,与牙髓组织含水的性质有关。主要的蛋白多糖包括透明质酸、磷酸皮肤素、磷酸肝素和磷酸软骨素。蛋白多糖的功能是支持细胞、充盈组织、调节各种细胞的互相作用,影响细胞的黏附、活动性、生长和分化。基质也是一个分子筛,可阻挡大分子蛋白质通过。细胞的代谢产物、营养物质和水分可通过细胞和血管间的基质。

（四）血管

牙髓的血管丰富。来自牙槽动脉的分支通过根尖孔进入牙髓转为牙髓动脉,沿牙髓中轴前行,沿途分出小支,在成牙本质细胞层下方形成稠密的毛细血管丛,冠部尤其是髓角处毛细血管丛密集,毛细血管后静脉汇成牙髓静脉与牙髓动脉伴行,出根尖孔转为牙槽静脉。牙髓血管的特点是:管壁薄;动静脉可直接吻合;缺乏侧支循环,除少数有副根管,仅通过狭小的根尖孔与外界交通。

（五）淋巴管

牙髓淋巴管起自牙髓表面的淋巴管网,然后汇合成稍大的小淋巴管与血管伴行,出根尖孔与牙周组织淋巴管汇合。前牙的淋巴液引流入颏下淋巴结,后牙的淋巴结则引流入下颌下和颈深部淋巴结。牙髓的淋巴管光镜下不易与毛细血管区别。

（六）神经

牙髓内神经丰富。来自牙槽神经的分支，伴随血管自根尖进入牙髓，逐渐分成更细的分支，并在多细胞层附近形成神经网，称为神经壁层。自此层神经轴突通过多细胞层、乏细胞层和成牙本质细胞层，止于牙髓牙本质交界处的成牙本质细胞突起之间或牙本质小管内。神经末梢呈圆形或椭圆形膨大，与成牙本质细胞紧密相接。牙髓内的神经大多数是有髓神经，传导痛觉；少数为无髓神经，系交感神经，可调节血管的收缩和舒张。

二、牙髓的生物学特性及临床意义

牙髓和牙本质从结构到功能都联系密切，任何影响牙本质的外界刺激都会同时对牙髓产生影响，从而产生了牙髓 - 牙本质复合体的概念。

1. 牙髓中的成牙本质细胞，能在一生中不断形成继发性牙本质，随着这种增龄反应，可使髓腔逐渐缩小。因此，在做根管治疗时，需注意这种髓室与根管的形态变化。另外，随着年龄增长，成牙本质细胞由高柱状变为矮柱状或扁平，部分成牙本质细胞凋亡，剩余的成牙本质细胞对刺激的反应缓慢，牙髓细胞也逐渐减少，纤维增多，牙髓活力减退，出现退行性改变。

2. 牙髓内丰富的血运系统除供给自身营养外，还为牙本质和牙釉质提供营养。如果牙髓坏死，牙釉质和牙本质因失去主要营养来源而变脆变色。

3. 牙髓组织缺乏对冷、热、压力及化学变化等刺激的感受器，因此，当受到外界刺激后均反应为痛觉。此外，牙髓神经还缺乏定位能力，故牙髓炎患者往往不能准确指出痛牙的部位。

4. 各种病理原因使牙本质暴露时，牙髓凭借成牙本质细胞突起，对任何外界的刺激会产生防御反应。若刺激较弱、较缓慢时，在受刺激相应部位形成修复性牙本质，以阻挡外界刺激的继续深入，并可造成牙髓组织的各种退行性变；若刺激较强时，则发生炎症反应。当牙髓发生炎症时，由于牙髓内血管壁薄，易于扩张、充血及渗出，使髓腔内压力增大，而四周又为坚硬的牙本质壁所包围，无法相应扩张以减轻压力，牙髓神经末梢受压而引起剧烈疼痛。

5. 牙髓为富含细胞、血管和神经的疏松纤维结缔组织，具有一定的修复再生能力。但因其位于四壁坚硬的牙髓腔内，血管为终末循环，无侧支代偿，仅通过狭窄的根尖孔与牙周组织相连，这些结构特性使牙髓的修复能力受到限制。当牙髓受到非感染性的较轻损伤时，如意外穿髓的年轻恒牙，因其根尖孔大，血运丰富，修复能力强，无污染，选用保存活髓的治疗方法，如直接盖髓术，成功率高；而当牙髓受感染发生炎症时，修复再生是困难的，结局往往是牙髓坏死。这对临床牙髓病的治疗具有参考价值。

第四节 牙 骨 质

牙骨质（cementum）是覆盖于牙根表面的类似骨组织的矿化硬组织，也是维系牙与牙周组织联系的重要结构。牙骨质在解剖学上属于牙体组织，在功能上属于牙周组织。牙骨质外表面与牙周韧带相邻，其内面牢固地附着于牙本质，主要功能是附着牙周韧带的胶原纤维，建立牙和牙周组织的联系。牙骨质是高度反应性的矿化组织，它在人的一生中都在生长、增厚。

一、理化特性

牙骨质呈淡黄色，无光泽，比牙本质颜色略深，其硬度低于牙本质。牙骨质具有渗透性，随年龄增长牙骨质的渗透性降低。近牙颈部较薄，根尖和磨牙根分叉处较厚。牙骨质中无机物占总重量的45%～50%，有机物和水占50%～55%。与牙釉质和牙本质相同，牙骨质中的无机物主要是钙和磷，并以羟基磷灰石的形式存在。此外，还含有多种微量元素，其中氟的含量较其他矿化组织多，并以表面为著，且随着年龄增长而增高。

牙骨质中的有机物主要是胶原和非胶原蛋白，最主要的胶原是Ⅰ型胶原，也有少许Ⅲ型胶原和Ⅻ型胶原，其功能主要为参与牙骨质的矿化。牙骨质中有较多的非胶原有机物，包括与牙骨质黏附功能有关的蛋白多糖、骨桥蛋白、骨涎蛋白、纤维粘连蛋白、腱蛋白、牙骨质黏附蛋白和上皮根鞘因子，其中蛋白多糖、骨桥蛋白和骨涎蛋白还参与牙骨质的矿化。与牙骨质矿化有关的蛋白还有骨钙素。除此之外，牙骨质中还有一些促生长和分化的因子。牙骨质中大多数非胶原有机物也存在于骨组织中，其中牙骨质黏附蛋白和牙骨质生长因子可能是牙骨质中的特异因子。

二、组织结构

牙骨质的组织结构与骨密质相似，由细胞和矿化的细胞间质组成。但不同于骨的是牙骨质无哈弗系统，也无神经和血管。

（一）无细胞牙骨质和细胞牙骨质

根据牙骨质细胞在间质中的分布状况，将牙骨质分为无细胞牙骨质和细胞牙骨质（图1-32）。

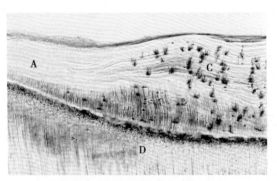

图1-32 牙骨质（牙纵磨片）
A. 无细胞牙骨质；C. 细胞牙骨质；D. 牙本质。

1. 无细胞牙骨质（acellular cementum） 无细胞牙骨质也称原发性牙骨质，紧贴于根部牙本质表面，多分布于自牙颈部到近根尖1/3处，牙颈部往往全部为无细胞牙骨质。其间质中不含细胞，主要由层板状细胞间质构成。

2. 细胞牙骨质（cellular cementum） 细胞牙骨质也称继发性牙骨质，常位于无细胞牙骨质的表面，或者两者交替排列，在根尖部1/3处可以全部为细胞牙骨质。其间质中含有牙骨质细胞。

成熟牙骨质中的细胞称为牙骨质细胞，类似于骨细胞。其体积较小，呈扁平的卵圆形，细胞表面有许多细小胞质突起向牙周膜方向伸展，借以从牙周膜吸取营养，邻近的牙骨质细胞突起可相互吻合（图1-33）。细胞在间质中占据的空间称为陷窝，突起占据的空隙称为小管。深部的细胞因营养吸收困难而明显变性或消失，陷窝可变空。在牙磨片中，由于制片过程使细胞破坏消失，镜下所见为空的陷窝和小管。

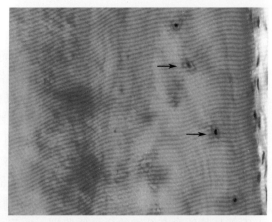

图1-33 牙骨质细胞（牙骨质切片，箭头所示）

牙骨质间质内的纤维主要是胶原纤维，由成牙骨质细胞和牙周膜成纤维细胞产生。成牙骨质细胞产生的纤维，与牙根表面平行排列。来自牙周膜的胶原纤维与牙根表面垂直或斜行插入埋于牙骨质内，另一端则埋在牙槽骨内。这种埋于牙骨质和牙槽骨内的部分称为穿通纤维（perforating fiber）或沙比纤维（Sharpey's fiber），其作用是把牙齿固定在牙槽窝内。基质主要由蛋白多糖和无机盐组成，后者以磷灰石晶体的形式沉积在胶原纤维上形成钙化的基质。牙骨质基质形成层板状结构，层板之间的间隔为生长线。

在形成较快的牙骨质表面有一层刚形成尚未矿化的牙骨质，称类牙骨质。形成速度较慢者，如牙颈部则无类牙骨质。

（二）釉牙骨质界

牙釉质和牙骨质在牙颈部相接称为釉牙骨质界（enamelo-cemental junction）。一般可观察到三种连接情况：约60%是少量牙骨质覆盖在牙釉质表面；约30%是牙釉质与牙骨质端端相接；约10%是牙釉质和牙骨质分离（图1-34），该处牙本质暴露，而为牙龈覆盖。在后一种情况下，一旦牙龈萎缩，暴露的牙本质易发生过敏。

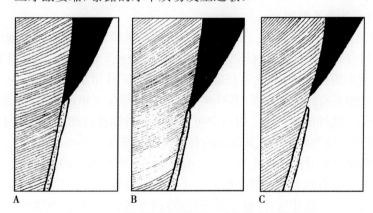

图1-34 牙釉质牙骨质界的三种连接方式模式图

A. 牙骨质覆盖牙釉质　B. 牙釉质与牙骨质端端相接　C. 牙釉质和牙骨质分离

（三）牙本质牙骨质界

牙本质牙骨质界（dentino-cemental junction）是牙本质和牙骨质的交界面。牙本质和牙骨质是紧密结合的，光镜观呈一较平坦的界线，电镜下可见该处牙本质和牙骨质的胶原原纤维互相缠绕。

三、牙骨质的分类

牙骨质的分类较复杂，根据形成的时序可分为原发性牙骨质和继发性牙骨质，根据组织中有无细胞可分为细胞牙骨质和无细胞牙骨质。牙骨质中的纤维有两种来源：牙周韧带插入的纤维和成牙骨质细胞分泌的纤维。来自牙周韧带的纤维称为外源性纤维（extrinsic fibers）。这些纤维的方向与牙周韧带纤维一致，与牙面垂直或倾斜。来自成牙骨质细胞的纤维称为内源性纤维（intrinsic fibers），与根面平行排列，与外源性纤维垂直。根据牙骨质中的细胞分布和纤维来源，又可将牙骨质分为 5 种类型：无细胞无纤维牙骨质、无细胞外源性纤维牙骨质、有细胞固有纤维牙骨质、无细胞固有纤维牙骨质、有细胞混合性分层牙骨质。

1. 无细胞无纤维牙骨质　见于成熟牙釉质表面，其形态特点只能在电镜下分辨，光镜下不能与其他含有纤维的牙骨质鉴别。它形成于牙发育过程的异常，由于缩余釉上皮的断裂，使牙囊中的细胞与暴露的牙釉质基质相接触，进而分化为成牙骨质细胞，形成牙骨质。同时说明牙釉质基质成分在诱导牙骨质形成中有重要作用。此类牙骨质少见，常表现为牙骨质刺或岛。由于其中无纤维插入且不参与牙周膜的附着，所以无功能意义。

2. 无细胞外源性纤维牙骨质　一般位于牙根近冠方的 1/3，含有密集排列的胶原纤维，方向与根面垂直。由于上皮根鞘断裂，牙本质暴露于牙囊组织后，由特殊的碱性磷酸酶阳性的成纤维细胞形成。此种牙骨质的基质为小的胶原纤维束，其长度和密度随发育不断增加，最终纤维互相平行并发生矿化，随矿化的进展，纤维不断增长，与牙周膜中的主纤维相连接，其作用是通过牙周韧带锚定牙齿。

3. 有细胞固有纤维牙骨质　也称为有细胞内源性纤维牙骨质，常常位于牙骨质吸收或缺陷区和根折区，是修复性牙骨质的一种形式，由成牙骨质细胞形成，其中不含有插入的沙比纤维。另外，参与构成有细胞混合性分层牙骨质。

4. 无细胞固有纤维牙骨质　是有细胞固有纤维牙骨质的变形，形成于对外力的适应性反应，其内不含有牙骨质细胞。

5. 有细胞混合性分层牙骨质　通常分布在根分歧区和根尖区，为无细胞外源性纤维牙骨质和有细胞固有纤维牙骨质不规则交替沉积而成。此种牙骨质含有成牙骨质细胞产生的平行于根面排列的胶原纤维，也含有外源性穿通纤维，牙骨质细胞分布其中。最靠近牙本质的区域为有细胞固有纤维牙骨质，其纤维与牙本质纤维呈交错混合排列，起附着作用，发生矿化后则增强了此种附着作用。电镜下可见无细胞外源性纤维牙骨质位于近牙周膜侧，含有大量穿通纤维，这些纤维插入其深面的有细胞固有纤维牙骨质。

鉴别牙骨质的类型对于牙骨质的再生有重要意义。因为再生的最终目的是诱导无细胞外源性纤维牙骨质和有细胞混合性纤维分层牙骨质的形成。在很多情况下，牙周再生的尝试结果是有细胞固有纤维牙骨质（修复性牙骨质）的形成，并没有外源性沙比纤维牙骨质的功能。

四、牙骨质的生物学特性及临床意义

1. 牙骨质的理化特性与骨相似，牙骨质无血管分布，比牙槽骨具有更强的抗吸收能力，正畸治疗时利用牙槽骨的不断改建和重塑使牙齿移动而不致发生牙骨质吸收。此特性对于正畸牙齿移动很重要，是临床正畸治疗时牙移动的基础。

2. 当牙周膜纤维因适应牙功能的需要发生改变和更替时，牙骨质可通过不断的新生沉积而形成继发性牙骨质，使新的牙周膜纤维重新附着至牙根。当牙的切缘和咬合面受到磨损时，也可通过根尖部继发性牙骨质的形成得到一定的补偿。

3. 牙齿受到创伤、炎症等刺激时，牙骨质会发生吸收。当吸收停止后，有些吸收区会发生牙骨质的修复，新形成的牙骨质与原有吸收区的牙骨质之间有一深染的分界线。若过度增生，尤其是呈钉状不规则增生的牙骨质，深入被吸收的牙槽骨凹陷内，形成牙根与牙槽骨的愈合，此时拔牙易造成根折或骨折。

4. 乳牙的脱落过程中出现牙根吸收，同时可见局部牙骨质修复现象。这种修复可能在乳牙持续性脱落过程中，给予乳牙某种支持。

5. 患牙周炎时，牙骨质成为牙周袋的一个壁，治疗中必须将已受感染的表面牙骨质剔除干净，治疗后，新生牙骨质沉积可修复创面。同时，牙周膜中新形成的纤维借助新生牙骨质的沉积而附着于牙齿，重建牙体与牙周组织的连接关系。

6. 随年龄增长，牙骨质会出现一些变化，如牙骨质表面变得不规则，可见刺状突起突入牙周膜；根尖区牙骨质沉积较多；附着的纤维束减少；仅在近牙周膜处的牙骨质细胞有活性，其他的陷窝空虚等。

思考题

1. 釉柱的形态、走行方向及其意义是什么？

2. 与牙釉质节律性生长相关的结构有哪些？它们是如何形成的？各自的形态特点是什么？

3. 牙釉质结构的临床意义有哪些？

4. 牙本质有哪些增龄和反应性变化是什么？它们有何临床意义？

5. 简述牙骨质及牙髓的生物学特性和临床意义。

（王 荃 范思维）

第二章 牙周组织

牙周组织（periodontium）包含牙龈、牙周膜、牙槽骨和牙骨质四个部分。牙骨质虽然属于牙体组织，但它与牙龈、牙周膜和牙槽骨构成了一个功能系统，它们共同完成支持牙的功能，故又称为牙支持组织。牙周组织的功能主要是支持和保护牙。

第一节 牙 龈

牙龈（gingiva）是包绕覆盖在牙颈部及牙槽嵴的口腔黏膜，呈浅粉红色，坚韧而不活动。在前庭和下颌舌侧面，与红色的牙槽黏膜连续，二者之间有明显分界线。在上腭与硬腭黏膜连续，二者无明显界限。

一、表面解剖

根据解剖部位的不同，牙龈可分为游离龈、附着龈和牙间乳头三部分（图 2-1A）。

（一）游离龈

游离龈（free gingiva）是指牙龈边缘呈袖口样围绕在牙颈周围，不与牙面附着的部分。它游离可动，呈连续的半月形弯曲，色泽比附着龈稍红，其与牙面之间有一环状狭小的间隙，称为龈沟（gingival sulcus）（图 2-1B）。龈沟正常深度为 0.5～3mm，平均深度 1.8mm，超过 3mm 通常被认为是病理性的，称为牙周袋。龈沟内壁为牙面，外壁衬以龈沟上皮，底部为结合上皮冠方。龈沟底的位置因年龄而异，年轻时位于牙釉质表面，成年后移至釉牙骨质界,老年时则达牙骨质表面。

　　龈沟内含有龈沟液,内含电解质、氨基酸、免疫球蛋白、溶菌酶等,成分与血清相似,是由血浆、组织液和蛋白质渗漏所形成的。龈沟液具有清除异物,促进上皮与牙面黏附,以及抗菌和增强牙龈免疫力的作用,但同时它又是微生物的培养基,有利于菌斑和牙石的形成,在牙龈炎或牙周炎的发病中具有一定意义。

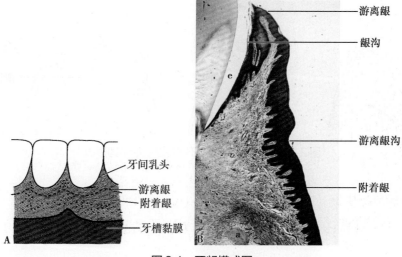

图2-1　牙龈模式图

A. 牙龈的各部唇面观　B. 牙龈的颊舌向切片观

e. 釉质间隙;a. 牙槽骨。

(二)附着龈

　　附着龈(attached gingiva)位于游离龈的根方,紧密附着在牙槽嵴表面,它与游离龈相连处常有一浅凹称为游离龈沟(free gingival groove)(图2-1B)。附着龈色粉红,质坚韧,表面呈橘皮状,有许多点状凹陷,称为点彩,尤其在牙龈表面干燥时较为明显(图2-2)。它可增强牙龈对机械摩擦力的抵抗。牙龈炎症水肿时,点彩可减少或消失而使牙龈变得光亮。

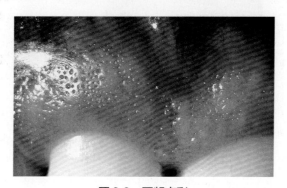

图2-2　牙龈点彩

(三)牙间乳头

　　牙龈呈锥体状充填于相邻两牙的牙间隙部分称为牙间乳头(interdental papilla),也称龈乳头。前牙的龈乳头呈三角形或圆锥形,后牙颊侧和舌(腭)侧的龈乳头顶端位置高,在牙邻面接触点下相互连接处低平、凹下似山谷，故称龈谷（gingival col）。在前磨牙区龈谷底形如楔形，在后牙区变为低平（图2-3）。龈谷位于牙齿邻面，食物残渣与细菌较易滞留，并且该处不易清洁，易形成菌斑和牙石，故牙间区牙龈炎的发病率明显高于其他部位。在老年和疾病状态下，牙间乳头退缩，牙间隙显露，可引起食物嵌塞及菌斑的积聚，导致牙周炎的发生。

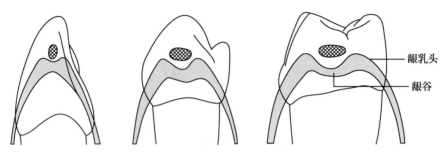

牙龈乳头

龈谷

图2-3 龈谷，前牙和后牙龈谷形成的不同形态

二、组织结构

牙龈是口腔黏膜的一部分，由上皮层和固有层组成，无黏膜下层，结构上属于咀嚼黏膜。

（一）上皮层

牙龈上皮层是指覆盖于牙龈表面、龈沟壁及附着于牙体表面的一层连续的上皮组织，按其功能和形态的不同，分为牙龈上皮、龈沟上皮和结合上皮（图2-4）。

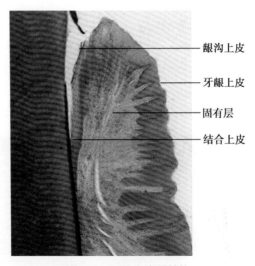

龈沟上皮

牙龈上皮

固有层

结合上皮

图2-4 牙龈上皮层结构

1. 牙龈上皮（gingival epithelium） 牙龈上皮指覆盖于游离龈、附着龈及牙间乳头外表面的复层鳞状上皮，表层明显角化或不全角化，后者多见。上皮钉突多而细长，较深地插入固有层结缔组织中，使上皮与深部组织牢固地连接，增强抗摩擦力（图2-5A）。上皮基底细胞生长活跃，偶见黑色素细胞或黑色素颗粒，所以牙龈有时出现黑色斑块。

2. 龈沟上皮（sulcular epithelium） 龈沟上皮是被覆于龈沟壁的牙龈上皮，从龈沟底延伸到游离龈的顶部。该上皮为复层鳞状上皮,无角化,有上皮钉突,在龈沟底与结合上皮有明显的分界线。龈沟上皮组织结构相对薄弱,不能抵抗机械力,易破裂。上皮下结缔组织中常见不同程度的炎症细胞浸润,这是由龈沟内食物分解产物和细菌的刺激所引起的(图2-5B)。

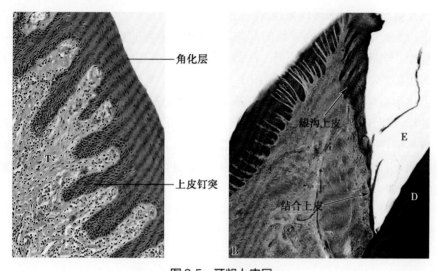

图2-5 牙龈上皮层

A. 牙龈上皮 B. 龈沟上皮

T. 固有层结缔组织;D. 牙本质;E. 牙釉质间隙。

3. 结合上皮(junctional epithelium) 结合上皮是牙龈上皮附着于牙表面的一条带状上皮,从龈沟底开始,向根尖方向延续,紧密附着在牙釉质或牙骨质的表面(图2-6A)。结合上皮为无角化的复层鳞状上皮,在龈沟底部较厚,有15~30层细胞,向根尖方向逐渐变薄,含3~4层细胞。结合上皮细胞呈扁平状,其长轴与牙面长轴平行,无上皮钉突(图2-6B)。但如受到刺激,可见上皮钉突增生并伸入结缔组织中。

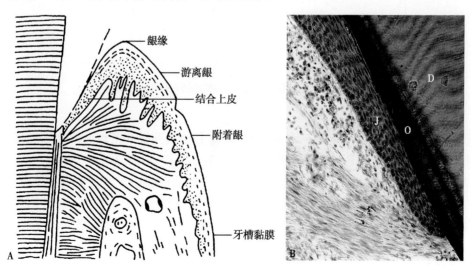

图2-6 结合上皮

A. 结合上皮结构示意图 B. 结合上皮结构

J. 结合上皮;D. 牙本质;O. 牙骨质。

从组织发生学上讲，结合上皮最初来自缩余釉上皮。当牙冠发育完成后，缩余釉上皮覆盖在牙釉质表面。当牙萌出到口腔中，缩余釉上皮与牙龈上皮互相融合。如果没有外界因素干扰上皮附着于牙面，缩余釉上皮在1～2年内沿着根尖方向转化为结合上皮，其附着于牙面的位置逐渐由牙冠部移向牙颈部。

电镜下，结合上皮细胞含有发达的高尔基复合体、丰富的粗面内质网和线粒体，胞质中张力细丝较少，与细胞表面平行排列。细胞间桥粒和紧密连接较牙龈其他区域的上皮细胞少，细胞外间隙增大，能使牙龈结缔组织中的炎症细胞、单核细胞、大分子量的物质移动到龈沟中。上述形态学特点表明，结合上皮是未成熟的低分化上皮，属于简单上皮，原因为结合上皮下的结缔组织缺乏诱导作用，使结合上皮丧失正常成熟的能力。这种不成熟性表现为结合上皮形成许多半桥粒，使细胞与牙面紧密附着；结合上皮的表层不易脱落，其更新的细胞移向牙面，并沿着牙冠方向脱落到龈沟中，而在牙龈上皮中，基底细胞分裂增殖补充脱落的表层细胞。

结合上皮在牙面上的位置因年龄而异，年轻时附着在牙釉质上，随年龄增长逐渐向根方移动，中年以后多位于牙骨质上（图2-7）。

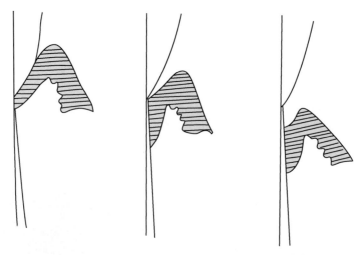

图2-7 结合上皮的附着位置随年龄增长向根方移动

结合上皮细胞在牙表面产生一种基板样物质（包括透明板和密板两部分），并通过半桥粒附着于这些物质上，从而使结合上皮紧密地附着于牙面上（图2-8）。这种结合上皮与牙齿表面牢固的生物学连接关系称为上皮附着。上皮附着既存在于结合上皮与牙面的连接，又存在于上皮细胞与结缔组织之间的连接，对维持牙周健康起重要作用，这种附着关系一旦破坏，则可引起牙周疾病。因此，任何手术，例如牙周病防治或制作修复体等，都不应损伤结合上皮，以免上皮与牙的附着关系被破坏。另外，结合上皮具有较强的增殖能力，外科手术切除牙龈后，新的上皮附着能很快形成。

4. 龈谷上皮 龈谷上皮为龈谷表面覆盖的菲薄的无角化上皮，有上皮钉突伸入结缔组织中，固有层常见炎症细胞浸润。龈谷上皮来自缩余釉上皮。目前没有证据表明，龈谷上皮的结构可成为引起牙周炎的薄弱区。但由于解剖形态的关系,龈谷区易使细菌和菌斑集聚而增加牙周病的易感性。此外,牙体修复时,充填物或不良修复体也易损伤龈谷上皮。

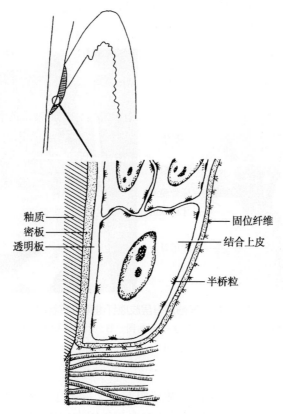

釉质
密板
透明板
固位纤维
结合上皮
半桥粒

图2-8 结合上皮在牙面上的附着方式

（二）固有层

固有层由致密的结缔组织构成。高而长的结缔组织乳头使局部上皮隆起,隆起部分之间的凹陷处相当于上皮钉突的位置,上皮钉突的表面形成浅凹即为点彩(图2-9)。

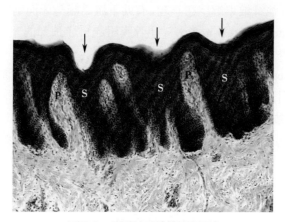

图2-9 牙龈点彩(箭头所示)

P. 结缔组织乳头;S. 凹下的上皮钉突。

牙龈固有层含有丰富的胶原纤维，并直接附着于牙槽骨和牙颈部，使牙龈与深部组织稳固贴附，不会移动。只有少量的弹力纤维主要分布在血管壁。固有层胶原纤维束在各种方向排列。根据排列方向及附着部位的不同，一般将其分为以下5组（图2-10）。

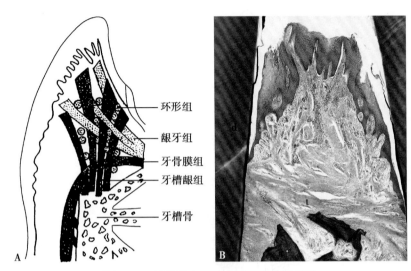

图 2-10 牙龈固有层胶原纤维束分布状况
A. 牙龈颊舌向断面纤维束分布示意图　B. 牙间龈组织近远中切片观
a. 牙槽骨；d. 牙本质；t. 越隔组。

1. 龈牙组（dentogingival group）　龈牙组起自牙颈部牙骨质，呈放射状向牙冠方向散开，止于游离龈和附着龈的固有层，广泛分布在牙龈固有层中，是牙龈纤维中最多的一组。其主要功能是牵引牙龈使其与牙紧密结合。

2. 牙槽龈组（alveologingival group）　牙槽龈组起自牙槽嵴，呈放射状向牙冠方向展开，止于游离龈和附着龈的固有层中，使牙龈与牙槽骨牢固贴附。

3. 环行组（circular group）　环行组位于牙颈部周围的游离龈中，呈环行排列。该组纤维较细，常与邻近的其他纤维束缠绕在一起，有助于游离龈与牙面贴附。

4. 牙骨膜组（dentoperiosteal group）　牙骨膜组起自牙颈部的牙骨质，越过牙槽突外侧骨密质骨膜，进入牙槽突、前庭肌和口底。

5. 越隔组（transseptal group）　越隔组起自结合上皮根方的牙骨质，呈水平方向越过牙槽中隔，止于邻牙相同部位，从而连接相邻两牙。此组纤维只存在于牙邻面，其功能是保持牙弓上相邻两牙的接触，防止其分离。

牙龈没有黏膜下层，固有层含有多种细胞成分，主要是成纤维细胞，还有少量淋巴细胞、浆细胞和巨噬细胞等。

临床上因增龄或炎症引起牙龈向根方退缩，这时上皮附着会移到牙骨质位置，使牙颈部暴露，从而容易引发牙本质敏感症，同时也可形成楔状缺损及根龋。牙龈的结合上皮与牙体硬组织间形成良好的封闭状态，因而牙龈又是深部牙周组织，如牙周膜、牙槽骨的生理性保护屏障。预防及控制牙龈炎是防治牙周炎的有效措施之一。

第二节 牙 周 膜

牙周膜（periodontal membrane）是环绕牙根并连接牙根和牙槽骨的致密结缔组织。它在冠方与牙槽嵴表面的牙龈组织相延续，在根尖区经根尖孔与牙髓相连。牙周膜厚度为0.15～0.38mm，在根中 1/3 最薄，增龄可使其厚度减小。牙周膜作为连接牙骨质和牙槽骨间的纽带，主要功能是使牙牢固地悬吊在牙槽窝内，并抵抗和调节咀嚼过程中牙所承受的压力，具有悬韧带的作用，故又称为牙周韧带（periodontal ligament）。

一、组织结构

牙周膜主要由纤维、基质和细胞构成，有丰富的血管供应和神经支配。

（一）纤维

牙周膜内的纤维主要是胶原纤维和少量不成熟的弹力纤维。其中，胶原纤维数量最多，并按一定的方向排列汇聚成粗大的纤维束，称为主纤维。这些主纤维遍布整个牙周间隙，一端埋入牙槽骨，另一端埋入牙骨质，从而将牙齿固定在牙槽窝内。埋入牙骨质和牙槽骨中的主纤维又称穿通纤维或沙比纤维（Sharpey's fiber）。主纤维之间为疏松的纤维组织，称为间隙纤维，牙周膜中的血管和神经穿行其中。

按主纤维所在部位、排列方向和功能的不同，自牙颈部向根尖方向可分为五组（图2-11）：

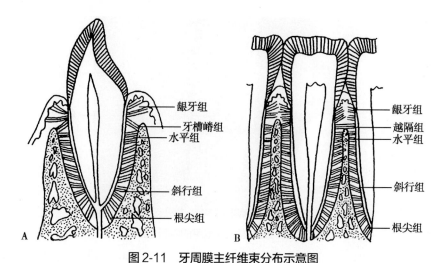

图2-11 牙周膜主纤维束分布示意图
A. 唇舌向牙周膜主纤维分布　B. 近远中向牙周膜主纤维分布

1. 牙槽嵴组（alveolar crest group） 牙槽嵴组起自牙槽嵴顶，呈放射状向牙冠方向走行，止于牙颈部的牙骨质。此组纤维主要分布于唇（颊）、舌（腭）侧，在牙的邻面无此纤维。其功能是将牙齿向牙槽窝内牵引，对抗侧方力，保持牙直立（图2-12）。

2. 水平组（horizontal group） 水平组位于牙槽嵴组的根方，呈水平方向走行，一端埋入于牙骨质，一端埋入至牙槽骨中，它是维持牙直立的主要力量，可与牙槽嵴组纤维共同对抗侧方力，防止牙侧方移动。

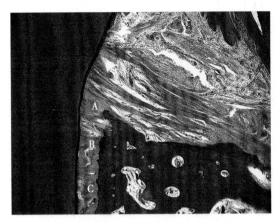

图2-12　牙周膜主纤维束唇舌向切片图

A. 牙槽嵴组；B. 水平组；C. 斜行组。

3. 斜行组（oblique group）　斜行组是牙周膜中数量最多、力量最强、分布最广的一组纤维，除牙颈部、根尖区及根分叉，其余都是斜行纤维分布区域。纤维起自根尖部的牙骨质，向冠方约呈45°倾斜，埋入近牙颈部的牙槽骨内（图2-13）。其功能是将牙齿悬吊于牙槽窝内，并使牙承受的咀嚼压力转变为牵引力，均匀分散到牙槽骨上。在水平切面上，斜行组纤维呈相互交织状，可限制牙的转动。

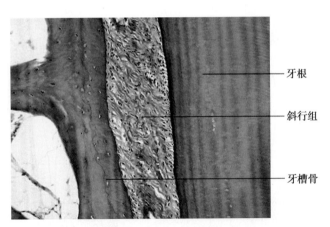

　　　　　　　　　　　　　　　　　　　　　　　　　　　牙根

　　　　　　　　　　　　　　　　　　　　　　　　　　　斜行组

　　　　　　　　　　　　　　　　　　　　　　　　　　　牙槽骨

图2-13　牙周膜主纤维束的斜行组纤维

4. 根尖组（apical group）　根尖组起自根尖区的牙骨质，呈放射状止于根尖周围的牙槽骨。该组纤维具有固定根尖，保护进出根尖孔的血管和神经的作用（图2-14）。

5. 根间组（interradicular group）　根间组仅见于多根牙各根之间，起自根分叉处牙根间骨隔顶，呈放射状止于根分叉处的牙骨质，具有防止牙根向冠方移动的作用（图2-15）。

主纤维在不同的位置上，其排列方向和功能不尽相同，但又互相协调，共同支持和稳固牙来完成咀嚼功能。当牙承受垂直压力时，除根尖区外，几乎全部纤维呈紧张状态，并将此力传递至牙槽骨，可负担较大殆力，而侧向压力仅使部分纤维呈紧张状态，易造成牙周纤维损伤。

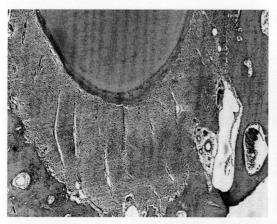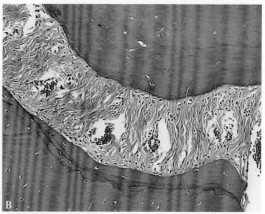

图 2-14　牙周膜主纤维束的根尖组纤维

A. 低倍镜观　B. 高倍镜观根尖区纤维呈放射状排列

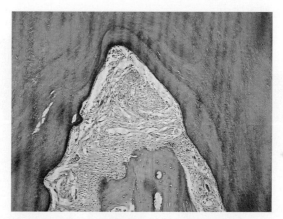

图 2-15　牙周膜主纤维束的根间组纤维

　　牙周膜内除大量胶原纤维以外，还有少量不成熟的弹力纤维，包括 Oxytalan 和 Eluanin 纤维。Oxytalan 纤维是一种耐酸纤维，仅能用组织化学染色方法显现。该纤维一般一端与牙骨质或牙槽骨附着，另一端固定在血管壁或淋巴管壁上，它的功能尚不清楚。由于其在血管周围及咀嚼压力负担较重的部位分布较多，故推测有调节血流及支持的功能。Eluanin 纤维由微细的纤维束组成，埋于少量弹性蛋白之中。只有去除胶原纤维，才能显现其广泛的纤维网。它与 Oxytalan 纤维一起覆盖在胶原纤维之上，被牙周膜的快速更新阻碍其成熟生长。

　　（二）基质

　　牙周膜的基质主要由氨基葡聚糖（GAG）和糖蛋白组成，填充在细胞、纤维、血管和神经之间。基质中含水量达 70%，具有维持代谢环境、缓冲咀嚼压力的功能。

　　（三）细胞

　　1. 成纤维细胞　成纤维细胞是牙周膜中数量最多，功能也最重要的细胞。光镜下，细胞呈星形或梭形，胞核大，细胞质弱嗜碱性，细胞排列方向通常与纤维束的长轴平行（图 2-16）。电镜下，细胞含有丰富的与蛋白质合成和分泌有关的细胞器，如粗面内质网、核糖体和高尔基复合体等,其功能是合成牙周膜中的胶原纤维。在许多成纤维细胞中还可发现含有胶原碎片的小泡,这是胶原纤维被成纤维细胞吞噬进小泡后,随即被溶酶体释放的胶原酶降解,最后残留物被排出体外。这证明了牙周膜中的成纤维细胞不仅具有合成胶原的能力,同时还有消化吸收胶原的功能。这种不断形成与吸收的功能,在牙周膜的改建和更新过程中起重要作用。

2. 成骨细胞　成骨细胞是衬覆于新形成牙槽骨表面的骨形成细胞。活动期的成骨细胞较丰满,呈不规则立方形,胞核大,核仁明显,细胞质嗜碱性。细胞能分泌骨基质,矿化后成为骨间质。在此过程中,成骨细胞被埋入间质中,成为骨细胞。静止期的成骨细胞常为梭形。

3. 破骨细胞　破骨细胞是一种多核巨细胞,细胞形态、大小有相当的变异。细胞体积较大,直径可达 50μm 以上,细胞核数目不等,细胞质嗜酸性。当牙槽骨发生活动性吸收时,在骨吸收处出现蚕食状凹陷称为 Howship 陷窝,破骨细胞常位于此吸收陷窝内(图 2-17)。骨吸收停止时,破骨细胞也随之消失。除病理状况外,破骨细胞还常出现于牙齿正畸过程中受压侧及牙槽骨的生理改建中。

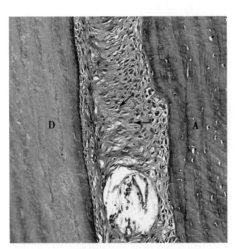

图 2-16　牙周膜成纤维细胞(箭头所示)
A. 牙槽骨;D. 牙本质。

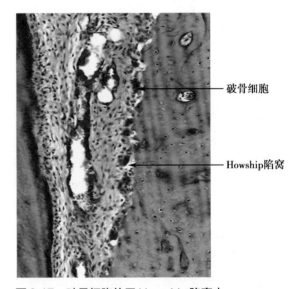

破骨细胞

Howship陷窝

图 2-17　破骨细胞位于 Howship 陷窝内

4. 成牙骨质细胞　成牙骨质细胞分布于邻近牙骨质表面的牙周膜中,静止期细胞扁平,平铺在牙根表面,胞核圆或卵圆形。其主要功能是形成牙骨质,在牙骨质形成时近似立方状。

5. Malassez 上皮剩余　在牙周膜中,邻近牙骨质的纤维间隙里,可见到小的上皮条索或团块,与牙根表面平行排列,称为 Malassez 上皮剩余(图 2-18)。这是来自牙根发育期间上皮根鞘断裂后残留的上皮细胞。光镜下,细胞较小,呈立方或卵圆形,细胞质少,嗜碱染色。电镜下可见细胞质内有张力细丝,相邻细胞间有桥粒等上皮细胞特有结构。平时上皮剩余细胞不活跃,呈相对静止状态,当受到刺激时,可增殖成为颌骨囊肿和牙源性肿瘤的上皮来源。

6. 未分化间充质细胞　未分化间充质细胞体积小,数量较少,常位于血管附近,又称牙周膜干细胞(periodontal ligament stem cell, PDLSC),可自我更新,并具有多向分化潜能。当存在适当刺激时,可分化为牙周膜内任何一种结缔组织细胞,是牙周膜中新生细胞的来源,在牙周组织更新和再生修复中起重要作用。

7. 牙骨质小体　在牙周膜中有时可见到圆形的钙化团块,称为牙骨质小体。其单个或多个同时存在,游离于牙周膜中或附着于牙骨质表面。牙骨质小体可能是由变性的上皮细胞钙化而成(图2-19)。

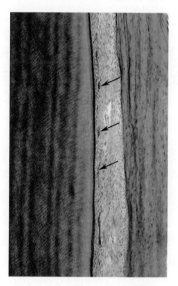

图2-18　Malassez上皮剩余

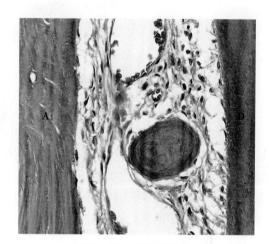

图2-19　牙骨质小体
A. 牙槽骨;D. 牙本质。

(四)血管、淋巴管和神经

牙周膜血液供应丰富,来自牙槽动脉的分支,主要有三个方面的来源:①来自牙龈的血管分支从冠方进入牙周膜;②来自牙槽骨的上、下牙槽动脉分支通过筛状板进入牙周膜;③来自上、下牙槽动脉在进入根尖孔前的分支。以上多方向来源的血管在牙周膜中互相交织,吻合形成树枝状的血管丛。因此,牙周膜内的血供比机体其他部位的结缔组织丰富,临床上在根尖切除或牙龈切除时不会影响牙周膜的血液供应。

牙周膜内的淋巴管呈网状分布,与血管伴行,到达根尖部,与来自牙髓和牙龈的淋巴管汇合,最后流入下颌下和颏下淋巴结。当牙周膜发生炎症时可引起上述淋巴结肿大。

牙周膜中含有丰富的神经,来源于两个方面:①来自根尖区的纤维,沿牙周膜向牙龈方向走行;②来自牙槽窝骨壁的神经纤维分为两支,分别向牙龈和根尖方向走行,并与根尖来源的神经纤维汇合。牙周膜神经纤维多与血管伴行并可相互吻合形成复杂的网状排列。神经大多数为感觉神经,包括有髓神经纤维和无髓神经纤维,除感受触觉、压觉外,还可感受痛觉。牙周膜神经很敏感,定位能力强,当牙周膜发生急性炎症和临床叩诊时,患者能明确指出患牙位置(图2-20)。

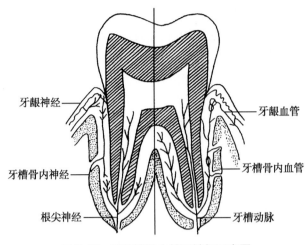

牙龈神经　　　　　　　　　　　　　牙龈血管

牙槽骨内神经　　　　　　　　　　　牙槽骨内血管

根尖神经　　　　　　　　　　　　　牙槽动脉

图 2-20　牙周膜的血管和神经示意图

二、牙周膜的功能和增龄性变化

1. 支持功能　牙周膜的主纤维一端埋入牙骨质，一端埋入牙槽骨，将牙固定在牙槽窝内行使咀嚼功能。同时，它还能抵抗各种外力（包括咬合力）的冲击，保护其中的血管、神经以及牙体特别是根尖免受外力的损害。牙周膜一旦损伤，无论牙体如何完整，都将因失去附着而松动甚至脱落，导致咀嚼功能丧失。

2. 感觉功能　牙周膜中有丰富的神经和末梢感受器，对疼痛和压力的感觉敏锐。通过神经系统的传导和反射，调整颌骨、肌肉和关节的运动，因此牙周膜具有调节和缓冲咀嚼力的功能。

3. 营养功能　牙周膜中丰富的血供，不仅营养自身，也为牙槽骨、牙骨质提供营养来源。

4. 形成功能　牙周膜始终处于不断更新和改建的状态。成纤维细胞不断合成新的胶原和基质，吸收分解旧的胶原，吞噬外来异物，从而维持牙周膜的结构平衡，使其处于良好的功能状态。成骨细胞和成牙骨质细胞不断形成新的牙槽骨和牙骨质，并包埋新生的牙周膜主纤维，以保证牙和牙周膜的正常附着关系。

5. 增龄性变化　随着年龄的增长，牙周膜中胶原纤维增多，细胞成分减少，成纤维细胞形态不规则，基质形成减少。牙周膜厚度的改变是重要的增龄变化。随着年龄的增长，牙周膜厚度变薄。如青年人牙周膜厚度约为 0.21mm，中年人厚度为 0.18mm，老年时（51～67岁）厚度减少到 0.15mm。这种变化可能由咀嚼功能降低引起。

在正常情况下，结合上皮附着于釉牙骨质界。随着年龄增加和炎症刺激，结合上皮附着的位置缓慢向根方移动（又称为被动萌出），到达根部牙骨质表面。此时，除牙龈、牙槽骨外，增龄性变化也包括牙周膜的萎缩。

三、牙周膜结构与功能的关系及临床意义

牙周膜的结构与其功能密切相关。在一定条件下，牙周膜可发生适应功能的改建。当功能需要增强时，牙周膜的宽度会增加，胶原纤维束也会显著增厚并呈良好的功能性排列。反之，当功能减弱时，牙周膜宽度变窄，胶原纤维束的数量和厚度也相应减少。如埋伏牙或

经久不用的牙,牙周膜缩窄,主纤维失去有规律的功能性排列,牙骨质和牙槽骨中的穿通纤维也减少或缺如。这种结构上的变化提示在临床上进行正畸或修复治疗时必须要有一个过渡适应期,避免在牙上突然施加过重的负荷,从而使牙周组织通过改建,逐渐适应新的功能需要。

临床正畸治疗时,正畸力可使牙周膜发生明显的变化。在受牵拉侧,牙周膜增宽,胶原纤维束伸展,牙槽骨受牵引可出现新生。在受压侧,牙周间隙变窄,相当于牙移动方向的牙槽骨吸收。适当的正畸力可通过牙周组织的适应性改建,在牙齿的移动过程中保持牙体牙周组织的正常附着联系,如果用力不当,则会引起牙周组织创伤,甚至坏死。当牙周膜受到异常咬合力作用时,会引起咬合创伤,此时要及时进行调𬌗,让受伤的牙周组织充分休息,使其恢复正常状态,否则会加重创伤导致不可逆转的病理改变。

牙周组织在正常情况下具有较强的修复能力,当发生牙周疾病,牙周组织被破坏、吸收时,其修复能力随之增强,表现为病变组织被吸收,新结缔组织形成,新骨和新牙骨质沉积,最终使已丧失的牙周支持组织再生,重建和恢复牙体与牙周的附着关系。

第三节 牙 槽 骨

牙槽骨(alveolar bone)是指上、下颌骨包围和支持牙根的部分,又名牙槽突(alveolar process)。容纳牙根的窝称牙槽窝,牙槽窝在冠方的游离端称为牙槽嵴,两牙之间的牙槽突部分称牙槽中隔。牙槽骨的生长发育依赖于牙的功能性刺激,随牙齿的发育、萌出,建立功能性咬合而形成和增长,如果牙脱落,牙槽骨也随之萎缩。

一、组织结构

与其他骨组织一样,牙槽骨由骨细胞和矿化的骨基质构成,与骨组织新生和吸收有关的成骨细胞和破骨细胞则位于骨组织的边缘而不存在于骨组织中。牙槽骨按其解剖部位可分为固有牙槽骨、骨密质和骨松质(图2-21)。

(一)固有牙槽骨

固有牙槽骨衬覆于牙槽窝内壁,包绕牙根,与牙周膜相邻(图2-22)。它是一层多孔的骨板,亦称筛状板。牙周膜的血管和神经纤维穿过小孔进入骨髓腔中。由于固有牙槽骨致密且薄,内部无骨小梁结构,在X线片上表现为围绕牙周膜外侧的一条白色阻射线,称硬骨板,亦名白线。此线是临床检查牙周组织健康与否的重要标志,当牙周膜发生炎症和外伤时,硬骨板首先消失,白线连续性中断。

组织学上固有牙槽骨由平行排列的骨板构成,骨板一般较薄,与牙槽窝壁平行。邻近牙周膜侧的固有牙槽骨层板中包埋了大量来自牙周膜的纤维即穿通纤维,所以固有牙槽骨又称为束骨。在邻近骨髓侧,由环行骨板和哈弗系统构成,其外层骨板呈同心圆状排列,中央形成的小管内有神经和血管通过。

(二)骨密质

骨密质是上下颌骨内、外骨板延伸至牙槽骨的外表面部分,其表层为多层与表面平行排列的骨板,称外骨板,深部由哈弗系统及间骨板组成。骨密质的厚度不一,上颌牙槽骨的唇面,尤其是前牙区的骨密质很薄,有许多血管和神经穿过的滋养管,而舌侧增厚。在下颌

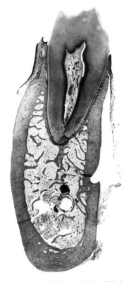

图 2-21 下颌骨及其牙槽突断面

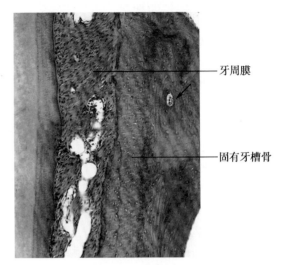

图 2-22 固有牙槽骨，箭头示环形骨板和哈弗系统

（右侧标注：牙周膜、固有牙槽骨）

骨，骨密质比上颌厚而致密，通往内部的小孔很少，所以在施行局部麻醉时，在上颌前牙用局部浸润麻醉的效果比下颌好。下颌的骨密质，通常舌侧骨板比颊侧厚，但在前磨牙和磨牙区由于担负较大的咀嚼力，颊侧骨板也增厚。

（三）骨松质

骨松质位于固有牙槽骨和骨密质之间，由骨小梁和骨髓组成。骨小梁呈索状并相互连接形成多孔的网架，骨小梁板层中常伴有哈弗系统，骨髓则充满在骨小梁间隙中。一般情况下，骨小梁的粗细和数量因牙的功能状态而异，功能强大者，支持骨量增多，骨小梁粗大致密，骨髓间隙小；咀嚼力小或无功能的牙，则骨小梁细而疏，骨髓间隙大。骨小梁的排列方向通常与所承受的咀嚼力一致。如两牙间的骨小梁呈水平排列，而根尖尤其是下颌磨牙根尖部周围的骨小梁常为放射状排列（图 2-23）。在无咀嚼功能的牙齿，骨小梁常呈无规则排列。骨小梁网架之间的骨髓在年轻时内含造血干细胞和骨髓基质干细胞，有造血功能，称为红骨髓，成年后随着脂肪的增多，则变为黄骨髓。

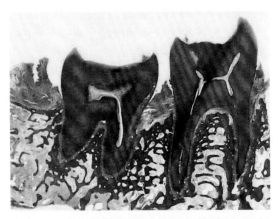

图 2-23 后牙牙槽骨骨松质中骨小梁排列方向，根尖部呈放射状，牙根之间呈水平状

二、牙槽骨的生物学特性及临床意义

牙槽骨是高度可塑性组织，也是人体骨骼中最活跃的部分。它不仅随着牙齿的生长发育、脱落替换和咀嚼压力而变化，也随着牙齿的移动而不断地改建。牙槽骨的改建是通过骨的形成和骨的吸收来完成的。正常情况下，牙槽骨的吸收与形成保持动态平衡。在牙槽骨新生时，镜下可见成骨细胞排列在新骨周围。新骨的表面有一层刚形成尚未钙化的骨基质，称为类骨质。在骨吸收区，骨表面有蚕食状或坑状凹陷，称 Howship 陷窝或骨吸收陷窝。凹陷处可见多核巨细胞即破骨细胞。在相对静止的骨吸收区，只见骨吸收陷窝而无破骨细胞存在。骨吸收后骨缺失区可被新生骨修复。

牙槽骨具有受压力被吸收，受牵引力会增生的特性。临床上正畸治疗就是利用此特性，通过施加一定强度的压力于牙上，经过一定时间后，受压侧骨质吸收，牙的位置随之移动，而相对应的受牵引侧则骨质增生，以补偿牙移动后所留下的空隙，从而使错𬌗畸形的牙得到矫正。

牙的生理性移动主要有两个方面：①由于补偿牙齿𬌗面磨损而不断向𬌗面方向移动；②由于补偿牙冠邻面磨损而不断向近中方向移动。牙生理性近中移动时，牙根远中面的固有牙槽骨受到牙周膜传递的力的牵引而有骨形成，而近中面的固有牙槽骨因受到压力而吸收，从而使牙连同牙槽窝一起逐渐向近中移动。𬌗向移动是一种随着年龄增长而进行的正常生理现象，这种移动是周期性的，移动很少且缓慢，但有的牙在失去对𬌗牙时，常发生显著的𬌗向移动，一段时间后，该牙可比邻牙明显伸长，牙槽突也发生失用性萎缩，甚至会导致牙周病。因此，为了防止邻牙倾斜和对𬌗牙伸长，缺失的牙应及时进行修补。

随着年龄的增长，牙槽嵴的高度会减低，骨的吸收大于骨的形成，骨密度逐渐降低，可出现生理性的骨质疏松。光镜下牙槽窝骨壁成骨细胞减少，成骨能力减弱，埋入的穿通纤维不规则。

思考题

1. 简述牙龈上皮、龈沟上皮、结合上皮和龈谷上皮在组织结构上的异同点。
2. 牙龈从解剖位置上可分几部分？龈沟的生理位置和深度是什么？
3. 简述牙龈、牙周膜主纤维束的名称、走行方向及其功能。
4. 牙周膜中主要的细胞种类有哪些？它们各自的位置及功能是什么？
5. 什么是 Malassez 上皮剩余？其来源及意义是什么？

（傅卓凌　刘焕霞）

第三章 口 腔 黏 膜

 学习目标

1. 掌握：口腔黏膜的基本结构；口腔黏膜的分类。
2. 熟悉：各类口腔黏膜的组织特点。
3. 了解：口腔黏膜的功能及增龄性变化。

口腔黏膜（oral mucosa，oral mucous membrane）是指在口腔表面衬覆的组织。它前借唇红与唇部皮肤相连，后与咽部黏膜相延续，在牙周以结合上皮与牙体组织相接，是一层完整的屏障结构。唾液腺导管开口于口腔黏膜，分泌的唾液使口腔黏膜保持湿润。上皮和固有层是口腔黏膜的基本结构。口腔黏膜通常按部位进行命名，如颊部的黏膜称颊黏膜，唇部的黏膜称唇黏膜。不同部位口腔黏膜的形态结构和功能特点有所不同，牙龈与硬腭黏膜在咀嚼过程中经常受到摩擦，所以上皮有角化，组织较致密；而口底黏膜、颊黏膜等，主要起衬覆作用，上皮无角化，组织较疏松；舌背黏膜有特殊的味蕾和乳头结构，与味觉和咀嚼有关。

第一节　口腔黏膜的基本组织结构

口腔黏膜的组织结构与皮肤基本相似，由上皮和固有层构成。上皮位于表面，相当于皮肤的表皮，其深部为固有层，相当于皮肤的真皮。上皮借基底膜与固有层相连，部分口腔黏膜深部有黏膜下层（图3-1）。

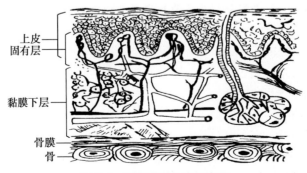

图3-1　口腔黏膜结构示意图

一、上皮

口腔黏膜上皮为复层鳞状上皮，根据所在部位和功能的不同可分为角化上皮和非角化上皮。口腔黏膜上皮的主体细胞是角质形成细胞，具有不断增生和分化的特性。因此，上皮从表面到基底会出现细胞形态结构上的层次变化。

（一）角质形成细胞

角化上皮从表层至深部依次分为角化层、颗粒层、棘层和基底层（图3-2）。

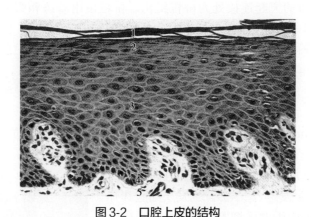

图3-2 口腔上皮的结构

1. 角化层；2. 颗粒层；3. 棘层；4. 基底层；5. 固有层结缔组织。

1. 角化层（stratum corneum） 角化层位于上皮的最表层，由数层排列紧密的扁平细胞构成，细胞界限不清，细胞间桥消失。若细胞核及细胞器完全消失，细胞质内充满角蛋白，苏木素 - 伊红染色呈均质红色嗜酸性物，此为正角化（图3-3），如硬腭黏膜角化层；若细胞核浓缩但未消失，则称为不全角化（图3-4），如牙龈黏膜的角化层。角化层有较强的柔韧性，对深层上皮细胞有保护作用。

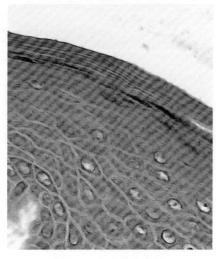

图3-3 上皮的正角化

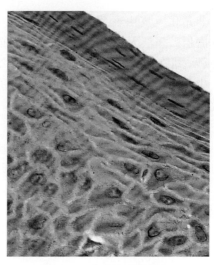

图3-4 上皮的不全角化

2. 颗粒层（stratum granulosum） 颗粒层位于角化层深面，一般由2～3层略为扁平状的细胞组成。该层细胞核浓缩，胞质内含有嗜碱性透明角质颗粒，苏木素-伊红染色呈深紫蓝色。上皮为正角化时，尤其是病理性过度正角化时，此层明显；上皮为不全角化时，此层可不明显。

3. 棘层（stratum spinosum） 棘层位于颗粒层深面，是上皮中层次最多的细胞，可达十几层。棘细胞体积大，呈多边形，越往表面越趋扁平。细胞核圆形或卵圆形，位于细胞中央，内含1～2个核仁。细胞质常伸出许多棘状突起与邻近细胞相接，此突起称为细胞间桥。电镜下细胞间桥的突起连接处为桥粒结构。桥粒由附着斑和张力细丝构成，其中含有两组蛋白质：一组是跨膜蛋白，包括桥粒芯蛋白和桥粒胶蛋白，在上皮细胞间起粘接作用；另一组是细胞膜内侧的附着斑蛋白，主要有桥粒斑珠蛋白和桥粒斑蛋白，功能是连接跨膜蛋白和细胞内角蛋白丝。桥粒对维持上皮的完整性有重要作用。某些疾病如寻常型天疱疮，桥粒蛋白可成为自身抗原，引发抗原抗体反应，桥粒结构受到破坏，从而形成疱性病变。

4. 基底层（stratum basale） 基底层位于上皮的最深层，为一层立方形或矮柱状细胞，细胞长轴与基底膜垂直。细胞核圆，染色深，借基底膜与固有层相连。电镜下，基底层细胞以半桥粒附着于基底膜。基底层细胞与邻近的棘层细胞有增殖能力，称为生发层（图3-5）。生发层细胞具有干细胞特征，其分裂产生的子细胞，部分维持原有增殖功能成为新的基底细胞，部分向表面迁移并逐渐分化成熟。角化层细胞为终末分化细胞，最终脱落至口腔中。生发层细胞的扩增可补充表层脱落细胞，使口腔上皮始终处于更新状态。不同部位的上皮更新速度有差别，牙龈更新时间较长，为41～57天，颊黏膜上皮为25天。正常情况下，脱落细胞的数量与新生细胞的数量保持平衡，若平衡被打破，将导致上皮增生或萎缩性病变。

非角化上皮由表至深分别为表层、中间层、棘层和基底层。表层无角化，细胞扁平，有细胞核，细胞质染色浅，细胞器少。棘层细胞体积大，细胞间桥不明显。中间层为表层和棘层的过渡。基底层细胞形态与角化上皮类似。

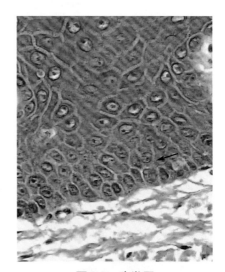

图3-5 生发层

（二）非角质形成细胞

口腔黏膜上皮内还有少数非角质形成细胞，主要分布在上皮的深层，不参与上皮的增生与分化。在普通HE染色切片中其细胞质不着色，故又称为透明细胞，包括以下几种类型：

1. 黑色素细胞（melanocyte） 黑色素细胞位于上皮的基底层，来源于神经嵴细胞。细胞核圆或卵圆形，细胞质透明（图3-6）。其对银染色、多巴染色、S-100蛋白染色呈阳性反应，可见其有树枝状突起伸入基底细胞或棘细胞之间。细胞质内含黑色素颗粒，可经细胞突起排出，再进入邻近的角质形成细胞。黑色素细胞无张力细丝和桥粒。临床上，牙龈、硬腭、颊、舌常见黑色素沉着，也是黑色素性病变的好发部位。

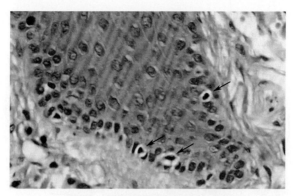

图3-6 黑色素细胞(箭头所示)

2. 朗格汉斯细胞(Langerhans cell) 朗格汉斯细胞主要位于棘细胞层,也见于基底层,来自造血组织,可以移入或移出上皮,有树枝状突起(图3-7),多巴染色呈阴性。电镜下,细胞质内有特殊的棒状或球拍样颗粒,称朗格汉斯颗粒或 Birbeck 颗粒。该细胞是一种抗原呈递细胞,与黏膜的免疫功能有关。在皮肤黏膜过敏反应、抗肿瘤免疫与移植排斥中起重要作用。

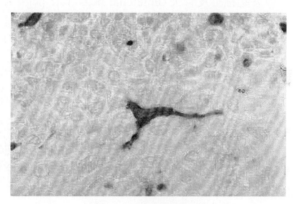

图3-7 朗格汉斯细胞

3. 梅克尔细胞(Merkel cell) 梅克尔细胞位于基底层,常成群分布,可能来源于神经嵴或上皮细胞。电镜下,细胞通常无树状突起,偶见与周边角质形成细胞有桥粒连接。胞质内可见发达的高尔基复合体和电子致密性膜被小泡,小泡可释放神经递质引发冲动。此细胞是一种压力或触觉感受细胞。

二、基底膜

口腔黏膜上皮与其深面的固有层结缔组织间有一膜状结构,称基底膜(basement membrane)。光镜下呈淡红色,厚 1~4μm。电镜下基底膜由透明板、密板、网板 3 部分组成。前两者统称基板,来自上皮基底细胞,上皮基底细胞借半桥粒附着于透明板,网板含有许多两端埋入密板的半环形锚纤维,连接密板和下方的结缔组织(图3-8)。目前所说的基底膜区包括半桥粒和基底膜。半桥粒的主要成分是 BP230 和 BP180 蛋白,某些疱性病变时,这些蛋白成为自身抗原，受到自身抗体攻击，从而使上皮与结缔组织在透明板处分离而形成上皮下疱。密板和透明板中主要含有层粘连蛋白和Ⅳ型胶原，癌前病变时，这些成分发生改变，有利于癌细胞向结缔组织中浸润。

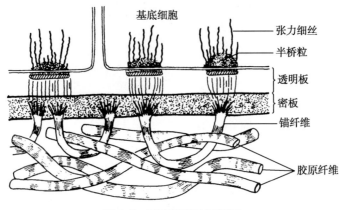

图 3-8　基底膜结构示意图

口腔黏膜上皮与固有层结缔组织紧密结合，是因为上皮与固有层的交界面非直线，而是上皮向固有层伸出许多突起称上皮钉突（epithelial pegs，rete pegs），相对应的固有层结缔组织向上皮方向的突起称结缔组织乳头。两者呈指状相嵌，增加了接触面积，使上皮与固有层结缔组织的连接更加牢固。

三、固有层及黏膜下层

（一）固有层

固有层（lamina propria）为致密的结缔组织，由突向上皮的乳头层和下方的网状层两部分组成。乳头层胶原纤维较细，排列疏松。血管与神经通过网状层进入乳头层，形成毛细血管网和神经末梢，部分神经末梢可进入上皮。固有层的基本细胞主要是成纤维细胞，它可合成及更新结缔组织纤维和基质。此外，还有巨噬细胞、肥大细胞和少量炎症细胞，它们在黏膜免疫反应中发挥相应的作用。某些疾病状态下，应用苯妥英钠、钙离子通道阻断剂、免疫抑制剂等药物时，可以激活成纤维细胞，导致牙龈增生。固有层有调控上皮细胞分化的作用。

（二）黏膜下层

黏膜下层（submucosa）为疏松结缔组织，其中含有小唾液腺、血管、淋巴管、神经及脂肪组织，为固有层提供营养及支持，主要分布在被覆黏膜。在舌背、牙龈及硬腭的大部分区域无黏膜下层，固有层直接附着于肌肉或骨膜上。

第二节　口腔黏膜的分类及组织特点

根据所在部位和功能的不同，可将口腔黏膜分为三类，即咀嚼黏膜、被覆黏膜和特殊黏膜。不同部位的口腔黏膜具有不同的功能，其结构也有所不同。主要的差别在于上皮的厚度、有无角化、上皮与结缔组织交界的形式、固有层的构成及有无黏膜下层等。

一、咀嚼黏膜

咀嚼黏膜(masticatory mucosa)包括牙龈黏膜和硬腭黏膜，在咀嚼时承受压力与摩擦。咀嚼黏膜的上皮有角化，正角化时颗粒层明显，不全角化时颗粒层不明显。棘层细胞间桥明显。固有层厚，乳头多而长，与上皮钉突呈指状镶嵌，形成良好的机械附着，可防止在外力的作用下上皮与深面的结缔组织分离。固有层内胶原纤维粗大且排列紧密(图3-9)。咀嚼黏膜大部分无黏膜下层，固有层深部直接附着于骨膜上形成黏骨膜，因而附着牢固，不易移动。

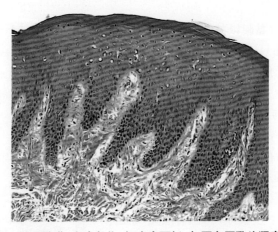

图3-9　咀嚼黏膜，上皮角化，钉突多而长，与固有层乳头紧密嵌合

1. 硬腭黏膜　腭黏膜由两部分组成，前2/3为硬腭黏膜，后1/3为软腭黏膜。硬腭黏膜肉眼观呈浅粉红色，镜下观角化层较厚，以正角化为主。固有层具有咀嚼黏膜的一般特点。可分为四部分：牙龈区、中间区、脂肪区、腺区(图3-10)。牙龈区与中间区无黏膜下层，固有层与骨膜紧密相连。脂肪区与腺区有黏膜下层，其中分别含有脂肪和腺体，并被胶原纤维分隔形成若干大小不等的小隔。腺区的腺体与软腭的腺体相连，为纯黏液腺(图3-11)。

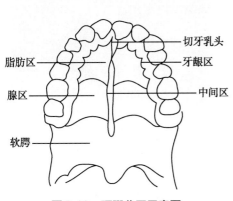

图3-10　硬腭分区示意图

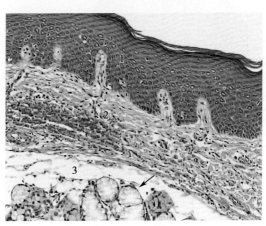

图3-11　硬腭黏膜的腺区，表面角化，钉突长，固有层纤维粗大而致密，黏膜下层有腺体(箭头所示)

1. 上皮层；2. 固有层；3. 黏膜下层。

硬腭前方正中有切牙乳头,为一黏膜隆起,其深面有退化的鼻腭管的口腔部分。此管为一条长度不等的盲管,内衬假复层柱状上皮,上皮内有许多杯状细胞。有黏液腺开口至此管腔内。管中有鼻腭神经及血管穿行,因此,切牙乳头是临床鼻腭神经阻滞麻醉的表面标志。硬腭前方的侧部,固有层致密结缔组织隆起形成的黏膜皱襞称为腭皱襞。在腭中缝处,尤其是切牙乳头下方的固有层内有时可见上皮珠,细胞呈同心圆状排列,中央常发生角化,是腭突胚胎融合时遗留的上皮残余,可成为发育性囊肿的上皮来源。

2. 牙龈黏膜 参见第二章。

二、被覆黏膜

除咀嚼黏膜和舌背黏膜以外的口腔黏膜均为被覆黏膜(lining mucosa)。被覆黏膜表面平滑,呈粉红色。镜下观,上皮无角化,固有层胶原纤维束不如咀嚼黏膜中的粗大,弹力纤维和网状纤维较多,结缔组织乳头短粗,上皮与结缔组织交界相对平坦。黏膜下层疏松,富有弹性,有一定的活动度(图3-12)。

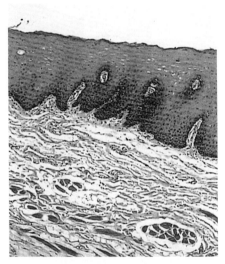

1. 唇黏膜 唇的内侧为唇黏膜,外侧是皮肤,两者之间的移行部为唇红(图3-13)。

唇黏膜上皮无角化,中间层较厚。固有层乳头短而且不规则。黏膜下层较厚,与固有层无明显界限,含小唾液腺和脂肪,深部附着于口轮匝肌。

唇红黏膜上皮薄,有角化。固有层乳头狭长,几乎延伸到上皮表面,乳头中有许多毛细血管襻(图3-14),故血色可以透过上皮而使唇红部呈朱红

图3-12 被覆黏膜,上皮无角化,固有层乳头短,黏膜下层疏松

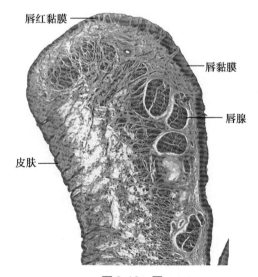

图3-13 唇

唇黏膜部分下方有唇腺,皮肤有皮肤附属器,唇红黏膜下方无腺体

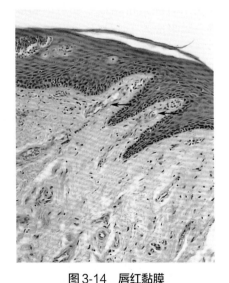

图3-14 唇红黏膜

上皮不全角化,结缔组织乳头长并含丰富的毛细血管(箭头所示)

色。当贫血或缺氧时,唇红苍白或发绀。唇红黏膜下层无小唾液腺和皮脂腺,故易干裂。

唇红外侧与皮肤相延续,表皮有角化,真皮和皮下组织中有皮脂腺、汗腺、毛囊等皮肤附属器。

2. 颊黏膜 颊黏膜组织结构与唇黏膜相似。上皮无角化,固有层结缔组织较致密,黏膜下层较厚,富含脂肪和小唾液腺,即颊腺。黏膜下层附着于颊肌上,有一定的张力,在咀嚼时不出现皱褶,不易被咬伤。在口角后方的颊黏膜咬合线区有时出现轻微角化,称白线(linea alba)。颊黏膜有时可见成簇的粟粒状淡黄色小颗粒,称福代斯斑(Fordyce spot),为异位增生的皮脂腺。

3. 口底和舌腹黏膜 口底黏膜较薄,与深层组织附着松弛,有利于舌的运动。舌下腺及其导管开口位于口底舌下皱襞处。舌腹黏膜与口底黏膜相延续,光滑而薄,黏膜下层不明显,紧接舌肌周围的结缔组织。

4. 软腭黏膜 软腭黏膜向前与硬腭黏膜相延续,颜色较硬腭深,两者有明显的分界。软腭黏膜上皮无角化,固有层乳头少且短,血管较多。有疏松的黏膜下层,内含腭腺。

三、特殊黏膜

特殊黏膜(specialized mucosa)指舌背黏膜,具有特殊的结构和功能。舌为肌性器官,由纵横交错的舌肌构成,表面被覆黏膜。舌背黏膜上皮为复层鳞状上皮,无黏膜下层,许多舌肌纤维直接分布于固有层内,使黏膜能牢固地附着于舌肌而不易滑动。以界沟为界,舌前2/3为舌体,后1/3为舌根。人字形界沟的顶点与舌背正中沟汇合点的稍后方,有一凹陷称舌盲孔,是胚胎时期甲状舌管始端的遗迹。舌背前2/3舌体部的黏膜向表面形成许多小突起,称为舌乳头。镜下观察,每个舌乳头表面为上皮,内部为固有层形成的轴心。舌乳头按形态、大小和分布部位,可分为丝状乳头、菌状乳头、轮廓乳头和叶状乳头四种。

1. 丝状乳头(filiform papilla) 丝状乳头数目最多,遍布于舌背,以舌尖部最多。该乳头体积较小,高1～3mm,略呈锥体形,尖端向舌根方向倾斜,末端有毛刷样突起(图3-15)。乳头表面有较厚的透明角化细胞层,其浅层细胞常角化、剥脱。若角化上皮剥落延迟,并与食物残渣、唾液、细菌等混杂附着于乳头表面,即形成舌苔。舌苔的变化是中医临床辨证施治的重要依据。若舌苔不规则剥脱,舌背呈地图样称为地图舌。青年人丝状乳头发达,老年时萎缩渐变平滑。

2. 菌状乳头(fungiform papilla) 菌状乳头数目较少,散布于舌尖、舌侧缘的丝状乳头之间。色泽较红,呈圆形头大颈细蘑菇状,高0.7～1.5mm,直径0.4～1mm。上皮较薄,无角化。固有层血管丰富,因而呈红色(图3-16)。有的菌状乳头上皮内含少数味蕾,可感受味觉。当多个菌状乳头增生、肿胀、充血时,舌表面似草莓状,称草莓舌。当菌状乳头、丝状乳头均萎缩消失,则舌面光滑如镜面,称光滑舌或镜面舌。

3. 轮廓乳头(vallate papilla) 在舌乳头中体积最大,数目最少,8～12个,沿界沟前方排成一列。呈矮柱状,高1～1.5mm、直径1～3mm,乳头四周有轮廓沟环绕,沟外舌黏膜稍隆起,形成乳头的轮廓结构(图3-17)。乳头表面上皮有角化,但侧壁上皮无角化,上皮内可见许多淡染的卵圆形小体即味蕾(图3-18)。在轮廓沟底部附近的舌肌纤维束间有许多小浆液腺称味腺(Ebner gland),其导管开口于轮廓沟底,分泌物可冲洗清除该处食物残屑,溶解食物,协助味蕾发挥作用。

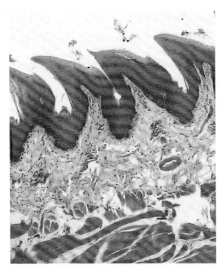

图 3-15 丝状乳头

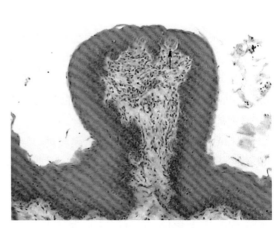

图 3-16 菌状乳头，上皮内偶见味蕾分布（箭头所示）

味蕾是由上皮分化形成的特殊器官，是味觉感受器，主要分布于轮廓乳头的侧壁上皮内，也可见于菌状乳头、软腭、会厌等处的上皮内。镜下观，味蕾为卵圆形小体，基部位于基底膜之上，顶部中央有圆孔即味孔通于口腔（图 3-18）。味蕾中可见明、暗两种梭形细胞，其长轴与上皮表面垂直，明细胞较粗，暗细胞较细。有的细胞细胞质有细长突起伸出味孔称味毛，神经末梢从味蕾基底部进入，与含味毛的味细胞形成化学突触，传导味觉。

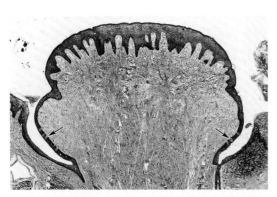

图 3-17 轮廓乳头，侧壁上皮内可见多个卵圆形味蕾分布（箭头所示）

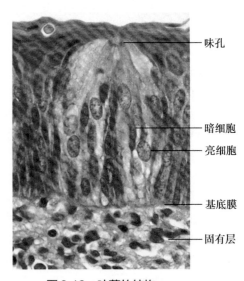

图 3-18 味蕾的结构

味孔
暗细胞
亮细胞
基底膜
固有层

4. 叶状乳头（foliate papilla） 叶状乳头位于舌侧缘后部，为 5～8 条平行排列的皱襞。人类的叶状乳头已经退化，正常时不明显，炎症时可肿大并伴疼痛。

界沟后方为舌根部，黏膜表面可见圆形或卵圆形的隆起称舌滤泡。光镜下舌根部黏膜被覆非角化鳞状上皮，上皮下固有层中有淋巴小结构成的舌滤泡，每个舌滤泡含有 1 个或多个淋巴小结，中心部凹陷为舌隐窝。舌滤泡统称为舌扁桃体，是口咽部淋巴环的组成部分。

第三节　口腔黏膜的功能和增龄变化

一、口腔黏膜的功能

1. 保护功能　口腔黏膜可以抵抗机械性刺激，限制微生物和毒性物质的入侵。咀嚼时口腔黏膜常承受各种如摩擦力、切力、压力、牵拉力等外力，其结构适应于承受这些力。如咀嚼黏膜的角化层可以抵抗较大的摩擦力，同时，固有层紧密附着于深部的骨组织以抵抗切力与压力。被覆黏膜的黏膜下层疏松、富有弹性，有利于组织扩展，可以缓解牵拉力。口腔内有大量致病微生物及其毒性产物，正常的口腔黏膜有屏障作用，可保护机体免受侵袭。

2. 感觉功能　口腔黏膜内有丰富的神经末梢，能对疼痛、触动、温度变化等多种刺激做出反应，可以启动吞咽、恶心、流涎等反射，还与唾液的分泌及某些药物的渗透性吸收有关。此外，还有特殊的感觉功能，即味觉。菌状乳头处味蕾主要感受甜、咸味，叶状乳头处味蕾主要感受酸味，轮廓乳头、软腭、会厌处味蕾主要感受苦味。

二、口腔黏膜的增龄变化

1. 口腔黏膜组织结构的变化　增龄可引起黏膜上皮萎缩变薄，上皮钉突变短使上皮与固有层的接触面变平。舌背丝状乳头及味蕾数目减少，叶状乳头可增生。此时若饮食中缺乏维生素 B 等营养成分，则会加重上述变化。

2. 口腔黏膜功能的变化　组织结构的增龄变化和机体代谢活动的降低可引起功能的变化。老年人因神经末梢和味蕾数量减少，感觉功能下降。血管变化可引起唇颊黏膜出现血管痣、舌腹出现静脉曲张性小结。小唾液腺发生萎缩，唾液分泌减少，故老年人，特别是绝经后老年女性常出现口干、黏膜烧灼感及味觉异常等现象。

思考题

1. 简述口腔黏膜的分层及组织学结构。
2. 有角化的复层鳞状细胞可分几层？各层细胞的形态与排列有何特征？
3. 简述咀嚼黏膜与被覆黏膜组织结构的异同点。
4. 舌乳头有哪几种？其形态结构有何特点？
5. 简述唇红黏膜的组织特点及临床意义。

（徐　欣）

第四章 唾液腺

 学习目标

1. 掌握：唾液腺的一般组织学结构；三对大唾液腺的组织学特点及分泌物性质。
2. 熟悉：小唾液腺分布及分泌物性质；唾液腺的功能。
3. 了解：唾液腺的增龄性变化。

唾液腺（salivary gland）属于外分泌腺，其分泌物为唾液（saliva），经导管排入口腔。人有 3 对大唾液腺，包括腮腺、下颌下腺和舌下腺。此外，口腔黏膜的固有层和黏膜下层还有许多小唾液腺，按其所在部位分别命名为唇腺、颊腺、腭腺、舌腺、磨牙后腺等。唾液具有湿润黏膜、溶解食物和促进消化的作用。

第一节　唾液腺的一般组织结构

唾液腺由实质和间质两部分组成，外包被膜。被膜的结缔组织连同血管、淋巴管和神经等分支伸入实质，将实质分成许多小叶。被膜及其分支统称为间质。实质由基本分泌单位、肌上皮细胞和皮脂腺组成。基本分泌单位包括腺泡与导管系统。腺泡包括浆液性腺泡、黏液性腺泡和混合性腺泡（图 4-1）。导管包括闰管、分泌管（纹管）和排泄管 3 部分，闰管和分泌管位于小叶内，排泄管穿行于小叶间的结缔组织内。

一、腺泡

腺泡（acinus）是腺体的分泌部，连接于最细导管（闰管）的末端，呈泡状或管泡状，由单层腺上皮细胞组成。腺泡中央有腺泡腔，可容纳腺细胞分泌物。腺泡外有薄层基膜包绕，在腺上皮细胞与基底膜之间有肌上皮细胞，具有收缩功能，有助于腺泡分泌物的排出。根据腺泡形态、结构和分泌物性质的不同，可分为浆液性腺泡、黏液性腺泡和混合性腺泡 3 类（图 4-1）。

1. 浆液性腺泡（serous acinus）　浆液性腺泡呈球形，由浆液性腺细胞组成，其分泌物稀薄呈水样，含大量唾液淀粉酶和少量黏液。

光镜下，浆液性腺细胞（图 4-2）呈锥体形，基底部较宽，附于基膜上，顶端朝向腺泡腔。细胞核圆形，位于细胞基底部。基底部细胞质嗜碱性较强，顶部细胞质内含 PAS 染色阳性

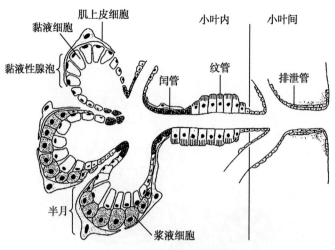

图 4-1 唾液腺结构模式图

的分泌颗粒,称酶原颗粒。在分泌期,细胞以胞吐的方式将分泌颗粒内的物质排入腺泡腔,分泌颗粒减少,细胞体积变小,细胞核增大,核仁明显。在分泌休止期,分泌颗粒逐渐增多。

电镜下,浆液性腺细胞具有合成、贮存和分泌蛋白质的超微结构特征。粗面内质网丰富,平行排列于核的底部和侧面,其间有许多棒状线粒体,高尔基复合体常位于核的上方和侧方。蛋白质在粗面内质网的核糖体部位合成,形成小泡转运到高尔基复合体,与碳水化合物作用后,浓缩成致密小泡存于分泌颗粒中,颗粒表面有单位膜包裹。颗粒逐渐向细胞顶端移动,最后以胞吐的方式将颗粒内容物排出。细胞内还有散在的游离核糖体、溶酶体、含过氧化酶微体以及微丝、微管和张力原纤维等。细胞顶端游离面有微绒毛。腺泡腔常延伸到细胞之间,形成末端封闭的细胞间小管,此管有时深达基底膜。相邻细胞间由细胞膜折叠形成许多指状突起,互相镶嵌,增大了细胞的接触面。基底部质膜内褶较密,使基底部面积增大 4～5 倍,有利于将血液中的电解质和水转化为唾液。紧密连接、中间连接和桥粒

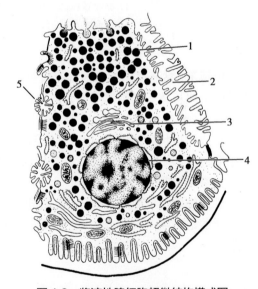

图 4-2 浆液性腺细胞超微结构模式图
1. 酶原颗粒;2. 细胞间小管;3. 高尔基复合体;
4. 胞核;5. 细胞间小管横断面。

存在于腺细胞之间,形成连接复合体,以封闭近管腔上皮细胞间的空隙,并加固细胞之间的连接。

2. 黏液性腺泡(mucous acinus) 黏液性腺泡由黏液性腺细胞组成,分泌物较黏稠,主要成分是黏蛋白,酶较少。

光镜下,黏液性腺细胞(图 4-3)呈三角形或锥体形,体积较大,基底部较宽,附于基底膜上,顶端朝向腺泡腔。细胞质内含丰富的黏原颗粒,黏原颗粒在制片过程中常被溶解,使

细胞质透明呈网状，弱嗜碱性，染成淡蓝色。分泌物少时细胞核较大，染色浅；分泌物多时细胞核扁平，位于细胞底部，染色较深。

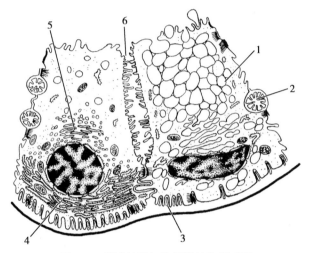

图4-3　黏液性腺细胞超微结构模式图

1. 黏原颗粒；2. 细胞间小管横断面；3. 基底部胞膜折叠；
4. 粗面内质网；5. 高尔基复合体；6. 细胞间小管。

电镜下，黏液性腺细胞内含有较多的高尔基复合体，表明碳水化合物合成旺盛。粗面内质网及线粒体等细胞器不如浆液性腺细胞丰富，主要集中在细胞的底部和侧面。细胞顶端的黏原颗粒较大，形状不规则，通过胞吐方式释放到细胞外排入腺泡腔内。细胞间胞膜折叠形成的指状突起较少，但在基底部，下颌下腺较腮腺更具有特异性，胞膜伸出许多细长的细胞皱褶，越过细胞基底侧，甚至伸到相邻细胞的隐窝内。

3. **混合性腺泡（mixed acinus）**　混合性腺泡由黏液性腺细胞和浆液性腺细胞共同组成。黏液性腺细胞构成腺泡大部分，紧接闰管，分泌物直接排入腺泡腔；浆液性腺细胞呈月牙状覆盖于腺泡盲端的表面，称为半月或浆半月（见图4-1，图4-4），分泌物由细胞间小管排入腺泡腔。

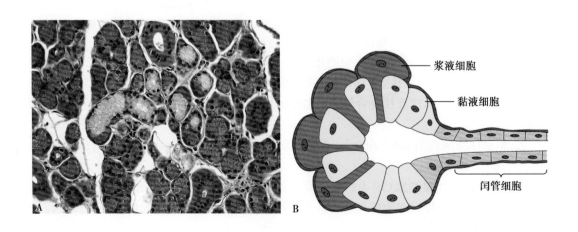

浆液细胞

黏液细胞

闰管细胞

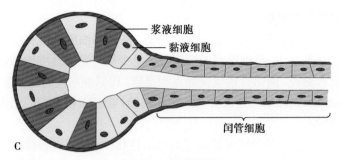

图4-4 混合性腺泡

A. 混合性腺泡光镜图　B. 混合性腺泡结构模式图，浆液性腺细胞位于腺泡周围形成半月
C. 混合性腺泡结构模式图，浆液性腺细胞和黏液性腺细胞相间排列。

二、导管

导管是唾液腺输送分泌物的管道，呈分枝状结构。闰管和分泌管位于小叶内，又称为小叶内导管，排泄管穿行于小叶间结缔组织中，又称为小叶间导管。闰管汇合形成分泌管，由分泌管汇集成排泄管，最终形成总排泄管开口于口腔。管径逐步由细变粗，导管上皮细胞由立方变为柱状，由单层逐渐变为复层，至口腔开口处变为复层鳞状上皮（图4-5）。导管将分泌物排入口腔，混合形成唾液。

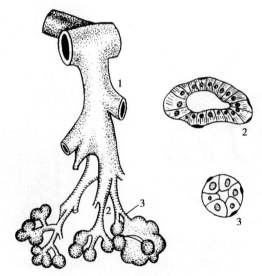

图4-5 唾液腺导管结构模式图
1. 排泄管；2. 分泌管；3. 闰管。

1. 闰管（intercalated duct）　闰管是唾液腺导管最细小的终末分支，长短不一，黏液腺泡多的腺体，闰管较短，反之则闰管较长。如腮腺的闰管较长，舌下腺的闰管较短。在纯黏液腺中，无闰管，腺泡直接连于分泌管。

光镜下，闰管上皮细胞呈矮柱状或立方形，细胞质较少，染色淡，核圆形且较大，位于细胞中央。闰管细胞可能具有干细胞作用，根据需要可分化为腺泡细胞、肌上皮细胞或分泌管细胞。在闰管细胞与基底膜之间有肌上皮细胞。

电镜下，闰管细胞有浆液性腺细胞的某些特点，基底部细胞质内有少量粗面内质网，顶部细胞质内有高尔基复合体，靠近腺泡的细胞内可见少量与浆液性细胞相似的分泌颗粒，细胞顶部有微绒毛突入腺腔，侧面有指状突起互相交错，相邻细胞间有连接复合体（图4-6）。

2. 分泌管（secretory duct） 分泌管与闰管相延续，管径较粗，在接近闰管段的分泌管外周，也附有肌上皮细胞。

光镜下，管壁由单层立方细胞逐渐转变为单层柱状细胞，细胞核圆形，位于细胞中央或近基底部。细胞质丰富，嗜酸性强。分泌管的主要特征是细胞基底部有垂直于基底面的纵纹，故又称为纹管（striated duct）。

电镜下，细胞顶部细胞质内有滑面内质网、游离核糖体、溶酶体，细胞核周围有少量粗面内质网和高尔基复合体，细胞腔面有短的微绒毛，相邻细胞间有连接复合体和指状突等结构。在细胞基底面，细胞膜向内折叠形成许多垂直于基底部的皱褶，其间夹有纵行排列的线粒体，这构成了光学显微镜下所见的纵纹（图4-7）。此结构与肾小管上皮细胞相似，可以转运水和电解质。当腺泡分泌物流经分泌管时，上皮细胞具有主动吸收 Na^+，排出 K^+，并转运水的功能，从而调节唾液的量和渗透压。此功能受到肾上腺皮质分泌的醛固酮等激素的调节，而细胞底部的折叠与密集的线粒体则起钠泵的作用。细胞内还有多种酶，参与唾液某些成分的代谢，并为其浓缩提供能量。

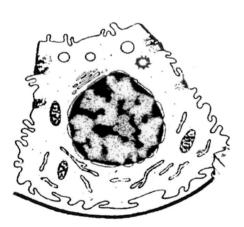

图4-6 闰管细胞超微结构模式图，细胞内粗面内质网、高尔基复合体、分泌颗粒等亚细胞结构比较少

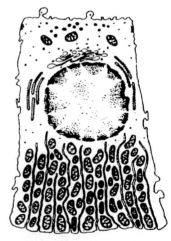

图4-7 分泌管细胞超微结构模式图，基底面细胞膜内折形成的皱褶，其间夹有纵行排列的线粒体

3. 排泄管（excretory duct） 排泄管起始于腺小叶内，与分泌管相延续，出小叶后穿行于小叶间结缔组织中。排泄管较粗，管壁细胞由单层柱状渐变为假复层或复层柱状上皮。上皮内含有许多小的基底样细胞，即所谓储备细胞（reserve cell），该细胞可能发挥干细胞的作用。最后，各小叶间的排泄管再汇合，形成管径更大的总排泄管，开口于口腔，其上皮也逐渐变为复层鳞状上皮，并与口腔黏膜上皮相延续。在慢性炎症、导管结石的情况下，排泄管上皮可化生为纤毛柱状上皮、复层鳞状上皮和黏液细胞。

4. 皮脂腺 唾液腺组织内含类似皮肤附属器的皮脂腺结构,腺细胞位于闰管或纹管壁内,有的孤立存在;有的细胞较大,聚集成大小不等的皮脂腺,通过憩室样结构与导管相连。皮脂腺的外周细胞扁平,细胞核圆形或卵圆形;中央细胞细胞质丰富,空泡状,富含脂质(图4-8)。当腺体达到一定大小后,以全浆分泌方式将其产物排入导管与唾液混合(图4-9)。皮脂腺腺细胞在分泌过程中发生崩解,全部细胞质随同其分泌物一起排出,崩解的腺细胞则由基底层细胞增殖补充。

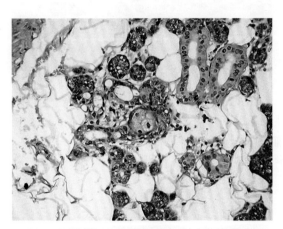

图4-8 皮脂腺,中心细胞含脂滴,周边细胞扁平

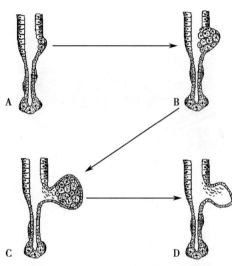

图4-9 唾液腺组织皮脂腺结构模式图

A. 孤立的细胞 B、C. 细胞聚集形成皮脂腺

D. 全浆分泌

大唾液腺所含皮脂腺的数量不同,在腮腺比较常见,下颌下腺较少,而舌下腺没有。目前,唾液腺组织中出现皮脂腺的原因尚不清楚。口腔黏膜中的皮脂腺可能来自胚胎时期突起联合过程中的迷走组织,但是在腮腺和下颌下腺无突起联合。因此,唾液腺组织中皮脂腺的来源与口腔黏膜中的皮脂腺来源不同。导管的化生也不能解释腮腺实质中皮脂腺的高发生率,其来源可能是导管细胞正常的全浆分泌分化,其功能尚不清楚。唾液腺肿瘤或瘤样病变中可出现皮脂腺结构特征,包括:皮脂腺腺瘤、皮脂淋巴腺瘤、皮脂腺癌、腮腺囊肿以及多形性腺瘤和黏液表皮样癌,支持唾液腺实质细胞具有皮脂腺分化潜能的理论。

三、肌上皮细胞

肌上皮细胞(myoepithelial cell)位于腺泡和小导管的上皮细胞与基底膜之间。通常每个腺泡有一个肌上皮细胞,也可以有 2~3 个。光镜下,细胞体积较小,扁平状,有 4~8 个细长分枝状突起,这些突起呈放射状包绕腺泡和小导管表面,形似篮子,故又称篮细胞(basket cell)。细胞核大而扁,几乎占满胞体。常规染色的切片中,此细胞不易分辨。

电镜下,仅见散在分布的线粒体与粗面内质网,高尔基复合体通常位于核周部分,有时可见脂滴。肌上皮细胞内含有细丝,称肌微丝,常聚集成束,此结构与平滑肌的肌丝结构相似(图4-10A)。免疫荧光、免疫组织化学研究证实,肌上皮细胞内有肌动蛋白和肌球蛋白,细胞有收缩功能,可挤压腺泡,促使分泌物排入导管(图 4-10B)。又因该细胞位于腺上皮细胞与基底膜之间,借桥粒与腺上皮细胞连接,细胞内含角蛋白等上皮细胞的特征性结构和免疫组织化学反应,有学者认为肌上皮细胞来源于原始多潜能唾液腺导管细胞。

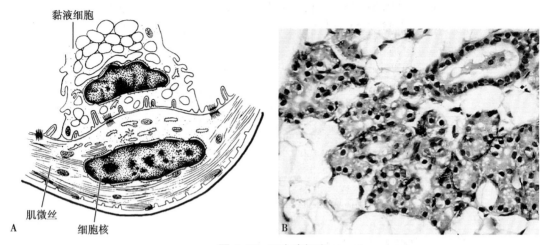

图4-10 肌上皮细胞

A.肌上皮细胞超微结构模式图,细胞内肌微丝 B.肌上皮细胞对肌动蛋白抗体呈阳性反应

四、纤维间质

结缔组织包绕腺体形成被膜,由被膜分出的结缔组织间隔伸入腺体内,将腺体分隔成许多小叶。血管、淋巴管、神经和导管均伴随被膜和小叶间结缔组织出入腺体。小唾液腺没有被膜。

唾液腺的分泌活动受交感神经(肾上腺素能)和副交感神经(乙酰胆碱能)支配。交感神经纤维受刺激时导致腺细胞内蛋白分泌,副交感神经纤维受刺激时调节水和电解质的分泌。所以,交感神经兴奋时,唾液分泌量少而稠,有机成分较多;副交感神经兴奋时,唾液分泌量多而稀薄,富含水分和盐类,有机物含量较少。有的小唾液腺有自主分泌,不受神经调控。唾液腺分泌除受神经调控外,机体有些激素,如雌激素、糖皮质激素、肽类激素等对唾液分泌也有一定的调节作用。

结缔组织中还有淋巴细胞、浆细胞等免疫细胞,可分泌多种免疫球蛋白,分泌至口腔内发挥抗菌作用。

第二节 唾液腺的分布及组织学特点

一、腮腺

腮腺(parotid gland)是唾液腺中最大的一对,分为深、浅两叶,其间有面神经穿过。深叶位于下颌后凹,浅叶位于外耳前方。腮腺导管开口于上颌第二磨牙相对的颊黏膜上,开口处黏膜略隆起,称为腮腺乳头。沿腮腺导管有时可见副腮腺。

腮腺属于纯浆液腺,仅在新生儿腮腺中可见少量黏液性腺细胞。腮腺的闰管长且有分支,分泌管多,染色较浅,与深色的腺泡形成鲜明的对比(图 4-11)。腮腺分泌物为水样液体,含大量唾液淀粉酶。

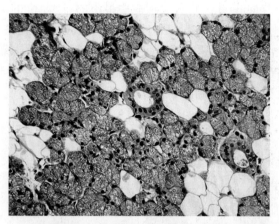

图 4-11　腮腺组织,浆液性腺泡以及腺泡之间的分泌管和脂肪

　　腮腺间质内常有淋巴组织,尤其是在被膜内常可见到小的淋巴结,少数淋巴结的髓质内可见腺泡及导管结构,有时淋巴组织成壳样围绕在腺叶外围,这些是形成腮腺肿瘤和淋巴上皮病变中淋巴成分的组织学基础。另外,腮腺内常有大量的脂肪组织,在闰管与分泌管交接处可见到皮脂腺结构,在大导管上皮细胞间可见少数含黏液的杯状细胞。

二、下颌下腺

　　下颌下腺(submandibular gland)大部分位于下颌骨内侧的下颌下三角内,少部分在下颌舌骨肌游离缘的后上方。下颌下腺主导管向前走行,开口于舌系带两侧的舌下肉阜,该处黏膜隆起呈乳头状。

　　下颌下腺为混合腺,以浆液性腺泡为主,有少数黏液性腺泡和混合性腺泡。下颌下腺的闰管较短,不易辨认,分泌管较腮腺长(图 4-12)。导管周围间质中常有弥散淋巴组织,也有少量的皮脂腺,但较腮腺少。下颌下腺分泌物较腮腺分泌物黏稠,除唾液淀粉酶外,还含有较多黏蛋白。

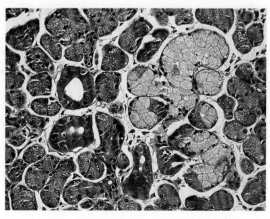

图 4-12　下颌下腺组织,浆液性腺泡、混合性腺泡以及腺泡之间的分泌管

三、舌下腺

舌下腺（sublingual gland）是三对大唾液腺中最小的一对，位于口底黏膜和下颌舌骨肌之间。腺体导管有两种，小导管有数条，开口于舌下襞，大导管有 1 条，常与下颌下腺导管汇合，开口于舌下肉阜。舌下腺是混合腺，以黏液性腺泡为主，有少量混合性腺泡（图 4-13）。舌下腺的闰管及分泌管发育不良，腺泡直接与小的排泄管相连（图 4-14）。舌下腺分泌物较黏稠，含大量黏蛋白及少量唾液淀粉酶。

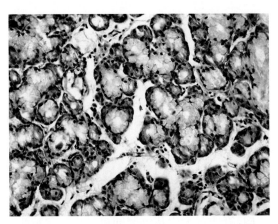

图 4-13 舌下腺组织，黏液性腺泡与混合性腺泡

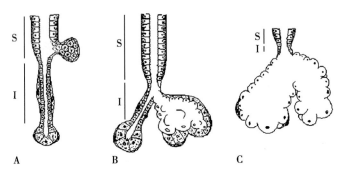

图 4-14 大唾液腺三种类型分泌单位的模式图

A. 腮腺 B. 下颌下腺 C. 舌下腺

S. 分泌管；I. 闰管。

四、小唾液腺

小唾液腺位于口腔黏膜固有层和黏膜下层，其中有纯黏液腺、混合腺，也有少数纯浆液腺。

1. 唇腺、颊腺及磨牙后腺 唇腺、颊腺及磨牙后腺属混合性腺，以黏液性腺泡为主（图 4-15）。唇腺能形成并分泌大量分泌型 IgA，是唾液中分泌型 IgA 的主要来源，其浓度比腮腺高 4 倍，具有免疫作用。此外，唇腺活检也被认为是诊断舍格伦综合征（Sjogren syndrome）的一种简便方法。

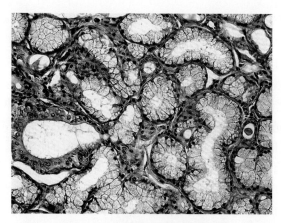

图4-15 唇腺组织,黏液性腺泡

2. 舌腭腺、腭腺　舌腭腺、腭腺属纯黏液腺。舌腭腺位于舌腭皱襞的咽部黏膜下,也可从舌下腺后部延伸至软腭。腭腺位于硬腭的腺区、软腭和悬雍垂。

3. 舌腺　按部位及结构特点分为舌前腺、舌后腺、味腺三组。舌前腺位于舌尖腹面舌系带两侧的黏膜下,是以黏液性腺泡为主的混合腺,导管开口于舌系带两侧。舌后腺位于舌根部和舌的两侧缘区黏膜下,是纯黏液腺。味腺,又称 von Ebner 腺,是纯浆液腺,位于轮廓乳头环沟下方的舌肌纤维束之间,导管开口于环沟内。

唇、颊、磨牙后区、舌、腭等处是小唾液腺的主要分布区域,这些部位也是黏液囊肿和唾液腺肿瘤的好发部位。

第三节　唾液腺的功能和增龄变化

一、唾液腺的功能

唾液腺最主要的功能是产生和分泌唾液。正常情况下,人每天唾液分泌量 1 000～1 500mL。据统计,25% 的唾液来自腮腺,60% 来自下颌下腺,5% 来自舌下腺,10% 来自小唾液腺。唾液是无色无味近中性的低渗液体,pH 值在 6.7～7.4。它的主要成分是水,占唾液量的 99%,此外,还含有许多有机物和无机物。唾液中的无机离子主要是钾、钠、氯、钙、氟、硫氰酸、磷酸根和碳酸氢根等。有机物主要是糖蛋白、黏蛋白、多种免疫球蛋白、各种酶、氨基酸,还有凝血因子、表皮生长因子、血浆白蛋白、葡萄糖、枸橼酸、乳酸、尿素、尿酸、脂肪酸、皮质类固醇等。唾液具有溶解食物、帮助消化、湿润黏膜、防御保护、缓冲中和、抗菌抑菌及内分泌等功能。

1. 湿润食物、帮助消化功能　口腔通过咀嚼活动,对食物进行机械性加工,形成食团。同时,唾液将食物湿润、乳化、溶解,为味觉和酶的消化提供了必要条件。唾液对味蕾的发育和成熟以及维持味觉功能具有重要作用。

唾液中的酶使食物中的某些成分被初步分解消化。唾液中的主要消化酶是 α- 淀粉酶,主要由浆液细胞产生,可将食物中的碳水化合物分解为 1～4 个糖苷键的寡糖,便于在食管和胃中继续消化。舌下腺的浆黏液细胞产生和分泌脂肪溶解酶,在胃内与胃液中的酶协同作用,将甘油三酯分解为甘油二酯和脂肪酸。

2. 湿润黏膜、保护防御功能 唾液可以湿润口腔黏膜,防止口腔干燥,其中的黏蛋白和富脯氨酸蛋白可吸附于口腔黏膜和牙釉质表面,形成保护屏障,抵御外来的毒性刺激。其润滑性和高黏性使口腔各部自由活动,并免受组织间或粗糙食物摩擦所造成的损伤,便于咀嚼、吞咽和发音。唾液有一定的液体张力和流速,对口腔黏膜有冲刷、机械清洗作用,可清除口腔中的食物残渣和糖,限制菌斑内微生物对糖的利用。此外,人唾液中还存在低浓度的表皮生长因子,具有促进口腔黏膜和上消化道创伤修复的作用。

3. 缓冲中和、抗菌抑菌功能 唾液中的碳酸根离子和磷酸根离子可渗透入菌斑,提高菌斑内的 pH,抑制脱矿,从而减少龋病的发生。唾液中高浓度的钙离子和磷酸盐离子可使牙表面的离子交换向着牙进行,有利于病损区域的再矿化。

唾液内的溶菌酶、过氧化酶、乳铁蛋白和免疫球蛋白可抑制微生物生长,预防口腔内感染。α-淀粉酶对淋病奈瑟菌具有抑制作用。近来研究发现,人类唾液含有一种因子,可以阻断人类免疫缺陷病毒从感染的细胞中溢出,这也说明艾滋病为什么不会经口腔传染。唾液是细菌良好的培养基,细菌聚集在口腔内,在一定条件下,可以引起口腔疾病。循环血液中的病毒,如乙型肝炎病毒也可进入唾液,通过唾液传染。

4. 内分泌功能 腮腺的分泌管上皮细胞可能分泌一种称为腮腺素(parotin)的蛋白类激素,其主要作用是促进间质生长,降低血钙,促进骨、软骨、牙齿等正常发育和钙化,提高骨髓温度,促进造血等。

二、唾液腺的增龄和再生性变化

1. 增龄性变化 随年龄增长,唾液的分泌量和成分发生明显变化。除食物性质、饮水量、情绪波动、睡眠、某些药物及疾病等可影响唾液分泌量并改变其成分外,随着年龄增长,唾液分泌量减少而变黏稠。这些变化的组织学基础是腺泡变性和萎缩,导管扩张和增生,腺实质被纤维结缔组织和脂肪组织取代,间质纤维变性和炎症细胞浸润等。人到中年时,脂肪细胞可多达腺体体积的 25%,一般认为它与机体的脂肪无关,而是腺泡萎缩后的一种替代现象。

2. 腺上皮化生 随年龄增长,唾液腺导管上皮可出现鳞状上皮化生、黏液细胞化生和大嗜酸性粒细胞化生。广泛性的嗜酸性粒细胞化生称为嗜酸性粒细胞增多症(oncocytosis)。临床上嗜酸性腺瘤(oxyphilic adenoma)也多见于老年人。

3. 再生性变化 唾液腺实质细胞具有一定的再生能力,唾液腺受损伤后,腺泡细胞和导管细胞均可进行有丝分裂,但腺泡细胞常增生不明显,而是被脂肪和纤维取代;较大的导管基底细胞增生,细胞的鳞状化生明显。短期导管阻塞后的腺泡细胞和导管细胞均可发生再生。唾液腺部分切除后再生明显。

思考题

1. 简述唾液腺腺泡的基本结构及分类。
2. 光镜下各段导管的形态特点及功能是什么?
3. 唾液腺肌上皮细胞的形态特点及功能是什么?

4. 腮腺、下颌下腺、舌下腺组织学结构的差异及分泌物性质是什么？

5. 小唾液腺分布及分泌物的性质是什么？

（王　荃　马永臻）

第五章 颞下颌关节

学习目标

1. 掌握：颞下颌关节的基本组成。
2. 熟悉：髁突及关节盘的组织学结构。
3. 了解：关节窝、关节结节、关节囊及血管和神经的结构特点。

颞下颌关节（temporomandibularjoint，TMJ）是人体最复杂的活动关节之一，由下颌骨的髁突与颞骨前方的关节结节和后方的下颌关节窝构成，在两骨之间有纤维性板间隔，称为关节盘（图5-1）。关节盘将关节腔分为关节上腔和关节下腔。关节腔内表面被覆滑膜，外周有关节囊、韧带附着包绕。

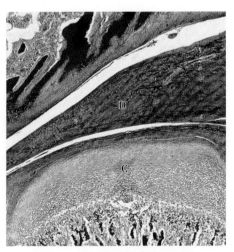

图 5-1　颞下颌关节的组织结构
C. 髁突；D. 关节盘。

一、髁突

成年人下颌髁突（condyle）呈椭圆形，表面被覆纤维软骨，根据软骨的结构不同，从表层至深层可分为四个带（图5-2）。

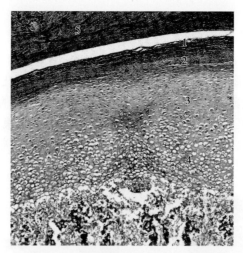

图5-2 下颌髁突表面的组织结构
1. 关节表面带；2. 增殖带；3. 纤维软骨带；
4. 钙化软骨带；5. 关节盘。

1. 关节表面带 关节表面带（articular zone）位于髁突表面，由致密结缔组织构成，其主要成分胶原纤维排列方向与髁突表面平行，成纤维细胞位于其间。此带一般有10列左右的成纤维细胞，但随年龄增长，细胞成分逐渐减少。

2. 增殖带 增殖带（proliferative zone）随着年龄的不同结构有所改变。在发育期间细胞小而密集，呈带状排列，可见有丝分裂象，成年后逐渐变薄，至老年时期此带不清晰。增殖带细胞可分化出成软骨细胞、软骨细胞和成纤维细胞，为邻近的细胞层提供细胞来源。因此，增殖带是髁突软骨的生长和形成中心，对关节面的修复和改建起重要作用。

3. 纤维软骨带 纤维软骨带（fibrocartilaginous zone）是一层富含胶原纤维的软骨带，有4～5列类似软骨细胞的圆细胞。在老年阶段，此带变得极薄，甚至消失。

4. 钙化软骨带 钙化软骨带（calcified cartilage zone）是过渡带，联系髁突表面软骨与深部骨组织，常有钙化。

髁突表面纤维软骨下方为骨组织，由骨密质和骨松质构成。骨密质为薄层的骨板，覆盖于骨松质的表面。骨松质由骨小梁和骨髓组成，骨小梁排列方向与骨密质垂直，与髁突受力方向基本一致。幼年时期骨密质较薄，骨小梁较细。随着年龄的增长，骨密质逐渐增厚，骨小梁变粗，骨髓腔变小，红骨髓逐渐变为黄骨髓。

二、关节窝和关节结节

关节窝（glenoid fossa）和关节结节（articular eminence）均为骨性结构，表面为骨密质，下方为骨松质，骨小梁的排列方向与骨表面垂直。关节窝的骨组织表面被覆薄层致密的结缔组织，根据其纤维走行方向分内、外两层，外层纤维与骨表面平行，无血管分布；内层纤维与骨表面成一定角度，有丰富的血管。关节结节前方表面为较厚的纤维软骨，由表及里分为关节表面带、增殖带、纤维软骨带和钙化软骨带，但其增殖带不明显，钙化软骨带也较薄。

三、关节盘

关节盘（interarticular disk）位于关节窝和髁突之间，略呈椭圆形，其形状与关节面一致，内外径大于前后径，周缘厚中央薄。盘下表面为凹面，与髁突的凸面相吻合；上表面因关节盘前后部分增厚，中央较薄，也呈凹面；内外侧与关节囊相融合，附着在髁突边缘。关节盘由富含纤维的致密结缔组织组成（图5-3），除中央部分外，纤维束一般排列疏松，方向无规律，内含大量成纤维细胞。随着年龄的增长，可见软骨样成分。关节盘由前向后分为前带、中间带、后带及双板区（图5-4）。

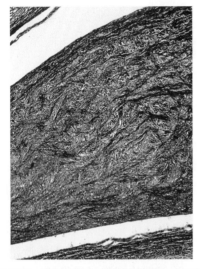

图 5-3　颞下颌关节盘组织结构，关节盘由富含纤维的致密结缔组织构成

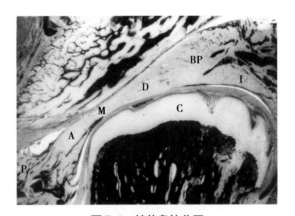

图 5-4　关节盘的分区

C. 髁突；D. 关节盘；P. 翼外肌；A. 关节盘前带；M. 关节盘中带；BP. 关节盘后带；I. 双板区下板。

1. 前带　前带位于髁突之前，较厚，主要由胶原纤维和少量的弹力纤维组成，纤维以前后走行为主，有血管和神经分布，在前面及下面均有滑膜覆盖。

2. 中间带　中间带位于髁突的前斜面与关节结节后斜面之间，最薄，是关节的功能区。由前后走行的胶原纤维和弹力纤维组成，可见软骨基质，无血管和神经。

3. 后带　后带介于髁突横嵴与关节窝顶之间，最厚，组织学特点与前带相似，但胶原纤维和弹力纤维排列方向不定，无血管和神经。

4. 双板区　双板区位于后带的后方，分上板和下板。上板由胶原纤维和粗大的弹力纤维组成，与关节囊融合止于颞鳞缝处，即颞后附着。下板较薄，主要由粗大的胶原纤维组成，弹力纤维较少，与髁突颈部骨膜相融合，即下颌后附着。两板之间充满富含血管和神经的疏松结缔组织及脂肪组织等，是临床上关节疼痛的主要部位。

四、关节囊、韧带和滑膜

关节囊（articulating capsule）包绕关节和关节结节，是由致密结缔组织形成的韧性很强的纤维囊，其外侧与关节韧带相连，内侧被覆滑膜。在关节上半部，关节囊松而薄，因而颞下颌关节是人体中唯一没有外力便可以脱位，且脱位时关节囊并不撕裂的关节。关节囊后方附于颞鳞骨裂,前方附在关节结节凹的边缘,在关节中部和侧缘与关节盘相连,下方与髁突颈部紧密附着。

关节囊外每侧有三条韧带(ligament),包括颞下颌韧带、蝶下颌韧带和茎突下颌韧带,由致密结缔组织组成。颞下颌韧带加强关节囊的侧面,呈三角形。该韧带的纤维由两部分构成,外层的斜纤维束自关节结节外面,向后下延伸至髁突颈部外侧面;内层为水平纤维,其来源相同,但止于髁突外侧和关节盘边缘。蝶下颌韧带和茎突下颌韧带位于关节囊后面。

滑膜(synovial membrane)由血管丰富的结缔组织组成,衬于关节囊的内表面,但关节面和关节盘(除双板区后面部分)无滑膜覆盖。滑膜表面有绒毛和皱褶,向关节腔内突出。滑膜可分为近关节腔面的内膜层和内膜下层两层(图5-5)。内膜通常由1~4层滑膜细胞构成,间质为均质状,含透明质酸,不含纤维。内膜下层为富含血管、淋巴管的疏松结缔组织,其内散在巨噬细胞、成纤维细胞、肥大细胞和脂肪等,与关节囊纤维融合。滑膜细胞主要有两种类型:① A 型细胞(巨噬细胞样细胞),细胞膜有大量微绒毛突起,细胞质富含线粒体、溶酶体、高尔基复合体、吞饮小泡等,具有吞噬功能并能合成透明质酸;② B 型细胞(纤维细胞样细胞),细胞质内含丰富的粗面内质网、高尔基复合体,能向滑液内分泌蛋白质。因此,滑膜在关节液的合成和分泌以及代谢产物的吞噬、免疫调节等方面发挥重要作用。

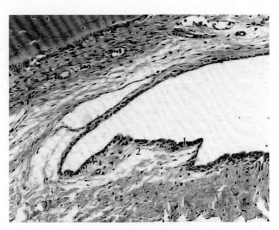

图5-5　滑膜的组织结构
1. 内膜层;2. 内膜下层。

滑液是富含蛋白质和蛋白多糖的一种血浆渗透液,清亮淡黄色,其主要功能是为关节面提供一种液体环境,在关节行使功能时起润滑作用。同时,滑膜还有清除进入关节腔内异物的作用。

五、关节血管和神经分布

颞下颌关节的主要供应动脉是上颌动脉的关节深支和颞浅动脉,但髁突软骨、关节窝、关节结节及关节盘中央无血管分布。关节囊特别是关节后附着有丰富的血管丛,其前部有来自翼外肌的血管分布。上述血管进入关节盘后,在其表面形成毛细血管网,成为关节盘血供的主要来源。

颞下颌关节的神经主要来自耳颞神经的关节分支、咬肌神经和颞深后神经。神经末梢分布在关节囊和关节盘周缘，而关节盘中心无神经。由于关节囊内有丰富的游离神经末梢，因此对疼痛非常敏感。关节囊内可见少量本体感受器，有鲁菲尼小体、高尔基腱器官和环层小体等。

思考题

1. 髁突主要由哪几部分组成，其镜下各有哪些特征？
2. 颞下颌关节的关节盘可分为哪几个部分？其镜下特征分别是什么？

（张　玮　丁祥云）

第六章 口腔颌面部发育

 学习目标

1. 掌握：面部、腭部的发育时间、结构和形成组织。
2. 熟悉：面部、腭部发育异常的类型和组织学原因。
3. 了解：舌发育过程及发育异常。

口腔颌面部发育是胚胎发育的一部分，与颅的发育密切相关。人体胚胎的发育可分为2个阶段：①胚期，从受精卵形成至第8周，此期包括受精、植入和三胚层胚盘的形成与分化，胚的各器官及外形都初具人形。口腔颌面部发育基本在此期完成。②胎期，第9周至出生，此期内胎儿逐渐长大，各器官不断发育、成熟，并出现不同程度的功能活动。腭部发育在此阶段的早期完成。

第一节 神经嵴和头部的早期分化

一、神经嵴的分化

胚胎发育的第3周，三胚层胚盘已形成。此时，发育中的脊索诱导其背侧的外胚层增厚，形成神经板。神经板中轴向脊索方向凹陷，形成神经沟；沟两侧边缘隆起形成神经褶。胚胎第4周时，两侧神经褶在背侧中线处汇合形成神经管，神经管两侧的表面外胚层在管的背侧靠拢、融合，并与神经管分离。在此过程中，神经板外侧缘的细胞也随之进入神经管壁的外侧，并很快从管壁迁移出来，形成位于神经管背外侧的两条纵行细胞索，称神经嵴。神经管将来发育为中枢神经系统。神经嵴将分化为周围神经系统、肾上腺的嗜铬细胞、表皮的黑素细胞等，在头端的神经嵴细胞还参与颅面部骨骼和结缔组织的形成。

头面部的大部分结缔组织来自神经嵴细胞，由于它们起源于外胚层，故又称外胚间叶组织或外胚间质。它们与面部的骨及软骨、牙本质、牙骨质、牙髓、牙周膜等组织的形成有关。

二、鳃弓和咽囊的发生

颌面部的发育与鳃弓和咽囊关系密切。胚胎第4周时，原始咽部的间充质细胞迅速增生，由头至尾端依次形成6对柱状隆起，左右对称，背腹走向，称鳃弓（branchial arch）（图6-1）。前4对发育明显，第5对形成后很快消失。鳃弓的形成来自神经嵴细胞的增殖。第1对鳃弓最大，参与面部发育，称下颌弓。第2对与舌骨发育相关，称舌弓。第3对称舌咽弓。其余几对较小，没有特别名称。第1对和第2对鳃弓生长快并在中线愈合，第3、第4、第5对鳃弓由于发育中的心脏阻隔未达到中线。相邻的鳃弓之间有浅沟，在体表侧的称鳃沟，在咽侧的称咽囊（pharyngeal pouch）。鳃弓和鳃沟的外表面被覆外胚层上皮。咽侧除第1鳃弓被覆外胚层上皮外，其余被覆内胚层上皮。

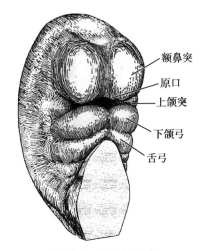

图6-1　鳃弓与面突

　　鳃弓和咽囊将来分化出一系列的组织或器官。第1鳃弓软骨与下颌骨的发育有关。第2鳃弓软骨背侧部分将发育成中耳的镫骨和颞骨茎突，腹侧发生骨化形成舌骨小角和舌骨体上部。茎突与舌骨之间的部分分化成茎突舌骨韧带。第3鳃弓软骨形成舌骨大角和舌骨体下部。第4鳃弓软骨形成甲状软骨，第6鳃弓软骨形成环状软骨等。

　　第1鳃沟在发育中加深形成外耳道、耳丘、耳郭。在沟的底部，表面的外胚层与邻近的中胚层和第1咽囊的内胚层一起形成鼓膜，与之对应的第1咽囊形成中耳鼓室和咽鼓管。此时的第2鳃弓生长速度快，朝向胚胎的尾端，覆盖了第2、第3、第4鳃沟和第3、第4、第5鳃弓，并与颈部组织融合（图6-2）。被覆盖的鳃沟形成一个由外胚层被覆的腔，称颈窦（cervical sinus），颈窦在以后的发育过程中退化消失。少量未退化残留上皮日后可发生鳃裂囊肿或鳃裂瘘。

　　与鳃弓相对应的咽囊表面的外胚层也分化出一系列组织或器官（表6-1，图6-2）。

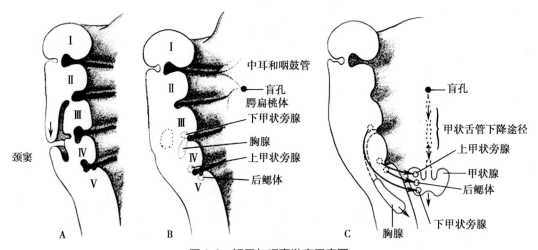

图6-2　鳃弓与咽囊发育示意图

A. 第2鳃弓生长迅速，即将掩盖第3和第4鳃弓并形成颈窦　B. 各咽囊将形成的结构，虚线示颈窦闭合后的位置　C. 咽囊演化形成的结构的部位，虚线示发育异常时，颈部窦道或瘘管可能开口的位置

表 6-1 鳃弓、咽囊及其衍化物

鳃弓	脑神经	肌衍化物	骨等衍化物	咽囊	咽囊衍化物
1	V	咬肌、腭帆张肌、鼓膜张肌、二股肌前腹、下颌舌骨肌	上颌骨、下颌骨、砧骨、蝶下颌韧带、锤前韧带、麦克尔软骨	1	中耳、咽鼓管
2	VII	表情肌、二股肌后腹、镫骨肌、茎突舌骨肌	镫骨、茎突、舌骨小角、舌骨体上部、茎突舌骨韧带	2	腭扁桃体
3	IX	茎突咽肌	舌骨大角、舌骨体下部	3	胸腺、下甲状旁腺
4	X	喉部肌肉、咽缩肌	甲状软骨	4	上甲状旁腺
5	XI	胸锁乳突肌、斜方肌	环状软骨	5	滤泡旁细胞

第二节 面部发育

一、面部发育过程

在胚胎第 3 周，前脑下端形成一个宽大的隆起，称额鼻突（frontonasal process）。第 3 周末，额鼻突的下方出现第 1 鳃弓，即下颌突。下颌突发育迅速，由两侧向前、向中线生长，很快在中线处联合。第 4 周时，从下颌突两端的后上缘长出两个圆形隆起，即上颌突（maxillary process）。此时，额鼻突、上颌突和下颌突的中央形成一个凹陷，称为口凹或原口（oral pit or stomodeum），即原始口腔。口凹的深部与前肠相接，两者之间有一薄膜（即口咽膜）相隔。约在胚胎第 4 周，口咽膜破裂消失，口腔与前肠相通。

第 3 周末，在口咽膜前方口凹顶端正中出现一个囊样内陷，称拉特克囊（Rathke pouch）。此囊不断加深，囊中的外胚层细胞增生并向间脑腹侧面移动进而分化成垂体前叶细胞。拉特克囊与原口上皮间有上皮性柄相连，由于原口的发育，囊的起点最后位于鼻中隔后缘。此后，上皮性柄和拉特克囊退化消失，此囊的残余部分称颅咽管，可发生囊肿和肿瘤，如颅咽管瘤。

约在胚胎 28 天时，额鼻突末端两侧的外胚层上皮出现椭圆形局部增厚区，称嗅板或鼻板。由于细胞的增生，鼻板边缘隆起，使鼻板中央凹陷，称鼻凹或嗅窝。鼻凹将来发育成鼻孔，鼻板细胞形成鼻黏膜及嗅神经上皮。嗅窝将额鼻突分成 3 个突起：两个嗅窝之间的突起称中鼻突（medial nasal process），嗅窝两侧的两个突起称侧鼻突（lateral nasal process）。侧鼻突迅速向前方增生，几乎与中鼻突持平并与上颌窦靠近。

胚胎第 5 周，中鼻突迅速向下生长，其末端出现两个球形突起称球状突（globular process）。至此，面部发育所需的突起已齐备，面部即由上述突起发育形成（图 6-3）。

面部突起是由于面部外胚间充质细胞的增生和基质的聚集而形成的，表面被覆外胚层。突起之间为沟样凹陷。随着面部的进一步发育，突起之间的沟随着面突的生长而变浅、消失，称为面突联合；有的突起和突起之间在生长过程中发生表面的外胚层相互接触、破裂、退化、消失（图 6-4），进而达到面突的融合。

在胚胎第 6 周，面部的突起一面继续生长，一面与相邻或对侧的突起联合。中鼻突的两个球状突在中线处联合，形成人中。球状突与同侧的上颌突融合形成上唇，其中球状突形

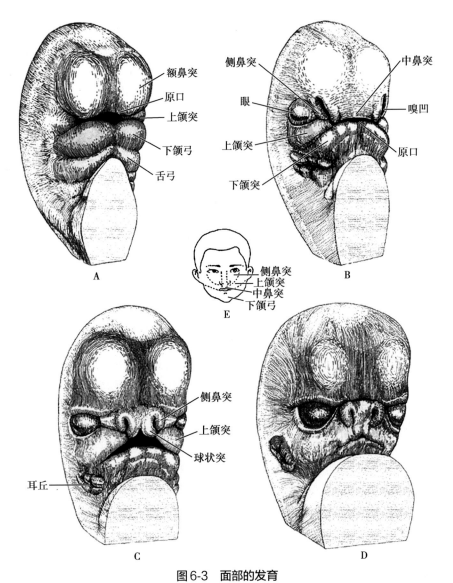

图6-3　面部的发育

A、B、C、D. 分别为胚胎的第4、第5、第6和第8周　E. 成人面部各突起融合的位置

成上唇的近中 1/3 部分,上颌突形成远中 2/3 部分。侧鼻突与上颌突联合形成鼻梁的侧面、鼻翼和部分面颊。上颌突和下颌突由后向前联合,形成面颊部,其联合的终点即口角。下颌突在中线处联合形成下唇及下颌软、硬组织。额鼻突形成额部软组织及额骨。中鼻突形成鼻梁、鼻中隔、附有上颌切牙的上颌骨(前颌骨)及邻近的软组织。上颌突形成大部分上颌软组织、上颌骨、上颌尖牙和磨牙。

胚胎第 7~8 周,面部各突起已联合完毕,颜面初具人的面形。但此时鼻宽而扁,鼻孔朝前,彼此相距较远,两眼位于头的外侧,眼间距较宽。胎儿期的颜面进一步生长,主要是面部正中部分向前生长,面部垂直高度增加,鼻梁抬高,鼻孔向下并相互接近,鼻部变的狭窄。由于眼后区的头部生长变宽,使两眼由两侧移向前方,至正常面容。新生儿下颌部分占面部比例较小,以后逐渐增大,到成人时下颌部分约占面部长度的 1/3,使面部增长。

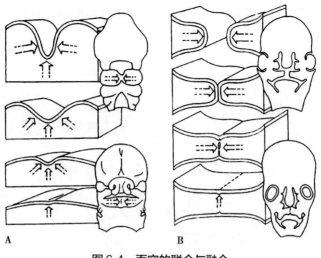

图6-4　面突的联合与融合

A. 联合　B. 融合

综上所述，面部的发育来自额鼻突和第 1 鳃弓衍化出的面突，包括一个中鼻突（两个球状突）和两个侧鼻突。两个下颌突及其衍化出的两个上颌突。各突起及其衍生物见表 6-2。

表6-2　面突及其衍生组织

起源	突起	软组织形成物	硬组织形成物
额鼻突	中鼻突（球状突）	鼻梁、鼻尖、鼻中隔各软组织、上颌切牙牙龈、腭乳头、上唇中部	筛骨、犁骨、前额骨、上颌切牙、鼻骨
	侧鼻突	鼻侧面、鼻翼、部分面颊	上颌骨额突、泪骨
第 1 鳃弓	上颌突	上唇、上颌后牙牙龈、部分面颊	上颌骨、颧骨、腭骨、上颌磨牙及尖牙
	下颌突	下唇、下颌牙龈、面颊下部	下颌骨及下颌牙

二、面部发育异常

在面部发育过程中各种致畸因子可影响面突的外胚间充质细胞，使面突的生长停止或减慢，导致面突不能如期联合而形成面部畸形。这类畸形主要发生在胚胎第 6~7 周，常见的有唇裂、面裂等。

1. 唇裂　唇裂多见于上唇，为一侧或两侧的球状突与同侧上颌突未联合或部分联合所致。唇裂发生在唇的侧方，可为单侧，也可为双侧，以单侧者较多。依病变程度可分为完全性和不完全性两种，前者从唇红至前鼻孔底部完全裂开，后者中最轻的只在唇红缘有一小切迹。由于上唇的发育与前颌骨及腭的发育有关，因此唇裂常伴有上颌侧切牙和尖牙之间的颌裂及腭裂。

2. 面裂　面裂较唇裂少见。上颌突与下颌突未联合或部分联合发生横面裂，裂隙可自口角至耳屏前，联合不足则出现大口畸形，如联合过多则形成小口畸形。上颌突与侧鼻突未联合将形成斜面裂，因其常伴有唇裂，故裂隙自上唇沿着鼻翼基部经面颊至眼睑下缘。

极少数情况下,因侧鼻突与中鼻突之间发育不全,在鼻部形成纵行的侧鼻裂(图6-5)。

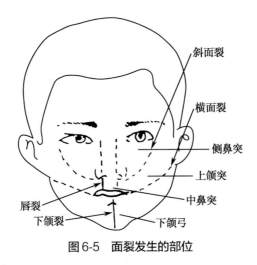

图6-5 面裂发生的部位

第三节 腭 的 发 育

一、腭的发育过程

腭是介于口腔和鼻腔之间的组织。胚胎早期原始口腔和鼻腔是相通的,腭的发育将口腔和鼻腔分开。

腭的发育来自前腭突(原腭)及侧腭突(继发腭)。其中前腭突的发育早于侧腭突,因此称原腭,它是球状突在与对侧球状突及上颌突联合过程中,不断向口腔侧增生所形成(图6-6)。前腭突将形成前颌骨和上颌切牙及其牙周组织。

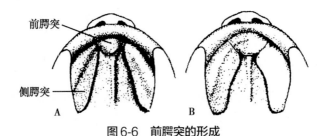

图6-6 前腭突的形成

A. 前腭突来自中鼻突的口腔侧 B. 前腭突与侧腭突融合

在胚胎第6周末,左右两个上颌突的口腔侧中部向原始口腔内各长出一个突起,称侧腭突(继发腭)。最初两个侧腭突向中线方向生长,但由于舌的发育很快,形态窄而高,几乎充满了整个原始口鼻腔,并与上方的鼻中隔接触,所以侧腭突很快即向下位于舌的两侧呈垂直方向生长。胚胎第8周时,由于下颌骨长度和宽度增加,头颅发育向上抬高等因素使舌的形态逐渐变扁平,位置下降,侧腭突转向水平方向并向中线生长。

至胚胎第9周时,左右侧腭突与前腭突自外向内、向后逐渐联合(图6-7),两边侧腭突与前腭突联合的中心,留下切牙管或鼻腭管,为鼻腭神经的通道。切牙管的口腔侧开口为切牙孔，其表面覆盖有增厚的黏膜，即切牙乳头。同时左右侧腭突在中线处自前向后逐渐融合，并与向下生长的鼻中隔融合。这些突起在融合前，相互接触部位的上皮停止分裂，上皮表面部分变性剥脱，基底细胞融合形成上皮缝。最后，上皮和基底膜破裂，两个突起的间充质融为一体。侧腭突融合形成硬腭的大部、软腭和腭垂。约在胚胎第 3 个月，腭突发育完成，口腔与鼻腔完全分隔开。残存的上皮部分退化消失，部分可残留在腭部融合线处，呈团块状，在某些因素作用下可发生发育性囊肿，如鼻腭囊肿等。

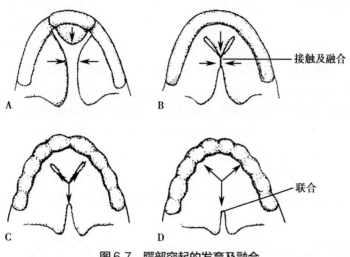

图 6-7　腭部突起的发育及融合

A. 侧腭突及前腭突的生长方向　B. 侧腭突、前腭突的融合点
C. 融合后的生长方向　D. 侧腭突已联合至腭垂

二、腭的发育异常

1. 腭裂　腭裂是较常见的口腔发育畸形，为两侧侧腭突及鼻中隔未融合或部分融合所致（图 6-8）。腭裂也有单、双侧之分，如两侧侧腭突均未与鼻中隔融合，形成双侧腭裂，有一侧侧腭突未与鼻中隔融合，则为单侧腭裂；两侧侧腭突完全未融合形成完全性腭裂，即从切牙孔至腭垂全部裂开；部分融合则形成不完全性腭裂，如腭垂裂或软腭裂。约 80% 的腭裂患者伴有单侧或双侧唇裂。腭裂也常伴有颌裂。

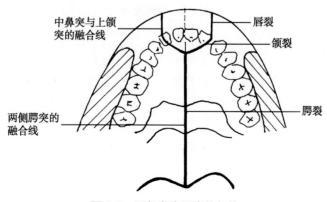

图 6-8　腭部发育异常的部位

2. 颌裂 上颌裂较常见，为前腭突与上颌突未联合或部分联合所致，裂隙位于侧切牙与尖牙之间。下颌裂为两侧下颌突未联合或部分联合的结果。

第四节 舌 的 发 育

一、舌的发育过程

胚胎发育到第 4 周时，双侧鳃弓在原口下方汇合，第 1、第 2、第 3 对鳃弓形成口底。同时，下颌弓的原始口腔侧内部的间充质不断增生，形成 3 个突起，其中两侧两个对称的突起体积较大，称侧舌隆突；在侧舌隆突稍下方中线处一个较小的突起，称奇结节。约在第 6 周，侧舌隆突生长迅速，很快越过奇结节，并在中线处联合，形成舌的前 2/3，即舌体。奇结节由于被侧舌隆突所覆盖，仅形成盲孔前舌体的一小部分，或退化消失。同时，在第 2、第 3、第 4 鳃弓的口咽侧，奇结节的后方，间充质增生形成一个突起，称联合突，主要由第 3 鳃弓形成。以后联合突向前生长并越过第 2 鳃弓与舌的前 2/3 联合，形成舌的后 1/3 即舌根。联合线处形成一个浅沟，称界沟。舌体表面被覆外胚层上皮，舌根表面被覆内胚层上皮。界沟所在部位就是口咽膜所在的位置。第 4 鳃弓的后份将发育成会厌（图 6-9）。

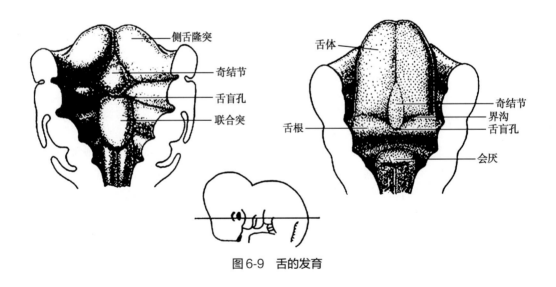

图6-9 舌的发育

胚胎第 7 周，枕部生肌节细胞群已经分化并向前方迁移，形成舌部肌组织。这种迁移与舌的发育相伴随。同时第 Ⅸ 和第 Ⅻ 对脑神经纤维也进入这部分肌群，在肌细胞迁移和分化过程中可能起引导作用，或只是伴随舌肌细胞。舌肌在向前迁移时有第 Ⅴ 和第 Ⅶ 对脑神经纤维的加入。舌前 2/3 黏膜来自第 1 鳃弓，由第 Ⅴ 对脑神经支配，舌后 1/3 黏膜来自第 3 鳃弓，由第 Ⅸ 对脑神经支配。第 Ⅶ 和第 Ⅸ 对脑神经纤维分别感受舌前、后部分的味觉。第 Ⅻ 对脑神经纤维支配舌的肌纤维。因此舌的神经支配比较复杂。舌肌的增生使舌增大、前伸，舌周围的外胚层向深部增生，以后表面上皮变性形成舌沟，因此口底与舌分开，舌也可以活动了。

甲状腺的发育与舌的发育关系密切。胚胎第 4 周，奇结节和联合突之间的内胚层上皮向下增生，形成管状上皮条索，称甲状舌管。甲状舌管增生到达颈部甲状软骨下方，其末端的细胞增生并向两侧扩大，发育成甲状腺。胚胎第 6 周甲状舌管逐渐退化，与舌表面失去联系。但在其发生处的舌背表面留下一浅凹，即舌盲孔，位于界沟的前端。

在胚胎第 6~8 周时，舌肌长入舌内，使舌体积增大，其前端从口底分离出来形成舌尖。胚胎第 9~11 周，舌背的乳头开始分化。味蕾约在胚胎 14 周时开始发育。

二、舌的发育异常

1. 异位甲状腺和甲状舌管囊肿　甲状腺早期发育过程中，甲状舌管在到达甲状软骨的下降过程中，任何部位发生停滞，均会形成异位甲状腺，常见于舌盲孔附近的黏膜下、舌肌内，也可见于舌骨附近和胸部。多数异位甲状腺位于中线上，少数可偏离中线甚至偏离较远。如在下降过程中只有部分甲状腺始基滞留，则形成异位甲状腺组织，而正常部位仍有甲状腺。如甲状舌管未退化，其残留部分可形成甲状舌管囊肿。

2. 菱形舌　在舌盲孔前方，有时可见小块椭圆形或菱形红色区域。此区域的舌乳头呈不同程度的萎缩，称为正中菱形舌炎。过去认为这是由于奇结节未消失残留所致，对健康无害。近年来的研究证实正中菱形舌炎与局限性真菌感染，尤其是白色念珠菌感染有关。

第五节　唾液腺和口腔黏膜的发育

一、唾液腺的发育

1. 唾液腺的发育过程　唾液腺起源于原始的口腔上皮，各类唾液腺除了发生时间和起源部位不同以外，其发育过程都基本相似。唾液腺的发育是上皮和间充质相互作用的结果。唾液腺组织的发生、细胞生长、分化是由邻近的间充质调节的，同时，间充质又形成腺体的支撑组织。

最初，唾液腺起源处的口腔上皮在周围间充质的诱导下增生，形成实性的上皮芽，伸入深部的间充质中。以后，上皮芽继续生长，并反复分支，形成树枝状实性细胞索。此后，细胞索中出现腔隙，发育成腺体的导管，并开口于口腔。细胞索末端的上皮细胞逐渐分化为腺细胞，形成腺泡。同时，上皮周围的间充质不断增生、分支，分化为腺体的间质和被膜。

在上述唾液腺发育过程中，上皮和间充质的相互作用是不可缺少的。如将唾液腺形成部位的间充质与非唾液腺形成部位的上皮结合，仍能形成唾液腺；反之，将非唾液腺形成部位的间充质与唾液腺形成部位的上皮结合，则不能形成唾液腺。这表明这部分间充质不仅形成腺体的支持组织，而且对腺体发生及细胞分化具有重要的调节作用。

2. 唾液腺的发生部位及时间　在大唾液腺中，腮腺发育最早，约在胚胎第 6 周，起源于上、下颌突分叉处的外胚层上皮。上皮芽最初向外生长，然后转向背侧，到达发育中的下颌升支和咬肌的表面，再向内侧进入下颌后窝。在咬肌表面和下颌后窝发育成腺体。其上皮芽最初形成处即为腮腺导管在口腔内的开口。下颌下腺在胚胎的第 6 周末开始发育，可能起源于颌舌沟舌下肉阜的口腔上皮。上皮芽沿口底向后生长，在下颌角内侧，下颌舌骨肌的后缘转向腹侧，然后分化出腺泡。舌下腺的发育开始于第 7 周末，起源于颌舌沟近外侧的口腔上皮,形成多个上皮芽向舌下区生长,形成小腺体,开口于下颌下腺导管开口的外侧,有时直接通入下颌下腺主导管(图6-10)。小唾液腺发育较晚,约在胚胎12周,上皮芽长入黏膜下层即分支并发育成腺体,导管较短,直接开口于口腔黏膜。

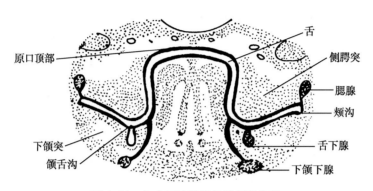

图6-10 各大唾液腺发生的起始部位

唾液腺发育过程中,与淋巴组织有密切关系,特别是腮腺和下颌下腺。腮腺与颈部淋巴结在同一区域发生,以后才逐渐分开,所以在腮腺表面和腺体内都会有淋巴组织并形成淋巴结。同样,在颈部淋巴结内偶尔也混有少量唾液腺组织。下颌下腺导管周围也有弥散的淋巴组织存在,但不形成淋巴结。

二、口腔黏膜的发育

口腔黏膜与皮肤相似,主要来自胚胎的外胚层。有些部位的黏膜来自内胚层,如舌根黏膜和口底黏膜。在胚胎第3周,原始口腔衬覆单层外胚层细胞,胚胎第5~6周时,上皮从单层变为双层。胚胎第8周时,前庭处的上皮明显增厚,以后增厚的上皮表面细胞退化,口腔前庭形成,唇黏膜与牙槽黏膜分开。

胚胎10~12周时,可以区别被覆黏膜和咀嚼黏膜区。此时硬腭和牙槽嵴处黏膜的基底细胞为柱状,胞浆内出现张力细丝,部分胞浆突入其下方中胚层,基膜显著,出现结缔组织乳头。被覆黏膜区上皮的基底细胞呈立方状,上皮和结缔组织界面仍是平坦的。胚胎第13~20周,口腔黏膜上皮增厚,可辨别出棘细胞,桥粒已形成。咀嚼黏膜区上皮表层细胞扁平,含散在的透明角质颗粒并出现不全角化,角化在出生后6个月才出现。胚胎第12周后,黑素细胞和朗格汉斯细胞出现,梅克尔细胞出现在第16周。

舌黏膜上皮在第7周时首先出现轮廓乳头和叶状乳头,以后出现菌状乳头,味蕾很快便出现在这些乳头中。丝状乳头约在第10周出现。

口腔黏膜的发育也是上皮与间充质相互作用的结果。在口腔上皮发育的同时,其下方的外胚间充质也不断发生变化。最初的外胚间充质细胞稀疏地分布在无定型基质中,在胚胎第6~8周时,出现细胞外网状纤维聚集。被覆黏膜区的结缔组织中细胞和纤维的数量较咀嚼黏膜少。胚胎8~12周时,出现毛细血管芽和胶原纤维,但此时的胶原纤维无明确的方向,随胶原纤维的增加,有纤维束形成。在上皮的下方,胶原纤维束与基底膜垂直。17~20周时,被覆黏膜区的结缔组织中出现明显的弹性纤维。

第六节　颌骨的发育

颌骨的发育在胚胎第6周开始，下颌骨略早于上颌骨。

一、下颌骨的发育

下颌骨来源于第1鳃弓。胚胎第6周时，第1鳃弓软骨（Meckel's cartilage）即下颌软骨在下颌突内形成，左右下颌突中各有一条。下颌软骨为实性柱状的透明软骨，外包纤维被膜，从耳区向前延伸至中线，但两侧软骨在中线处并不相接，其间有间充质带相隔。下颌神经出颅后，游离端的1/3与下颌软骨并行，在下颌软骨后、中1/3交界处上方分为舌神经和下牙槽神经（图6-11）。舌神经沿下颌软骨的舌侧走行，下牙槽神经在软骨的颊侧上缘走行，最后分支为颏神经和切牙神经。切牙神经继续平行下颌软骨前行。

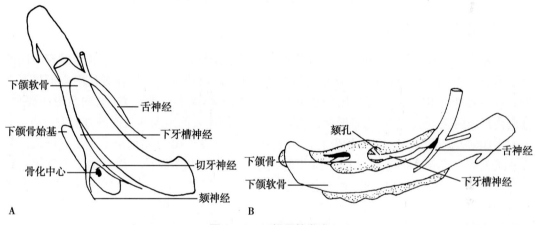

图6-11　下颌骨的发育
A. 骨化中心出现的位置　B. 下颌骨膜内骨化在进行中

胚胎第6周，下牙槽神经和切牙神经的外侧，间充质细胞及基质明显密集，形成一个致密的结缔组织膜，即下颌骨的始基。第7周时，在切牙神经和颏神经的夹角下方，即将来的颏孔区，下颌骨始基首先分化出成骨细胞，形成骨基质并骨化。骨化从此中心在下牙槽神经下方向后扩展，在切牙神经下方向前扩展。同时，也在这些神经的两侧向上扩展，形成下颌骨的内、外侧骨板。神经逐渐被包绕在下颌骨体中。此时下牙槽的上方有发育中的牙胚及相关的牙槽骨，下牙槽神经发出分支分布在每个牙胚相关的牙槽骨板。这样每个牙胚都占据一个继发性骨槽，以后随着牙槽骨的发育，可将牙胚包绕至骨中。至此下颌骨体基本形成。下颌支的发育是骨化迅速向第1鳃弓后方扩展而成的。此时的升支转而离开下颌软骨，离开的点位于成体的下颌小舌（lingula），即下牙槽神经进入下颌骨处。下颌升支部的形成是先在下颌孔的后上方出现致密的胚胎性结缔组织，然后骨化并继续与下颌骨体相连，直至下颌升支、髁突和喙突的形成。下颌骨形成后，继续向多个方向生长。

1. 下颌骨体部垂直方向的生长　下颌骨发育的同时，牙齿也在发育。随着牙齿的不断发育，牙槽骨也不断有新骨形成，使下颌骨体的垂直高度增加。

2．下颌骨前后方向的生长　在胚胎 14 周时，下颌骨中缝处出现纤维软骨并不断增生、骨化，使下颌骨向前生长并增宽。出生后一年，中缝处纤维软骨发生软骨内骨化，变成永久性骨性联合。此后，通过下颌升支后缘的骨形成和前缘的骨吸收，使下颌升支后移，下颌骨体延长。由于后缘的骨形成比前缘的骨吸收快，所以升支的宽度增加。

3．下颌骨内外方向的生长　在下颌骨的生长期，骨板外面新骨沉积与骨板内面相应的骨吸收同时进行，使下颌骨体积增大，也使骨板得以保持一定的厚度。

4．下颌髁突与喙突的生长　胚胎第 3 个月时，已形成的骨性髁突表面出现继发性软骨。软骨表面为致密的纤维结缔组织，后者不断增生，使软骨增厚，同时靠近骨组织侧的软骨逐渐发生骨化。上述过程持续至胚胎 5 个月。以后，在髁突关节面增殖层下，只有一薄层软骨区保留。这个软骨区一直保持到 20～25 岁，最后，完全由骨组织取代。由于髁突软骨的不断增生和骨化，使下颌升支逐渐变长。大约在胚胎 3 个月时，喙突顶部和前缘也出现继发性软骨。由于软骨的增生、骨化，使喙突逐渐变长、增宽。

下颌骨在发育过程中有时未发育或发育过小，称为无颌或小颌畸形。

二、上颌骨的发育

上颌骨起自第 1 鳃弓，并与腭骨等其他颅咽骨的发育密切相关。与下颌骨发育不同的是没有软骨参加，而且成骨中心就在上颌突内。胚胎第 6 周时，上颌骨骨化中心形成。上颌骨即从这个骨化中心向以下几个方向生长：①向上形成上颌骨额突；②向后形成颧突；③向内形成腭突；④向下形成牙槽突；⑤向前形成上颌的表面组织并与前颌骨的发育有关。

上颌窦从胚胎第 4 个月开始发育，到出生时直径仅 5～10mm，仍是一个始基结构。其真正的发育是在恒牙萌出时。12～14 岁时上颌窦发育才基本完成。以后由于上颌窦向牙槽突方向扩展，使上颌磨牙的牙根与之十分靠近。

思考题

1．面部发育过程中形成了哪些突起？这些突起发生联合或融合障碍时会形成哪些畸形？

2．腭部发育过程中形成了哪些突起？这些突起发生融合障碍时会发生哪些畸形？

3．简述唾液腺的发生部位及时间。

（杨　旭　马永臻）

第七章 牙齿发育

 学习目标

1. 掌握：牙胚的发生及分化；牙本质、牙釉质的形成过程。
2. 熟悉：牙髓、牙根及牙周组织的形成。
3. 了解：牙板的发生及结局；牙齿萌出与替换。

牙齿发育是一个长期、复杂的生物学过程，包括上皮与间充质的相互作用、细胞分化、形态发生、组织矿化及牙萌出等几个阶段。所有牙的发育过程是相似的，乳牙从胚胎第2个月开始发生，至3岁多牙根发育完全。而恒牙胚的发育晚于乳牙胚，发育时间也更长，比如中切牙的发育就需10年左右的时间才能完成。

牙及其支持组织是由上、下颌突和额鼻突的外胚层及来自神经嵴的外胚间充质发育而来。牙的发育是一个连续的过程，包括牙胚的发生、组织形成和萌出（图7-1）。这一过程不仅发生在胚胎期，而且持续到出生之后。

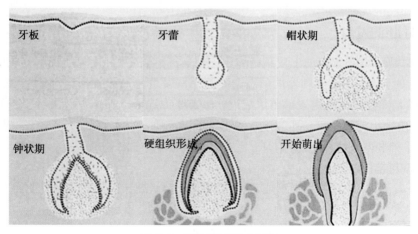

图7-1 牙齿发育的全过程

第一节　牙胚发生和分化

牙胚由牙板及其邻近的外胚间充质发育而来,牙板的发生是牙齿发育的开始。

一、牙板的发生

在胚胎第 5 周时,原始口腔的上皮由外层的扁平上皮细胞及内层矮柱状的基底细胞组成。上皮下覆盖的结缔组织细胞称为外胚间充质,来自神经管形成过程中迁移而来的神经嵴细胞。在未来的牙槽突区,深层的外胚间充质细胞在上、下颌弓的特定点上诱导原始的口腔上皮局部增生,随后增厚的上皮互相连接,各形成一个与颌骨外形一致的马蹄形上皮带,称为原发性上皮带(primary epithelial band)。在胚胎第 7 周,原发性上皮带继续向深层生长,并分裂为向颊(唇)方向生长的前庭板(vestibular lamina)以及向舌(腭)侧生长的牙板(dental lamina)。在胚胎 8～10 周,前庭板继续向深层生长,其表面上皮变性,形成口腔前庭沟(图 7-2,图 7-3)。

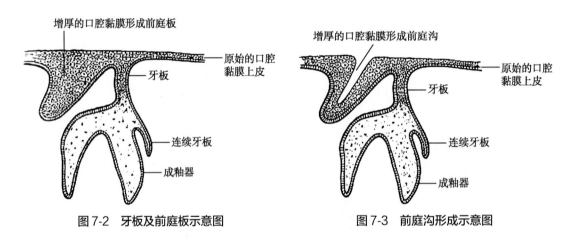

图 7-2　牙板及前庭板示意图　　　　图 7-3　前庭沟形成示意图

二、牙胚的发育

牙板形成后,其最末端的上皮细胞增生,并诱导下方的外胚间充质细胞分裂增殖,形成牙胚。从此时开始,根据成釉器的形态变化将牙胚发育分为蕾状期、帽状期及钟状期三个连续的阶段。完整的牙胚由三部分组成:①成釉器(enamel organ),起源于口腔外胚层,形成牙釉质;②牙乳头(dental papilla),起源于外胚间充质,形成牙髓和牙本质;③牙囊(dental sac),起源于外胚间充质,形成牙骨质、牙周膜和固有牙槽骨。

(一)成釉器的发育

在牙胚发育中,成釉器首先形成,并在蕾状期、帽状期和钟状期三个时期的发育过程中形态变化较大。

1. 蕾状期(bud stage)　胚胎第 8 周,在未来形成乳牙的 20 个定点位置上,牙板最末端膨大,上皮细胞迅速增生,形成圆形或卵圆形的上皮芽,形如花蕾,是乳牙早期的成釉器(图 7-4)。其细胞形态类似基底细胞,呈立方或矮柱状,同时成釉器下方和周围的外胚间充质细胞增生、聚集并包绕上皮芽，但无细胞的分化。

　　在牙弓的每一象限内，最先发生的成釉器有乳切牙、乳尖牙、第一乳磨牙和第二乳磨牙，所有乳牙牙胚在胚胎第8周发生，而所有恒牙胚在胚胎第4个月开始形成。蕾状期所有牙胚形态基本相似，向帽状期转化时，牙胚开始出现形态差异，并最终发育成不同形态的牙。

　　2. 帽状期（cap stage）　胚胎第9～10周，蕾状期上皮芽继续生长，体积逐渐增大，由于成釉器上皮外周的细胞生长较快，而其深处的细胞生长较慢，导致基底部向内凹陷，形状如同帽子，称为帽状期成釉器（图7-5，图7-6）。

　　帽状期成釉器上皮细胞大量增殖，并分化为三层，即外釉上皮层（outer enamel epithelium）、内釉上皮层（inner enamel epithelium）和星网状层（stellate reticulum）。外釉上皮层为成釉器周边的单层立方状细胞，借牙板与口腔上皮相连。成釉器凹面的一层矮柱状细胞称内釉上皮层，与牙乳头相邻。内、外釉上皮层之间为排列疏松的星形细胞，细胞有突起，并以桥粒相互连接成网，故称星网

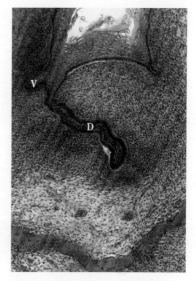

图7-4　牙板末端膨大呈花蕾状——蕾状期成釉器形成

V. 前庭板；D. 牙板。

状层。成釉器凹陷部分包绕的外胚间充质细胞增生形成牙乳头（dental papilla），与内釉上皮之间以基底膜相隔。包绕成釉器和牙乳头的外胚间充质形成密集的结缔组织层，称为牙囊。成釉器、牙乳头和牙囊共同构成牙胚，最终发育为牙及其支持组织。

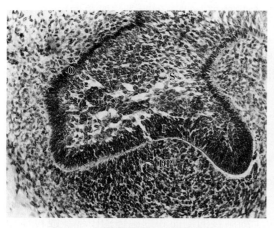

图7-5　帽状期成釉器（低倍镜观）

O. 外釉上皮；S. 星网状层；I. 内釉上皮；DP. 牙乳头。

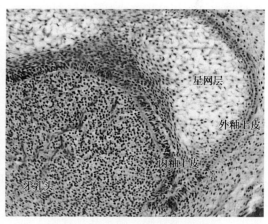

图7-6　帽状期成釉器（高倍镜观）

　　3. 钟状期（bell stage）　胚胎第10～12周，成釉器进一步发育变大，其周缘继续生长，中央凹陷更深，形似吊钟，称为钟状期成釉器。此时成釉器发育趋于成熟，其凹面形成特定牙冠的最终形态，如切牙成釉器的凹面为切牙形态，磨牙则为磨牙形态。此期成釉器细胞逐渐分化，形成形态和功能各异的四层（图7-7）。

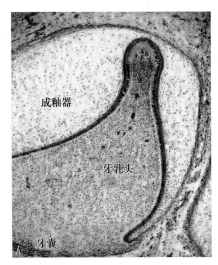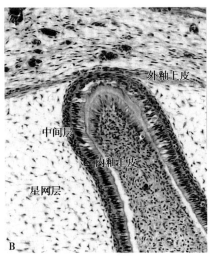

图 7-7 钟状期成釉器
A. 低倍镜观 B. 高倍镜观

（1）外釉上皮层：在钟状期晚期，当牙釉质开始形成时，平整排列的外釉上皮层形成许多褶，邻近的牙囊间充质细胞进入褶之间，内含丰富的毛细血管，为成釉器的代谢活动提供营养。外釉上皮与内釉上皮的相连处称颈环（cervical loop），与牙本质和牙根的发育有关。

（2）星网状层：在钟状期，成釉器中央的细胞持续合成糖胺聚糖并分泌到细胞外基质中，由于该糖的亲水性，水分被吸入成釉器中，使星网状层体积增大，细胞排列更加疏松。细胞间充满富含蛋白的黏液样液体，对内釉上皮细胞有营养和缓冲的作用，以保护成釉器免受损害。在牙釉质形成时，该层细胞萎缩，外釉细胞层与成釉细胞之间距离缩短，便于牙囊中的毛细血管输送营养。

（3）中间层（stratum intermedium）：在内釉上皮与星网状层之间出现 2～3 层扁平的细胞，与内釉上皮以桥粒垂直相连，细胞核呈卵圆或扁平状，即为中间层。在钟状期晚期，中间层细胞间隙增大充满微绒毛，细胞器增多，酸性黏多糖及糖原沉积。该层细胞的碱性磷酸酶有较高的活性，与牙釉质的形成有关。

（4）内釉上皮层：由单层上皮细胞构成，以半桥粒整齐排列在成釉器凹面的基底膜上，从牙颈部到牙尖，细胞分化程度各异。内釉细胞初始是矮柱状或立方形，随着成釉器的发育，内釉上皮细胞开始分化为成釉细胞（ameloblast），细胞逐渐呈高柱状，可高达 40μm，直径 4～5μm，相邻细胞间以连接复合体相连。该细胞在分泌活动开始前，细胞器重新定位，即细胞核远离基底膜。高尔基复合体大部分位于细胞核的侧面和细胞体的中部。线粒体和粗面内质网发达，集中在细胞邻近中间层的一侧，为牙釉质的形成做好准备。

在帽状期和钟状期成釉器中可出现一些暂时性的结构即釉结（enamel knot）、釉索（enamel cord）和釉龛（enamel niche）。这些结构不是牙胚发育时必须出现或同时存在的。釉结为牙胚中央内釉上皮簇状未分化的上皮细胞团，每个牙胚只有一个原发釉结（primary enamel knot），当原发釉结消失后，继发釉结（secondary enamel knot）出现在磨牙未来牙尖的顶部。釉结在牙的形态发生中具有重要作用，现在普遍认为釉结是牙发育的组织中心，调控牙尖的形态发生（图 7-8）。釉索是一条由釉结向外釉上皮走行的细胞条索，似将成釉器一分为二,细胞核呈长梭形,与周围的细胞不同。釉龛是片状的牙板向内凹陷形成的腔隙,其内充满结缔组织。这两种结构的功能尚不清楚,在牙冠形态发生时,这两种结构可能参与决定牙尖的早期位置。

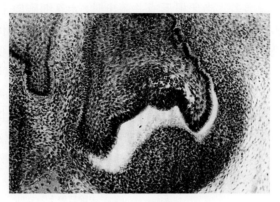

图7-8 釉结

(二)牙乳头的发育

牙乳头细胞为未分化的间充质细胞,有少量微细的胶原纤维分散在细胞外间隙。在钟状期,被成釉器凹陷所包绕的外胚间充质组织增多,其中的间充质细胞出现分化。牙乳头外层细胞在内釉上皮的诱导下分化为高柱状的成牙本质细胞(odontoblast),而在切缘或牙尖部的细胞为柱状,牙颈部的细胞尚未分化成熟,为立方状。随着成熟的成牙本质细胞不断分泌牙本质,相应部位的牙乳头逐渐发育成熟,其内部细胞开始分化,并伴有血管神经长入,形成牙髓(dental pulp)。牙乳头在牙齿发育起始中有重要作用,是决定牙形状的重要因素。例如,将切牙的成釉器与磨牙的牙乳头重新组合,结果形成磨牙形态;与此相反,将切牙的牙乳头与磨牙成釉器重新组合,结果形成切牙形态(图7-9)。另外,牙乳头还可以诱导非牙源性的口腔上皮形成成釉器。

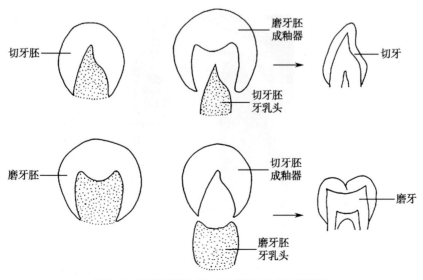

图7-9 牙胚重组合后,由牙乳头决定牙的形态

（三）牙囊的发育

帽状期牙乳头形成后，牙囊呈环状包绕着成釉器和牙乳头的底部，主要由来源于外胚间充质的牙囊细胞组成。其内含丰富的血管，以保证牙体组织形成所需的营养。随着牙胚的发育，牙囊中纤维逐渐增多。当牙根形成并萌出时，牙囊细胞向不同的方向分化为成牙骨质细胞、成纤维细胞和成骨细胞，分别形成牙骨质、牙周膜和固有牙槽骨。

恒牙胚的发育过程与乳牙胚相似。乳牙胚形成后，在其舌（腭）侧，从牙板游离缘下端形成新的牙蕾，并进行着上述相同的发育过程，形成相应的恒牙胚（图 7-10，图 7-11）。恒牙胚的形态发生需 2～4 周才能完成，前牙和前磨牙的牙蕾在胚胎第 4 个月形成。乳磨牙牙胚形成之后，牙板的远中端继续向远中生长，形成恒磨牙牙胚。第一磨牙的牙胚在胚胎第 4 个月时形成，第二磨牙的牙胚在 1 岁形成，第三磨牙的牙胚在 4～5 岁形成。

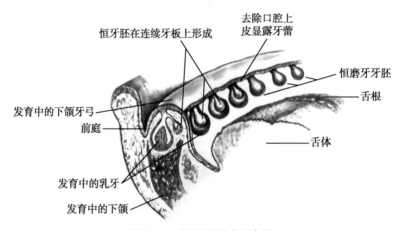

图 7-10　恒牙胚形成示意图

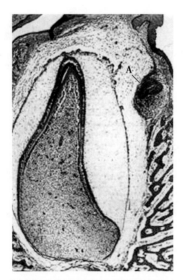

图 7-11　在钟状末期乳牙胚舌侧形成恒牙胚（A 所示）

三、牙板的结局

成釉器在帽状期时与牙板还有广泛的联系，到钟状期末，牙板断裂并逐渐退化和消失，成釉器与口腔上皮分离。若牙板上皮细胞部分残留，则以上皮岛或上皮珠的形式存在于颌骨或牙龈中（图7-12）。由于此上皮细胞团类似于腺体，称为 Serre 上皮剩余。婴儿出生后不久，偶见牙龈上的针头大小的白色突起，又称上皮珠，俗称马牙，可自行脱落。有时残留的牙板上皮可成为牙源性上皮性肿瘤或囊肿的起源，也可能被重新激活而形成额外牙。

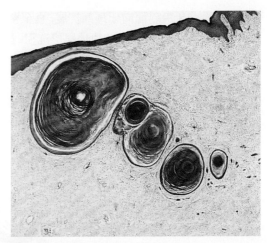

图7-12　牙龈结缔组织中可见残余的牙板上皮，并有角化，形成上皮珠

第二节　牙体组织形成

牙体硬组织的形成与骨组织的形成相似，从生长中心开始。前牙的生长中心位于切缘和舌侧隆突的基底膜上，磨牙的生长中心位于牙尖处。牙釉质和牙本质的形成严格按照节律交叉进行。首先，成牙本质细胞形成一层牙本质并向牙髓腔后退，随后成釉细胞分泌一层牙釉质并向外周后退，如此交叉进行，层层沉积，直至达到牙冠的厚度（图7-13）。

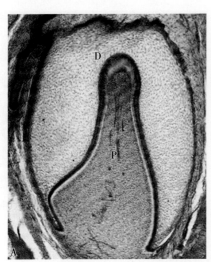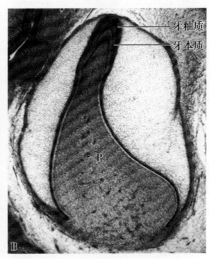

图7-13　牙体组织形成

A. 钟状晚期牙硬组织形成，首先在牙尖部形成牙本质　B. 牙釉质在先形成的牙本质表面形成

D. 牙本质；P. 牙乳头。

一、牙本质形成

在钟状期晚期，牙本质首先在内釉上皮凹面相当于未来切缘和牙尖部位的牙乳头中形

成,此后沿着牙尖斜面向牙颈部扩展,直至整个冠部牙本质完全形成。在多尖牙中,牙本质先在各自牙尖部呈圆锥状有节律地层层沉积,最后相互融合,形成后牙冠部牙本质(图7-14)。

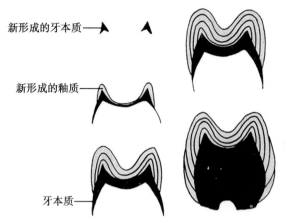

新形成的牙本质——

新形成的釉质——

牙本质——

图7-14 牙本质的沉积,在牙尖部牙本质呈圆锥状有节律地沉积

　　牙本质是由成熟的成牙本质细胞分泌产生的。在钟状期晚期,生长中心处的内釉上皮诱导未分化的牙乳头间充质细胞先分化为前成牙本质细胞,随后分化为高柱状的成牙本质细胞。成牙本质细胞的细胞核位于细胞的基底部,为容纳更多合成蛋白质的细胞器,细胞体积迅速增大,细胞顶端细胞器增多,有发达的高尔基复合体、粗面内质网、核糖体及分泌颗粒等。这些结构使细胞具备合成和分泌蛋白的功能。该细胞通过顶端细胞质中的分泌泡,将蛋白分泌到细胞外基质中。当牙本质基质形成后,成牙本质细胞离开基底膜,即未来的釉牙本质界,向牙髓腔中心移动。同时,在基底膜侧留下一短粗的细胞质突起埋入牙本质基质中(图7-15),偶尔该突起可穿过基底膜,形成釉梭。最初分泌的基质中的胶原纤维,在基底膜下方并与之垂直,矿化后形成最早的牙本质即罩牙本质。其后分泌胶原纤维,在深层形成致密的网状结构,纤维的排列方向大致与牙本质表面平行,并围绕成牙本质细胞突起,形成牙本质小管。

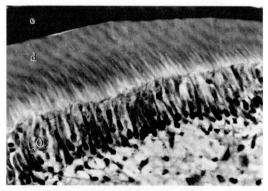

图7-15 牙本质形成期的成牙本质细胞
e. 牙釉质;d. 牙本质;O. 成牙本质细胞。

　　牙本质的形成是有机基质形成与羟基磷灰石结晶矿化交替进行的过程。即当牙本质基质形成后,立即进行矿化,形成一层,矿化一层。在成牙本质细胞突起形成的同时,细胞质中出现一些基质小泡,并分泌到大的胶原纤维之间。在细胞外小泡中含有微小的磷灰石结晶,以后晶体长大,小泡破裂,泡内晶体成簇分散在突起的周围和牙本质基质中。晶体继续长大并互相融合,最后形成矿化的牙本质。牙本质的矿化形态主要是球形矿化。磷灰石晶体不断生长,形成钙球。钙球进一步融合形成单个钙化团。这种矿化形态多位于罩牙本质下方的髓周牙本质中,偶尔该处球形钙化团不能充分融合,而存留一些小的未矿化的基质,形成球间牙本质。在牙本质形成中，矿物质沉积晚于有机基质的形成，因此在成牙本质细胞层与矿化的牙本质间总有一层有机基质，称为前期牙本质。罩牙本质形成后，髓周牙本质不断在罩牙本质深部沉积，构成牙体的大部分。

在牙冠发育和牙萌出期间，牙本质每天沉积约 4μm。当牙萌出后，牙本质的沉积减少到每天约 0.5μm。每天节律性沉积的牙本质基质之间可见明显的间隔线，即生长线。根部牙本质的形成与冠部牙本质相似，但略有不同，它开始于 Hertwig 上皮根鞘，其发育过程见后述。

二、牙釉质形成

在钟状期晚期，当牙本质开始形成后，内釉上皮细胞分化为有分泌功能的成釉细胞，并开始形成牙釉质。牙釉质形成包括两个阶段：①细胞分泌有机基质，并立即部分矿化；②牙釉质进一步矿化，晶体变宽、变厚，同时大部分有机基质和水被吸收。

牙釉质蛋白首先在细胞的粗面内质网合成，在高尔基复合体被浓缩和包装成膜包被的分泌颗粒。颗粒中的成分从细胞顶端被释放到新形成的罩牙本质表面，其中磷灰石晶体无规律地分散在这一层基质中，成为牙釉质最内一层无釉柱结构的牙釉质，厚约 8μm。该层牙釉质形成后，成釉细胞开始离开牙本质表面，在靠近釉牙本质界的一端，形成短的圆锥状突起，称托姆斯突（Tomes processes）。突起与细胞体之间有终棒和连接复合体，突起中含有初级分泌颗粒和小泡，而细胞体仍含丰富的合成蛋白的细胞器。此后的牙釉质分泌主要通过该突起进行。新分泌的牙釉质基质，以有机成分为主，主要是角蛋白，其中矿物盐仅占矿化总量的 25%～30%（图 7-16A）。

牙釉质基质形成后，立即部分矿化，矿化程度达 30%。此时，牙釉质中的磷灰石晶体细小如针，且稀少。随后牙釉质进一步矿化，晶体体积增大，数量增多，牙釉质逐渐成熟。在矿物质沉积的同时，水和蛋白质从牙釉质中被吸收，以留下间隙容纳增多和长大的矿物盐晶体。如此反复交替，贯穿牙釉质矿化的全过程。在牙釉质形成到牙冠应有的厚度，从生发中心开始，沿着牙尖和切缘向牙颈方向逐渐矿化，使牙釉质最后达到 96% 的矿化程度，成为身体中矿化程度最高的组织。

每根釉柱由四个成釉细胞参与形成，一个成釉细胞形成釉柱的头部，三个相邻的细胞形成颈部和尾部，使釉柱呈乒乓球拍状。成釉细胞与其所形成的釉柱呈一角度，每个细胞的突起伸入到新形成的牙釉质中。因而，在光镜下成釉细胞与新形成的釉质表面交界处呈锯齿状，托姆斯突位于这些凹陷之中（图 7-16B）。

在牙釉质发育过程中，随着牙釉质在牙尖部和牙颈部不断地形成，使牙冠的高度和长度增加，牙冠的体积逐渐增大。牙尖之间的内釉上皮细胞分裂增殖，使后牙牙尖间的距离增加，牙冠的体积增大（图 7-17）。牙冠体积从牙本质形成开始，到牙釉质完全形成，增大了约 4 倍。

在牙釉质完全形成后，成釉细胞变短，体积缩小，细胞器减少，并在牙釉质表面分泌一层无结构的有机物薄膜覆盖在牙冠表面上，称为釉小皮。成釉细胞通过半桥粒与釉小皮相连。牙冠发育完成后，成釉器的四层细胞合并，形成一层鳞状上皮覆盖在釉小皮上方，称为缩余釉上皮（reduced dental epithelium）。当牙萌出到口腔中，缩余釉上皮在牙颈部形成牙龈的结合上皮。

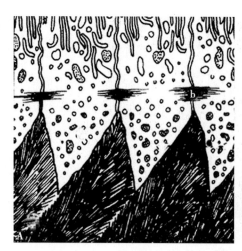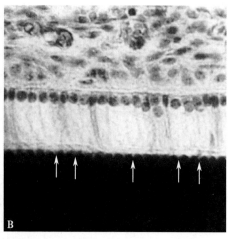

图 7-16　牙釉质形成

A. 成釉细胞顶端形成圆锥状突起及终棒（b 所示）　B. 成釉细胞边缘为锯齿状（箭头所示）

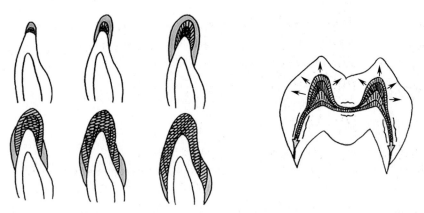

图 7-17　牙釉质的形成，牙冠形成的开始部位是切缘和牙尖，最后分化的区域是牙颈和牙尖之间的区域

三、牙髓形成

牙乳头是形成牙髓的原始组织。在钟状期末，牙乳头周围开始出现牙本质时才称为牙髓。牙乳头底部与牙囊相接，四周被形成的牙本质所包绕。牙乳头中未分化的间充质细胞分化为星形纤维细胞即牙髓细胞。随着牙本质不断沉积，牙乳头的体积逐渐减小，至原发性牙本质完全形成，余留在牙髓腔内的富含血管的结缔组织即为牙髓。当牙根全部形成时，牙髓发育才完成。此时，有少数较大的有髓神经分支进入牙髓，交感神经也随同血管进入牙髓。牙髓中的牙髓干细胞具有自我增殖和多向分化的能力，使牙髓具有一定的自我修复和再生功能。

四、牙根及牙周组织形成

（一）牙根的形成

在牙冠发育即将完成时，牙根开始发生。内、外釉上皮细胞在颈环处增生，并向未来的根尖孔方向生长,形成双层的筒状结构称为上皮根鞘(Hertwig's epithelial root sheath)。上皮根鞘的外侧被牙囊包绕,内侧则包围着牙乳头。其外层的牙乳头细胞与上皮细胞基底膜接触后,分化出成牙本质细胞,进而形成根部牙本质。上皮根鞘继续生长,末端离开牙冠向牙髓方向呈约 45°弯曲,形成一盘状结构,称为上皮隔(图 7-18,图 7-19)。上皮隔围成一个通向牙髓的孔,即未来的根尖孔。此过程形成的牙根为单根。牙根的数量、长度、厚度和弯曲度均由上皮隔和邻近的外胚间充质细胞所决定。多根牙牙根的发育,在根分叉前与单根牙相似。形成多根时,首先在上皮隔上形成两个或三个舌形突起,突起增生伸长并与对侧突起相连,此时上皮隔围成的单一孔被分为两个或三个孔,将来就形成双根或三根(图 7-20)。在牙根发育时,上皮隔位置保持不变,随牙根的生长,牙胚向口腔移动,留下空隙为牙根的

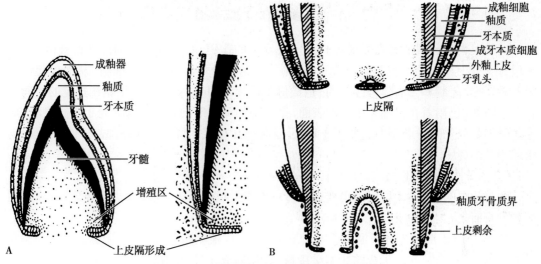

图 7-18　上皮根鞘在牙根发育过程中的变化

A. 单根牙　B. 多根牙

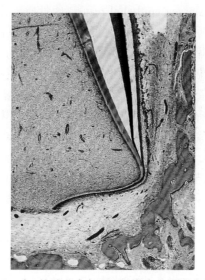

图 7-19　内、外釉上皮在颈环处增生内折形成上皮隔

继续生长提供了空间。在牙根发育即将完成时，上皮隔开口缩小，随后根尖牙本质和牙骨质沉积，最终形成狭小的根尖孔。

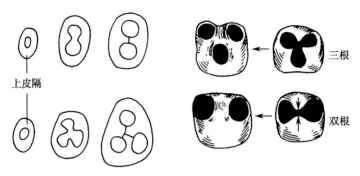

上皮隔

三根

双根

图 7-20 多根牙的形成示意图

上皮根鞘在牙根的正常发育中发挥至关重要的作用，如上皮根鞘的连续性被破坏，或在根分叉处上皮隔的舌状突起融合不全，则不能诱导分化出成牙本质细胞，从而引起该处牙本质缺损，牙髓和牙周膜直接连通，形成侧支根管。同时，如果上皮根鞘在规定的时间没有发生断裂，仍附着在根部牙本质的表面，则牙囊的间充质细胞不能与该处牙本质接触，成牙骨质细胞分化障碍进而不能形成牙骨质，这样在牙根表面特别是牙颈部，牙本质暴露，易引起牙颈部过敏。

（二）牙周组织的形成

随着牙根的形成，牙周组织也随之发育。牙周组织包括牙骨质、牙周膜及牙槽骨，均由牙囊发育而来。

1. 牙骨质的形成　当牙根部牙本质形成后，上皮根鞘断裂成网状，牙囊间充质细胞穿过断裂的上皮根鞘，与新形成的牙本质接触，分化为成牙骨质细胞，在牙根表面和牙周膜纤维的周围分泌有机基质，并将牙周膜纤维埋入基质中，此时形成的牙骨质称原发性牙骨质或无细胞牙骨质。断裂的上皮根鞘细胞与牙面分离，大部分退化消失，少数残留在牙周膜中，称为马拉瑟上皮剩余（Malassez epithelial rest）。牙骨质矿化方式与牙本质相似，磷灰石晶体通过基质小泡扩散使胶原纤维矿化，此时形成的牙骨质覆盖在牙根冠方 2/3 处，不含细胞成分，发育比较慢。在牙萌出到咬合平面后，在牙根尖侧的 2/3 区域，牙骨质形成快，但矿化差，成牙骨质细胞被埋在基质中，称为继发性牙骨质，往往是有细胞牙骨质，其有机基质中含有大量的胶原纤维。正常情况下牙骨质厚度随年龄而增加。

2. 牙周膜的发育　在牙根发育时，邻近根部牙骨质和牙槽窝内壁的牙囊细胞增生活跃，分化出成牙骨质细胞和成骨细胞，进而形成牙骨质和固有牙槽骨。而位于根部和牙槽窝内壁之间大量的间质细胞，则分化为成纤维细胞，产生胶原纤维，部分被埋在牙槽骨和牙骨质中，形成穿通纤维。在牙萌出前，由于牙槽嵴位于釉牙骨质界的冠方，所有发育中的牙周膜纤维向牙冠方向斜形排列。随着牙萌出，釉牙骨质界与牙槽嵴处于同一水平，位于牙龈纤维下方的斜纤维束变为水平排列。当牙萌出到功能位时，牙槽嵴位于釉牙骨质界下方，水平纤维又成为斜行排列，形成牙槽嵴纤维（图 7-21）。此时牙周膜细胞增生形成致密主纤维束，并不断地改建成功能性排列。以后在牙的整个生活期间，牙周膜均不断地更新和改建以适应功能需要。

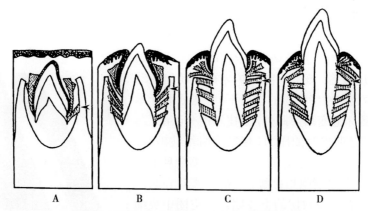

图 7-21　牙周膜主纤维的形成（箭头示牙槽嵴纤维）

A. 开始形成　B. 斜行排列　C. 水平排列　D. 牙周膜主纤维束特定排列

牙在萌出过程中，当牙尖进入口腔后，口腔上皮向根方移动到缩余釉上皮之上形成结合上皮。缩余釉上皮的外层细胞具有增殖能力，转变为结合上皮的基底细胞。一般缩余釉上皮转变为结合上皮是在牙萌出后 3～4 年才完成。

3. 牙槽骨的形成　当牙周膜形成时，牙槽窝内壁及发育中牙周膜纤维束间的间质细胞分化出成骨细胞，形成新骨。新骨的沉积使骨壁与牙之间的间隙逐渐减小，牙周膜变薄。

牙周组织形成后，在其改建过程中，来自骨髓的细胞进入牙周膜中，不断地补充新的成牙骨质细胞、成骨细胞和牙周膜成纤维细胞。这些细胞增殖并向牙骨质和骨壁移动，在此分化为成骨细胞和成牙骨质细胞、牙周膜成纤维细胞。

第三节　牙齿萌出与替换

一、牙齿的萌出

牙齿的萌出（eruption）是指发育中的牙齿从颌骨内向口腔方向移动，突破口腔黏膜，达到咬合平面的一个复杂的过程。此过程可分为三个时期：萌出前期、萌出期和萌出后期。

（一）萌出前期

此期的主要变化是牙根形成以前，牙胚在牙槽骨中的移动。牙胚与颌骨的生长发育同时进行，因而牙与发育中的颌骨保持正常的位置。在牙胚移动的方向上，骨组织受压被吸收，在其相反方向上骨受牵引而增生，以填补空隙。

多数恒牙胚在乳牙胚的舌侧发育，两者位于同一骨隐窝中。而恒磨牙是从牙板的远端延伸形成牙胚。牙胚发育的起始，颌骨仅有很小的空间容纳这些牙胚，因而上颌的磨牙在发育时，其𬌗面先朝向远中，随着上颌骨的生长，𬌗面转向正常位置。下颌磨牙胚的长轴先向近中倾斜，随着下颌骨的增长而移动到正常垂直位置。上述牙胚的移动是由牙胚的整体移动和偏心性移动来完成的。牙胚通过移动来调整与邻牙和发育中的颌骨的关系，为牙萌出做好准备。

（二）萌出期

牙齿的萌出开始于牙根的形成，持续到牙进入口腔达到咬合接触。牙冠突破黏膜进入口腔前，牙冠表面被缩余釉上皮覆盖，该上皮能保护牙冠在萌出移动中不受损伤，否则在结缔组织的作用下，牙釉质和牙本质可被吸收而致牙冠变形。此外，上皮还能分泌酶，溶解结缔组织，加之萌出时的压力，使结缔组织被破坏。随后，牙突破骨隐窝及其上方的结缔组织，缩余釉上皮外层细胞和口腔上皮细胞相接触，增殖并移动到萌出牙的牙冠上方融合形成双层的上皮团。上皮团中央细胞凋亡，形成一个有上皮衬里的牙萌出通道，该通道使牙萌出时不会发生出血。

牙冠萌出到口腔，一方面是牙齿本身主动殆向运动而萌出的结果，即主动萌出；另一方面是由于缩余釉上皮与牙釉质表面分离，临床牙冠暴露，牙龈向根方移动来完成的，即为被动萌出。牙冠尚未暴露的部分，仍有缩余釉上皮附着在牙面上。待牙齿完全萌出后，这部分上皮则形成结合上皮（图 7-22，图 7-23）。牙尖进入口腔后，牙根的 1/2 或 3/4 已形成。

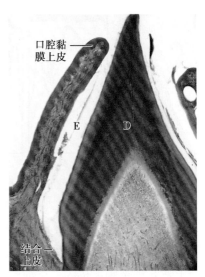

图 7-22　切牙萌出期，牙冠萌出口腔，缩余釉上皮在牙颈部形成结合上皮

D. 牙本质；E. 牙釉质。

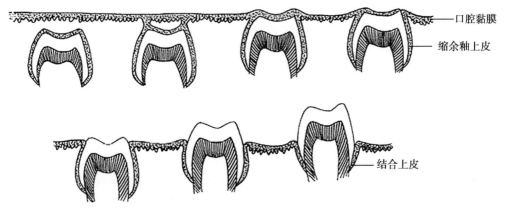

图 7-23　牙萌出的全过程

（三）萌出后期

萌出后期也称功能性萌出期。当牙萌出到咬合建立时，牙槽骨密度增加，牙周膜主纤维呈一定方向排列，并成束分布，附着在牙龈、牙槽嵴和牙槽骨上。随着萌出的进行，牙周纤维束直径由细小变得粗大，使得牙齿在牙槽窝内更加稳固，以适应不断增强的咀嚼力。牙周膜和牙槽骨中含有丰富的血管，有髓和无髓神经也伴随血管进入牙周膜中。牙萌出之初，牙根尚未完全形成，髓腔大，根尖孔呈喇叭口状，牙骨质薄，结合上皮附着在牙釉质上。牙萌出后，牙根仍继续发育。随着牙本质和根尖牙骨质的沉积，根管变窄，根尖孔缩小，牙根才完全形成，此过程一般要经过 2～3 年。

自牙尖进入口腔到与对殆牙建立咬合的时期内，牙根尚未完全形成，牙周附着不牢固，牙槽骨较疏松，易受外力的影响，此时最易发生咬合异常。当然，已出现牙移位者，在儿童期矫治比成人效果要好。

二、乳恒牙替换

随着儿童年龄的增长，乳牙的数目、大小和牙周组织的力量等，均不能适应生长的颌骨和增强的咀嚼力，要被恒牙替换。乳牙从 6 岁左右，陆续开始生理性脱落，至 12 岁左右，全部为恒牙代替，此过程称为乳恒牙交替。乳牙的存在及其发育和萌出，不仅促进牙弓的生长，而且刺激颌骨的发育，为恒牙正常萌出提供足够的位置。因此，乳牙过早脱落，可引起恒牙位置紊乱，而引起咬合错乱。

乳牙脱落是牙根被吸收，与牙周组织失去联系的结果。由于颌骨内恒牙胚的发育及殆向移动，在恒牙胚与乳牙根之间的结缔组织中，产生了一定的压力，使局部血管充血，肉芽组织形成，并诱导破骨细胞分化，引起乳牙根和牙槽骨的吸收。当根部牙骨质和牙本质被吸收后，肉芽组织与牙髓融合，进一步促进乳牙的吸收。当乳牙根尖部被吸收后，牙逐渐松动，牙龈上皮向根方生长，乳牙完全失去与深层组织的附着而脱落。因此，脱落的乳牙没有牙根，或只有极短的一段牙根，且根面呈蚕食状。

乳牙根面被吸收的部位，可因恒牙胚位置的不同而异。如恒前牙牙胚是在相应乳牙牙胚的舌侧。随着恒牙胚的萌出，恒牙胚移动到乳前牙牙根的舌侧，近根尖 1/3 处。所以，乳牙根的吸收是从这一部位开始，然后恒牙胚向咬合面和前庭方向移动，并在咬合方向和前庭方向对乳牙根进行吸收。随后，恒前牙牙冠移至乳牙根的正下方，引起该处的水平吸收，恒前牙恰好在乳牙的位置上萌出（图 7-24）。如果恒牙胚的殆向和颊向移动不充分，乳牙根不能被完全吸收，此时恒牙可在乳牙的舌侧萌出，而出现双层牙。双层牙多见于下颌切牙

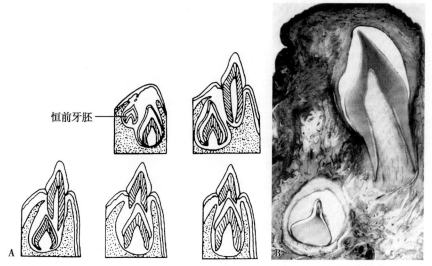

恒前牙牙胚

图 7-24　乳前牙替换，恒前牙牙胚在乳牙舌侧发生，向乳牙根尖方向移动，在乳牙牙根舌侧开始吸收和萌出

A. 示意图　B. 组织切片图

区,应尽早拔除此乳牙,从而有助于在舌侧萌出的恒牙调整到正确的位置上。切勿将刚萌出的恒牙误认为是多余牙而拔除。

恒前磨牙的牙胚位于乳磨牙牙根之间,因此,乳磨牙牙根的吸收是从根分叉处开始。首先,根间骨隔被吸收,然后乳牙根发生吸收。同时,牙槽突继续生长,以容纳伸长的恒牙根。乳牙向𬌗面方向移动,使恒前磨牙胚位于乳磨牙的根尖部。恒牙胚继续萌出,乳牙根完全被吸收,恒前磨牙进入乳磨牙的位置(图7-25)。

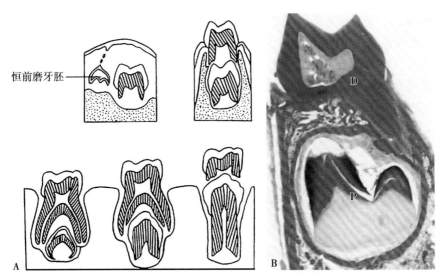

图7-25　乳磨牙替换,随恒前磨牙萌出,乳磨牙从根分叉处开始吸收
A. 示意图　B. 组织切片图
P. 前磨牙;D. 乳磨牙。

三、牙齿萌出次序和时间

牙齿按照一定的次序萌出,表现为以下特点:

1. 牙萌出的先后与牙胚发育的先后基本一致,但也有少数例外,如上颌尖牙出生较晚,而发育却较早。萌出次序与性别无关。

2. 牙萌出有比较恒定的时间,但其生理范围较宽。牙萌出的时间有性别差异,一般恒牙列女性早于男性,乳牙则相反。

3. 左右同名牙大致同时对称出龈。

4. 下颌牙萌出略早于上颌同名牙。

5. 牙从萌出至达到咬合平面一般需1.5～2.5个月的时间,尖牙往往需要更长的时间。

综上所述,牙齿的发育过程和机体的内、外环境关系密切,例如蛋白质、维生素和矿物质等的缺乏,代谢不平衡、神经系统调节的紊乱或患某些传染病(如麻疹、高热等)均可能会使牙的生长发育、矿化和萌出过程发生障碍。营养缺乏(特别是维生素D缺乏)、内分泌紊乱(如垂体和甲状腺功能不足)均可使牙萌出延迟。如为全口乳牙或恒牙萌出延迟,则常与遗传、全身性因素及某些基因的突变有关。因此,牙的保健应当从发育期开始,这对于口腔保健是十分重要的。

思考题

1. 简述钟状期成釉器的组织学特点。
2. 简述牙胚的组成、来源及各自所形成的组织。
3. 以乳中切牙为例,简述牙发育的全过程。
4. 简述牙硬组织基质的形成及矿化特点。

（董　刚　丁祥云）

下篇

口腔病理学

第八章 牙齿发育异常

学习目标

1. 掌握：常见的牙釉质和牙本质结构异常的类型和临床表现。
2. 熟悉：牙数目、大小、形态异常的类型。
3. 了解：牙其他异常的特点。

牙在生长发育过程中，如果受到某些全身或局部及外界环境中不利因素的影响可导致发育异常。牙发育异常可以发生在出生前，也可发生在出生后，可以是遗传性的，也可以是后天获得性的。

牙发育异常包括由于牙板、牙胚分化异常导致的牙数目、大小、形态异常（形态分化异常）和由于牙硬组织形成异常导致的牙结构异常（组织分化异常）。形态分化异常发生于发育的较早阶段，组织分化异常发生于发育的较晚阶段。

第一节 牙数目和大小异常

一、牙数目异常

（一）少牙和无牙

少牙（hypodontia）指一个或者数个牙缺失，无牙（congenital anodontia）是指单颌或者双颌牙列完全缺失，它们可以是全身病变的口腔表现，也可以是孤立性病变。

少牙在恒牙列较常见，发生率是 2%～10%，最多见于上、下颌第三磨牙，这与人类咀嚼器官逐渐退化有关。少牙可以是对称性的，除第三磨牙外，常见于上颌侧切牙和上、下颌第二前磨牙（图 8-1）。少牙也可以是随机性的，常见于无特定方式的缺牙。乳牙的先天性缺失非常少见，但当乳牙先天性缺失时，常常其继承恒牙也不能形成。少牙的遗传学机制尚未明了，但已证实其与牙发育相关的调节基因有关。

无牙罕见，常为全身性发育异常的局部表现，最常见的是遗传性少汗外胚叶发育不良。此病罕见，常为 X 染色体隐性遗传，个别病例是常染色体隐性遗传。患者皮肤光滑、干燥、汗毛稀少等。因无牙支持，患者的牙槽突较短。

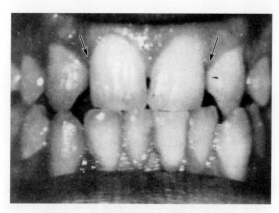

图 8-1　少牙，箭头示上颌侧切牙缺失

（二）额外牙

额外牙是指多于正常牙类、牙数的牙，主要发生在恒牙列，乳牙列少见。常见于上颌前牙区、磨牙区。额外牙发生率占恒牙列人群的 1%～3%。额外牙发生的原因可能是牙板过长或断裂的牙板残余发展而成，也可能是牙胚分裂而成。

额外牙最常见于上颌中切牙之间，此处的额外牙称为正中牙（图 8-2）。正中牙体积一般较小，牙冠呈圆锥形，牙根短。上颌第三磨牙远中也可发生额外牙，即上颌第四磨牙。有时还可见到下颌第四磨牙。额外牙有时与其他一些缺陷有关，如腭裂、锁骨及头颅发育不良等，这些病变可阻碍正常牙萌出或导致邻近牙的移位、吸收，如牙未萌出还可形成含牙囊肿。

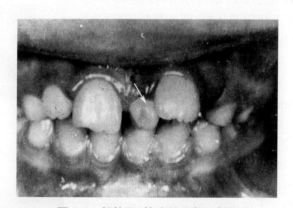

图 8-2　额外牙，箭头所示为正中牙

二、牙大小异常

牙的体积偏离了正常范围，与牙列中其他牙明显不对称，大于正常范围的牙叫过大牙（macrodontia），小于正常范围的牙叫过小牙（microdontia）（图 8-3）。

过大牙可分为普遍性和个别性两类。普遍性过大牙表现为上下颌所有的牙都比正常的牙大，主要见于脑垂体功能亢进者，常伴有全身骨骼过长过大。个别性过大牙的原因不明，偶见于上颌中切牙和下颌第三磨牙。

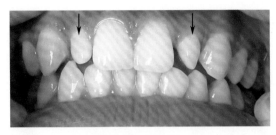

图8-3 过小牙

过小牙也有普遍性和个别性之分。普遍性过小牙见于外胚叶发育不良、唐氏综合征、脑垂体功能减退所致的侏儒患者。个别性过小牙多见于上颌侧切牙、第三磨牙和额外牙。过小牙常有形态变异，牙冠呈锥形，根短。

牙与颌骨两者的大小主要由遗传因素决定，牙的大小异常经常和牙数目异常同时存在。如过小牙常和少牙密切相关，女性较常见；过大牙常和额外牙相关，男性较常见。

第二节 牙形态异常

牙形态异常可累及牙冠、牙根，或二者均累及，包括双生牙、融合牙、结合牙、畸形舌侧尖、畸形中央尖、牙内陷、异位牙釉质等。

一、双生牙、融合牙、结合牙

牙胚发育过程中，由于多种原因可出现两牙结合在一起的形态异常，可累及牙冠或牙根，或牙冠与牙根同时累及。根据结合程度及病因的不同分为双生牙、融合牙、结合牙。

（一）双生牙

双生牙（germination）是由于单个牙胚未完全分裂，形成的牙有两个牙冠，但共用一个牙根和根管的牙（图8-4）。一般牙列中牙的数目正常。

（二）融合牙

融合牙（fusion）为两个单独发育的牙胚发生联合，导致两颗牙融合，两牙的牙本质相连（图8-5）。根据牙胚联合的早晚，两牙的融合部位可以是牙冠、牙根或两者均融合。无论何种情况，其融合部位的牙本质相连，借此可与结合牙区别。一般牙列中牙的数目减少。

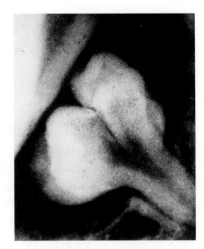

图8-4 双生牙

双生牙、融合牙在乳牙列、恒牙列均可见，乳牙列较恒牙列多见。切牙、尖牙最常见，可呈双侧对称。

（三）结合牙

结合牙（concrescence）是指两颗牙沿根面经牙骨质结合，牙本质不融合（图8-6）。结合牙可以是发育性的，在发育过程中因两邻牙靠得很近，导致牙骨质结合在一起，常见于第二磨牙与阻生第三磨牙结合。结合牙也可以是炎症性的,牙根由于炎症受损后,有修复性的牙骨质沉积,而使先前两颗各自独立的牙经增生的牙骨质而结合,常累及龋坏磨牙。

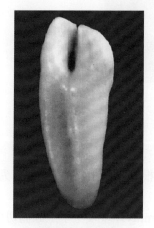 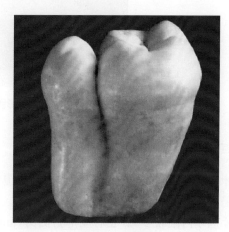

图8-5　融合牙　　　　　　　　　　　　　　图8-6　结合牙

二、畸形中央尖、畸形舌侧尖

畸形中央尖(central cusp deformity)是𬌗面中央窝处呈牙尖样的突起,由牙釉质、牙本质、牙髓构成(图8-7)。牙尖形态可为圆锥形、圆柱形或半球形,中间有牙髓。多见于下颌前磨牙,以下颌第二前磨牙最多见,常对称发生。当牙萌出后不久与对𬌗牙接触,畸形中央尖常被咀嚼磨平或折断,导致牙髓暴露、牙髓感染坏死,影响根尖的继续发育。

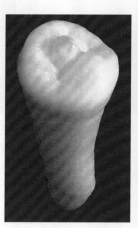 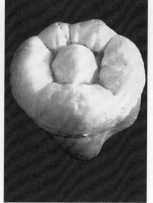

图8-7　畸形中央尖

畸形舌侧尖(lingual cusp deformity)是前牙牙面上轮廓清楚的副牙尖,高度为其牙冠的1/2以上,常见于恒牙列,主要见于上颌侧切牙、中切牙,乳牙列较罕见(图8-8)。在舌侧尖下方与牙面融合处有深的发育沟,牙髓组织可进入舌侧尖内,形成纤细的髓角,易致磨损而引起牙髓病及根尖周病。

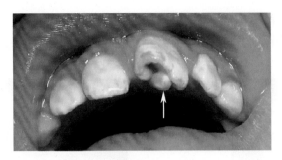

图8-8 畸形舌侧尖（箭头示）

三、牙内陷

牙内陷（dens invaginatus）指有牙釉质覆盖的牙冠或牙根的表面出现深凹陷，分为牙冠牙内陷和牙根牙内陷。

牙冠牙内陷较多见，也称畸形舌侧窝（lingual fossa deformity），多发生于上颌侧切牙，表现为牙的舌侧窝呈囊状深陷（图8-9）。少数情况下，在舌侧窝处形成一纵行沟裂，越过舌隆突向舌侧根部延伸。有时牙内陷非常严重，形成一个牙中似乎还有一个小的牙的结构，即为牙中牙（dens in dents）（图8-10）。

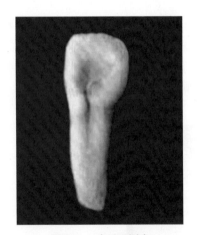

图8-9 畸形舌侧窝

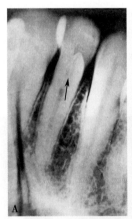

图8-10 牙中牙
A. X线片（箭头示牙中牙） B. 磨片

四、异位牙釉质

异位牙釉质是指在不该有牙釉质的部位出现牙釉质，主要见于牙根。

1. 釉珠 釉珠（enamel pearls）是牢固附着于牙骨质表面的牙釉质小块，大小似粟粒，呈球形（图8-11）。这是一种最常见的异位牙釉质，常位于磨牙根分叉处的牙骨质表面或釉牙骨质界附近的根面上，最常见于上颌磨牙，其次是下颌磨牙。大部分病变为一个釉珠，但也有多发性的情况出现。

2. 颈部牙釉质延伸 牙釉质从釉牙骨质界向磨牙根分叉处的延伸称为颈部牙釉质延伸（cervical enamel extension），一般位于磨牙颊侧，形态呈三角形，三角形的尖指向殆面。

下颌磨牙较上颌磨牙常见。这种牙釉质向根方的延伸可导致根分叉处局部牙周附着丧失，部分疾病还与牙周炎症性囊肿的发生有关。

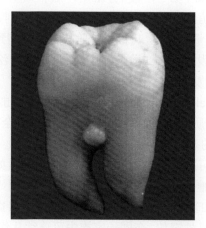

图8-11 釉珠

五、弯曲牙

弯曲牙（dilaceration of tooth）是指牙的异常成角、弯曲（图 8-12），多发生于牙根，牙冠少见，多是因为机械性损伤所致，创伤造成牙胚部分移位，之后形成的牙与先前的牙呈现一定的角度，亦有少数病变为特发性，与局部创伤无关。弯曲牙常见于上颌恒切牙和下颌恒前牙，累及乳牙的较少。

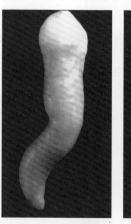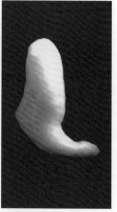

图8-12 弯曲牙

第三节 牙结构异常

牙结构异常可分为遗传性和非遗传性两类，遗传性者常累及乳牙和恒牙的牙釉质或牙本质，非遗传性者常导致乳牙或恒牙的牙釉质和牙本质同时受累。

一、牙釉质结构异常

牙釉质的发育分两个阶段，第一阶段（分泌期）：成釉细胞合成和分泌基质，并进行初矿化；第二阶段（成熟期）：牙萌出前，牙釉质中水和蛋白质重吸收，基质矿化成熟。牙釉质发育不全是指牙釉质数量或质量的不足，可因第一阶段发育障碍致牙釉质基质合成分泌障碍，出现牙釉质实质性缺损；若发生在第二阶段，则牙釉质基质分泌正常而矿化成熟障碍，通常无实质性缺损。两者可单独发生，也可同时存在。

牙釉质形成不全（enamel hypoplasia）是由于成釉细胞不能产生正常量的釉基质，但是形成的基质可以向正常牙釉质一样完全钙化。牙釉质矿化不全（hypomineralized enamel）是由于成釉细胞未能使形成的基质完全钙化。形成不全和矿化不全的牙釉质可以影响单个牙、一组牙或全部牙，主要可能与下列因素有关：①全身因素如婴儿时期的肺炎、麻疹、猩红热等，严重的营养障碍如维生素 A、D 和钙磷的缺乏，消化不良，佝偻病，母亲在孕期患风疹、毒血症等；②局部因素如乳牙根尖感染、乳牙外伤等，直接影响其下方恒牙牙胚的发育；③遗传因素，多为常染色体显性遗传，在同一家族中可连续几代出现患者，但无性别差异。

（一）Turner 牙

Turner 牙（Turner teeth）是指与乳牙有关的感染或者创伤引起继承恒牙成釉细胞的损伤，导致继承恒牙牙釉质结构异常，表现为牙釉质发育不全或矿化不全。病变常见于前磨牙及上颌切牙。病变牙有不同的表现，感染者轻度表现为部分区域出现白、黄、棕色，中度者为牙面出现窝沟和不规则凹陷，严重者出现全牙冠的牙釉质发育不全；外伤者损害区表现为白色或黄棕色，伴有或者不伴有水平向釉质发育不全，牙冠较正常牙小。

（二）先天性梅毒牙

先天性梅毒牙（congenital syphilis）是梅毒螺旋体感染所引起的牙釉质发育不全。常发生于牙冠形成期，多累及恒切牙和第一磨牙。

由于梅毒螺旋体侵入牙囊，引起牙囊慢性炎症和纤维化，发育中的牙胚受到挤压，成釉细胞增生而突入牙乳头，造成牙冠形态异常。

先天性梅毒牙在恒切牙和第一磨牙牙釉质产生特征性的发育不全的病变。病变的切牙称为哈钦森牙（Hutchinson teeth），其切缘比牙颈部狭窄，切缘中央呈半月形凹陷，两切角钝圆（图 8-13）。第一磨牙的病变称桑葚牙（mulberry molars），其表现为牙尖缩窄，咬合面直径小于牙颈部直径，咬合面及牙冠近咬合面 1/3 表面有许多颗粒状细小的牙釉质团，呈桑葚状。镜下观察，除牙釉质发育不全外，还伴有球间牙本质增多、生长线明显、前期牙本质明显增多等牙本质发育不良的表现。

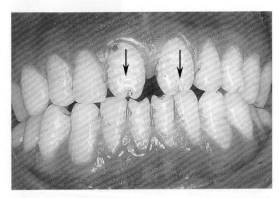

图 8-13　哈钦森牙（Hutchinson teeth）（箭头示）

（三）氟牙症

氟牙症（dental fluorosis）又称斑釉（mottled enamel）、氟斑牙，主要是由于牙发育阶段长期摄入含氟量过高（超过 $1×10^{-6}$）的饮用水或食物，氟离子导致牙釉质发育不全。该病具有地区性分布的特征。

氟是维持人体生命必需的微量元素之一，也是牙和骨骼正常发育必不可少的元素，氟还被广泛用来预防龋病。但过高的氟则会导致氟中毒，其病变严重程度与摄取氟的剂量和时间呈正相关。在牙发育的关键时期如牙釉质成熟早期摄入较高的氟易导致较严重的氟牙症。氟牙症一般只发生于恒牙，除高氟区外，乳牙几乎不发生氟牙症。因为乳牙牙釉质的形成主要在胎儿期，而胎盘对氟有一定的屏障作用，所以经母体摄入的氟难以通过胎盘进入胎儿体内，所以乳牙几乎不发生氟牙症，但在严重的高氟区，乳牙也可累及。

根据病损的程度，氟牙症可分为三度。肉眼观察：轻症者，仅部分（主要是上前牙）牙的牙面有白垩色的斑点；中度者，大部或全部牙面有白垩色斑块，牙面易于磨损，部分牙出现黄褐色斑纹（图 8-14A）；重度者，大部或全部牙出现广泛的黄褐色斑块，且合并牙面的实质性缺损，即可见牙釉质表面不规则凹陷甚至牙正常形态消失（图 8-14B）。形态学观察：釉面横纹中断，在发育缺陷区牙面上可见清楚的釉柱末端。镜下观察：牙釉质矿化不良与矿化过度并存，病变区釉柱间质发育不全或完全消失表层有过度矿化。

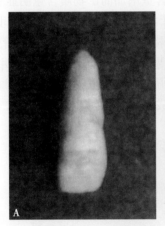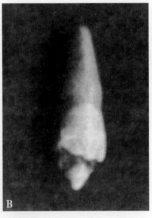

图 8-14 氟牙症
A. 中度 B. 重度

（四）牙釉质浑浊症

牙釉质浑浊症（enamel opacities）是指在牙釉质平滑面上出现不透光的白色浑浊斑块，由于色素沉着可以出现棕色改变，釉柱直径没有减少。牙釉质浑浊症的病因为局部因素，病变随机分布，乳牙、恒牙均可累及，以上颌中切牙最常见。牙釉质浑浊症应与轻度氟牙症相鉴别。

（五）牙釉质形成缺陷症

牙釉质形成缺陷症（amelogenesis imperfecta）为一组复杂的不同类型的牙釉质遗传性发育异常。

1. 形成不全型　基本病变为牙釉质基质沉积量减少，但已形成的基质矿化正常。

2. 成熟不全型　牙釉质基质正常形成并开始矿化，但是牙釉质晶体结构出现成熟障碍，病变牙形态正常，但是牙釉质较软，易磨耗，易从牙本质脱落。

3. 钙化不全型 为牙釉质形成缺陷中最常见的类型，表现为牙釉基质形成正常但没有明显钙化，导致牙釉质很快被磨耗，牙本质暴露。

4. 成熟不全/形成不全型 主要表现为牙釉质形成不全时伴成熟不全，乳牙、恒牙均可累及。

二、牙本质结构异常

（一）牙本质形成缺陷症Ⅱ型

牙本质形成缺陷症Ⅱ型（dentinogenesis imperfecta type Ⅱ）又称为遗传性乳光牙本质（hereditary opalescent dentin），是一种常染色体显性遗传性疾病，病变主要累及牙本质，男女发病率相同，乳牙、恒牙均可受累及（图 8-15）。其主要特征是牙本质结构异常，牙釉质结构基本正常。

肉眼观察：初萌牙外形正常，但由于牙釉质和牙本质附着脆弱使牙釉质很容易剥脱，牙本质暴露后牙显著磨损使牙冠变短。牙冠呈灰色、棕紫色或黄棕色，具有半透明乳光样色彩。X 线检查显示牙冠呈球形，颈部缩窄，牙根细、短，牙髓腔部分封闭或完全消失。生化分析显示遗传性乳光牙本质比正常牙本质水含量增加而矿物质含量明显下降。

镜下观察：牙釉质结构基本正常，但釉牙本质界变得平直而不呈扇贝形。近牙釉质的一薄层的罩牙本质结构正常，其余牙本质结构改变，表现为牙本质小管数目减少，排列紊乱、稀疏，粗细不均，甚至有的区域完全没有牙本质小管。球间牙本质明显增多，严重者可见一些未矿化的牙本质基质区域。由于牙本质形成较快，导致部分成牙本质细胞被包埋在牙本质的基质内。由于髓腔面牙本质不断形成，造成髓腔变窄甚至消失。

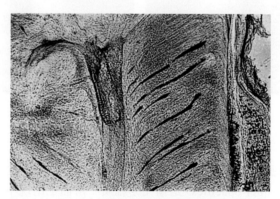

图 8-15 牙本质形成缺陷症Ⅱ型（遗传性乳光牙本质）

（二）牙本质结构不良

牙本质结构不良（dentin dysplasia）罕见，为常染色体显性疾病，分Ⅰ、Ⅱ两种类型。

1. Ⅰ型牙本质结构不良（dentin dysplasia type Ⅰ） Ⅰ型牙本质结构不良即无根牙，也叫根部牙本质结构不良。牙釉质及牙冠部牙本质结构正常，但根部牙本质由于 Hertwig 上皮根鞘缺陷、断裂不能与牙乳头协同工作，导致形成异常牙本质的融合球状团块，根部牙本质正常结构丧失，牙根显著缩短。

2. Ⅱ型牙本质结构不良（dentin dysplasia type Ⅱ） Ⅱ型牙本质结构不良即冠部牙本质

结构不良,与Ⅰ型牙本质结构不良不同,乳、恒牙列牙根的长度均正常。组织学表现为乳牙特征与遗传性乳光牙相似,恒牙牙釉质及冠部牙本质正常,近牙髓腔有大量球间牙本质形成,根部牙本质过度增生,无牙本质小管。

第四节　牙其他异常

一、牙萌出及脱落异常

牙萌出具有明确的时间和顺序,若受到某些因素的影响,可导致牙萌出异常,可以发生在乳牙,也可发生在恒牙。

1. 早萌　早萌多见于下颌乳中切牙。在婴儿出生时即已萌出的牙为胎生牙(natal teeth),婴儿出生后30天内萌出的牙为新生牙(neonatal teeth)。这些牙已有一定程度的发育,但牙根尚未形成或仅形成一小部分,因缺乏牙槽骨的支持,故很松动。胎生牙可为正常牙列的牙,也可为额外牙。个别恒牙早萌,多与乳牙的过早脱落有关。多数或全部恒牙早萌极罕见,可见于生长激素过度分泌、甲状腺功能亢进等分泌异常。

2. 迟萌　多数牙或全口牙迟萌,多因系统性疾病、营养缺乏(维生素D缺乏)、内分泌疾病(如甲状腺功能亢进)或遗传因素影响。个别牙迟萌与某些局部因素如牙龈纤维瘤病、阻生牙、囊肿、外伤、感染有关。恒牙迟萌往往因乳牙滞留所致,也可由于恒牙胚外伤、牙龈纤维性增生肥大或牙龈纤维瘤病所致。

3. 过早脱落　个别牙过早脱落常见于龋病及其后遗症、慢性牙周病。有时部分牙或全部牙的过早脱落与一些全身性疾病或遗传因素有关。

4. 乳牙滞留　乳牙滞留表现为乳牙在应脱落的时间未脱落(图8-16),常因继承恒牙缺失或萌出受阻所致。整个乳牙列的滞留少见,如出现可能与一些全身性疾病或遗传因素有关。

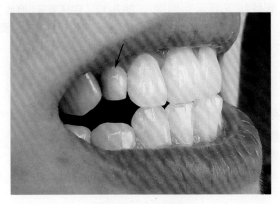

图8-16　乳牙滞留

5. 牙阻生　牙阻生指超过了正常完全萌出的时间,牙在颌骨内未萌出或仅部分萌出。乳牙很少发生阻生,恒牙阻生多见于下颌第三磨牙。牙阻生常由于牙胚位置异常、牙列拥挤、额外牙等所致。

二、牙变色

（一）外源性着色

外源性着色是由于细菌、铁、烟草、食物和饮料、牙龈出血、修复性材料、药物等因素造成牙齿着色。其色素沉着颜色、部位、范围由于病因不同而变化很大，如嗜铬菌可产生绿、黑棕、橙色色素，使儿童上前牙唇面着色；银汞合金修复可使牙面呈灰黑色等。

（二）内源性着色

内源性着色包括一些由于牙组织结构、厚度改变导致的牙变色，如牙釉质形成不全症、牙本质形成不全症、氟牙症等，也包括牙体组织形成过程中色素的异常进入，如先天性卟啉症、高胆红色血症、四环素色素沉着等。

四环素对牙和骨有亲和性，在牙发育期全身应用四环素类药物可导致其在牙硬组织和骨组织沉积形成四环素牙（tetracycline stained teeth）。四环素引起牙着色和牙釉质发育不全，在牙发育期才能显现出来。在胚胎 29 周至胎儿出生之间孕母摄入药物，可导致乳牙的变色。在出生至 8 岁之间摄入四环素，可导致恒牙变色，故在妊娠期和哺乳期的妇女以及 8 岁以下儿童慎用四环素。

四环素牙萌出时呈亮黄色，暴露于光线后四环素氧化，颜色逐渐变深，呈灰或棕色。牙的变色程度取决于服用四环素的时间和剂量，在牙发育早期服用四环素，色素沉着于釉牙本质界附近，容易透过牙釉质显露出来，如果在牙冠已形成后摄入药物，四环素局限于牙根，临床上看不到变色。在受累牙的磨片上，四环素色素主要沉积在牙本质中，沿生长线分布，紫外线下显示为明亮黄色荧光带（图 8-17）。

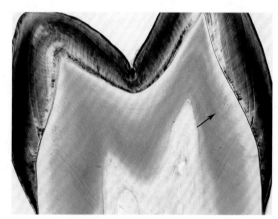

图 8-17　四环素牙（磨片），四环素色素沉积于牙本质，呈沿生长线分布的色素条带（箭头示）

思考题

1. 简述氟牙症的病因、临床特点、组织病理学表现。
2. 简述四环素牙的病因、临床特点、组织学表现。
3. 简述先天性梅毒牙的病因、临床特点。
4. 简述牙本质形成缺陷症Ⅱ型的病因、临床特点、组织病理学特点。

（董　刚　朱淑倩）

第九章 龋 病

学习目标

1. 掌握：早期平滑面牙釉质龋的病理变化及牙本质龋的发展过程及病理变化。
2. 熟悉：龋的发病学说。
3. 了解：牙骨质龋的病理学特点。

龋病（dental caries）是一种牙体硬组织的慢性感染性疾病，是由于细菌等多种因素的共同作用，使牙体硬组织无机物脱矿和有机物分解，导致牙体硬组织发生慢性进行性破坏，晚期形成缺损的一种疾病。

龋病是危害人类健康的最普遍的口腔疾病，发病率占口腔疾病之首。世界卫生组织将其列为危害人类的三大疾病之一，任何年龄、性别、种族、地区、职业的人群均可受到龋病的侵袭。2017年9月20日，国家卫生和计划生育委员会发布第四次全国口腔健康流行病学调查结果。调查显示，12岁儿童恒牙龋患率为34.5%，比十年前上升了7.8个百分点。5岁儿童乳牙龋患率为70.9%，比十年前上升了5.8个百分点，农村高于城市。儿童患龋情况已呈现上升态势。其次，我国12岁儿童平均龋齿数为0.86颗，根据世界卫生组织的规定，12岁儿童平均龋齿数在1.2颗以下为龋病流行很低水平，说明我国目前仍处于低水平。

龋病好发于牙面不易清洁的部位，如牙齿咬合面的窝沟点隙、邻面邻接点下方、唇颊面牙颈部区等。龋病初期，牙釉质表面脱矿，病损区牙面呈白垩色，继而有色素沉着，但无明显症状。病变进一步发展，硬组织被破坏形成龋洞，引起疼痛，并出现各种并发症，如牙髓炎、根尖周炎甚至颌骨炎症等，给患者带来很大痛苦。据统计，龋病及其并发症患者占口腔门诊总数的60%，而因这些原因拔除的牙齿占拔牙总数的50%。因此，研究龋的发生发展规律对预防龋病及其继发病具有重要意义。

第一节　龋病的病因和发病机制

龋病的发生机制是一个非常复杂的问题，长期以来，国内外诸多学者进行了大量的研究，并从内因外因等不同方面提出了许多学说。其中有的学说在龋病的发病学研究方面影响很大，为龋病病因的现代理论奠定了良好基础。

一、发病机制学说

（一）化学细菌学说

化学细菌学说又称酸原学说（acidogenic theory）。1889 年，由 Miller 首先提出，其主要观点是：寄生在牙面上的细菌作用于食物中的碳水化合物，发酵产生酸，酸使牙齿硬组织脱钙，这是牙破坏过程的第一个阶段。无机物脱矿溶解后，有机物在细菌产生的酶的作用下进一步破坏，最终形成龋洞，这是牙破坏的第二阶段。这一学说首次提出了龋形成的三个基本要素，即细菌、碳水化合物和牙齿硬组织。但酸原学说存在着一定的缺憾，就在于它未能指出特异的致龋菌群以及它们在牙面上的存在形式。

（二）蛋白溶解学说

蛋白溶解学说（proteolytic theory）由 Gottleib 等学者于 1947 年提出。它认为口腔内细菌产生蛋白溶解酶使牙釉质中的釉板等有机物含量丰富的部位溶解破坏，这一过程是在偏碱性的环境中发生的，继而产酸性细菌产生酸使无机物溶解，则发生了龋。这一学说强调硬组织中有机蛋白的分解是首先发生的，然后才是酸对无机物的破坏。蛋白溶解学说似乎对龋的一些形态学改变进行了解释，如牙釉质龋表层下脱矿。早期龋时有机物相对丰富的部位破坏较明显，但有许多学者不支持这一学说。

（三）蛋白溶解 - 螯合学说

1955 年，Schatz 等又提出了蛋白溶解 - 螯合学说（proteolysis chelation theory）认为，龋病发生是由于口腔内细菌产生蛋白溶解酶将牙齿硬组织中的有机物分解，同时产生具有螯合作用的有机酸，如柠檬酸、乳酸等，与牙中的钙盐结合形成可溶性螯合物，使牙组织破坏形成龋。这一学说强调牙釉质内的有机物和无机物同时受到酶的作用而破坏。蛋白溶解 - 螯合学说最大的不足是缺乏有力的根据，引起病变的螯合剂和蛋白酶都有待证实。

二、病因学

（一）三联因素学说

20 世纪中期，随着口腔微生物学及龋病病变超微结构研究的深入和进展，人们对龋病的认识也有了新的突破性进步。60 年代初，Kcycs 等在前人研究的基础上加以补充，提出了三联因素学说（three primary factors theory）。其基本论点是：龋病是由细菌、食物、宿主三个主要因素互相作用产生的。

1. 细菌和菌斑　大量实验证据表明，细菌与龋病发生关系极其密切。无菌大鼠在无菌环境下饲养，给予无菌饲料，大鼠不发生龋。同样的无菌大鼠在普通环境中饲养，给予无菌饲料，可发生龋。未萌出的牙齿不发生龋病。

口腔中存在大量的微生物，其中主要是细菌。口腔细菌种类繁多，但并非都能致病。致龋菌主要是一些附着于牙面上并能产酸的细菌。其中变异链球菌是最重要的致龋菌，而乳酸杆菌、远缘链球菌、黏性放线菌等也与龋的发生有一定关系。变异链球菌的致龋作用有两方面：一是该菌能产生葡萄糖基转移酶，后者将蔗糖转化为黏稠的葡聚糖，它构成菌斑的基质，使细菌黏附于牙面上；二是变异链球菌能分解糖产酸，使牙脱矿。

口腔中的致龋菌必须黏附在牙面上形成菌斑才能起致龋作用。菌斑（bacterial plaque）是一种薄的致密性膜状物，由细菌和菌斑基质组成。镜下观察菌斑基部为一层均质性物质，紧贴牙面，厚 0.1～1μm，为唾液蛋白组成的薄膜。中间层为菌斑的主要部分，由许多互相平行排列且与牙面垂直的丝状菌构成，在丝状菌之间有革兰氏阴性和阳性球菌聚集，形成谷穗状结构。表层细菌排列不规则，主要由革兰氏阳性和阴性球菌、短杆菌和一些食物残渣、上皮细胞组成。牙菌斑的形成是发生在牙面上十分复杂的生态学过程，可分为三个阶段：唾液薄膜的形成、细菌的黏附和集聚、菌群的调整即菌斑成熟。

菌斑的致龋作用主要在于菌斑内的产酸菌分解由食物中扩散至菌斑内的糖产生酸，酸滞留在局部，使局部 pH 降低，引起牙釉质脱矿。当摄糖停止后，菌斑内产酸减少，同时唾液的缓冲作用使菌斑内 pH 回升，这时游离的矿物离子又可重新沉积至牙釉质表面，使牙釉质发生再矿化。随着菌斑内酸性环境的反复改变，在菌斑 - 牙釉质之间，可不断发生脱矿与再矿化。当脱矿作用大于再矿化作用时，大量矿物离子丧失，最后无机物溶解，而少量的有机物则被细菌产生的酶分解破坏，导致龋的形成。

2. 食物因素 影响龋病发生的食物因素主要有两方面：一是食物的化学成分。食物中的碳水化合物与龋有直接关系，其中蔗糖比其他糖类对龋的发生更重要。糖可以被细菌的葡萄糖基转移酶转变为细胞外葡聚糖，后者具有很大的黏性，细菌可借助其黏附于牙面或菌斑上，菌斑中的细菌能利用糖产酸。二是食物的物理性状。粗糙的食物在咀嚼过程中，对牙面的摩擦有自洁的作用，而精细食物、黏性大的食物易于黏附在牙面上，滋生细菌，引起龋病。

3. 宿主因素 牙齿是细菌酶和酸作用的对象，牙齿的位置、形态、结构都与龋的发生有关。牙齿排列不整齐，后牙深而狭窄的点隙、裂沟均有利于龋的发生。牙釉质发育不全等也利于龋的发生。

综上所述，细菌和菌斑、食物、宿主是龋发生的三个基本因素。三者在龋的发生过程中，相互作用，缺一不可。然而，除了上述必要因素外，还有些次要因素对龋的发生也可产生影响。如唾液的量、黏稠度、缓冲能力、口腔卫生情况、全身状况、遗传因素等均可直接或间接地影响龋的发生。

（二）四联因素学说

龋病是一种慢性进行性疾病，菌斑中的致龋菌利用食物中的碳水化合物产酸，使局部微环境的 pH 降低，这种低 pH 状态必须维持一定时间才能形成龋。因此，在 20 世纪 70 年代，有学者在三联因素基础上增加了时间因素，提出了龋病病因的四联因素学说（图 9-1），目前已被广泛接受。

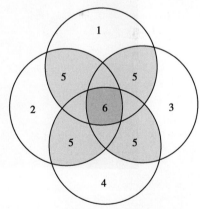

图 9-1 龋病发生的四联因素学说
1. 菌斑（细菌）；2. 食物（糖）；3. 宿主（牙）；4. 时间；5. 无龋；6. 龋。

第二节 龋病的病理变化

龋病可以根据不同的原则进行分类，一般在临床及病理上根据病变累及的牙体组织分为牙釉质龋、牙本质龋和牙骨质龋。

一、牙釉质龋

牙釉质龋（enamel caries）是指发生在牙釉质内的龋，可发生在平滑面，也可发生在窝沟处，两者的进展与形态略有不同。虽然在临床上以窝沟龋最常见，但由于窝沟解剖结构的复杂性，干扰了对牙釉质龋组织形态学的观察，故目前对牙釉质龋的病理变化、病变过程大都是从研究平滑面龋得来的。

平滑面龋（smooth surface caries）多见于牙邻接面接触点下方，颊舌面近龈缘牙颈部。早期表现为牙表面呈白垩色不透明区，表面完整。时间稍长，病变区由于色素沉着，由白色逐渐变为黄色、棕色，并可向颊、舌方向扩展（图9-2A）。病变进一步发展，周围牙釉质也变为灰白色，表面粗糙，最终组织崩溃形成龋洞。

光镜下观察牙釉质龋的磨片，最早显示为病损区的釉柱横纹和生长线变得明显，以后逐渐有色素沉着。当牙釉质龋继续发展，牙釉质深层受累，病损区呈三角形，三角形基底部向着牙釉质表面，顶部向着釉牙本质界，为病变最早、最活跃的部分。病变的此种形态与釉柱从釉牙本质界向表面呈放射状排列有关。

早期牙釉质龋的磨片在显微镜下观察，病变由里向外可分四层，即透明层、暗层、病损体部和表层（图9-2B）。

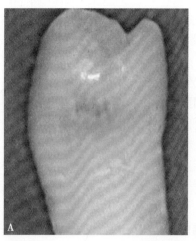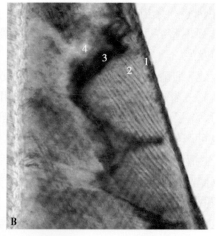

图9-2 牙釉质平滑面龋

A. 牙齿标本 B. 光镜

1. 表层；2. 病损体部；3. 暗层；4. 透明层。

1. 透明层（translucent zone） 透明层位于病损的最前沿，与正常牙釉质相连，呈透明状，生长线、柱间质及釉柱横纹均不清楚，是龋损最早期的改变。透明层的形成是由于该处牙釉质的晶体开始有脱矿，使晶体间隙增大，当磨片用树胶浸封时，树胶分子进入孔隙。因为树胶的折光指数为1.52，与牙釉质羟基磷灰石的折光指数1.62相近，所以光镜下呈透明状。

高分辨率扫描电镜观察该层羟基磷灰石晶体直径比正常变小。用显微放射摄影观察时，该层也显示轻度脱矿。据研究，该层由于脱矿所形成的孔隙占容积的1%，而正常牙釉质的孔隙容积仅占0.1%。化学分析结果显示该层内镁和碳酸盐的含量较正常降低，提示镁和碳酸盐在龋损脱矿中首先被溶解。透明层是牙釉质龋最初的表现，是由于牙釉质的少量脱矿造成的。透明层并非在所有病例中都出现，大约有50%的病例可出现或只存在于病变的部分区域。这与观察方法和病变的进展方式不同有关。

2. 暗层（dark zone） 暗层紧接于透明层表面，结构混浊、模糊不清。偏振光显微镜观察，该层的孔隙增加，占牙釉质容积的2%～4%。孔隙大小不一，小的孔隙中，分子较大的树胶不能进入，而被空气占据，空气的折光指数（1.0）明显小于羟基磷灰石的折光指数（1.62），所以此层呈混浊、不透明状。较小孔隙的产生方式有两种，一种由脱矿直接产生，另一种是矿物盐再沉积的结果。现在有大量证据支持暗层中存在再矿化现象的观点，认为暗层是同时存在脱矿与再矿化的区域，在快速进展的病变暗层较窄，而在缓慢进展的病变由于发生了较多的再矿化因而暗层较宽。85%～90%的病例可出现暗层。

3. 病损体部（body of the lesion） 病损体部位于表层下，暗层的浅面，是牙釉质龋病变的主要部分，也是病损区范围最大的一层。光镜下该层生长线、柱间质及釉柱横纹均很明显，又称为纹理明显层，其发生机制尚不完全清楚。偏光镜观察此层孔隙在边缘部较少，约占牙釉质容积的5%，而在中心部则较多，约占25%，而且孔隙较大，树胶分子可以进入。病损体部为牙釉质龋中脱矿最严重的层次，在所有病损中都存在。

4. 表层（surface zone） 表层位于牙釉质龋的最表面，光镜下表面较完整，牙釉质结构变化不大，放射线阻射较深层更明显。但这一层仍有轻度脱矿，其孔隙容积为1%～10%。有人认为是由于牙釉质表层的结构矿化程度高，含氟量高，镁含量较低，故抗酸能力强。但实验证明，病损区的完整表层并非由于牙釉质表层的结构特点。而此层形成可能是由于来自唾液和菌斑中的矿物离子，以及深部病损层脱出来的矿物离子在表层重新沉积所致。这也证实了在牙釉质龋早期，同时进行着脱矿与再矿化的过程。约95%的病例可出现表层。

透明层、暗层、病损体部、表层的形成是一种动态过程，其形成机制主要经过下述各阶段：①最早的表现为牙釉质表面下方出现透明层，此时在临床、X线片上都不能发现病变；②透明层区域扩大，其中心有暗层出现，即有再矿化现象；③随着病变区扩大，更多矿物盐丢失，暗层中央出现病损体部，病损体部相对透明，可见较明显的生长线、釉柱横纹，此时临床上牙釉质表面见白垩色斑块状病变；④病损体部由于食物、烟草、细菌等外源性色素沉着而着色，此时临床上可见棕色斑块；⑤当龋达到釉牙本质界，向侧方扩展，以此种方式牙釉质可出现广泛损害，导致临床上所见牙表面的蓝白色外观；⑥随着矿物质的进行性丢失会到达一临界点，此时牙釉质不能再承受加于其上的负荷，导致结构崩解，龋洞形成。龋的进展是缓慢的过程，在龋洞形成前常需数年时间（图9-3）。

窝沟龋（pit and fissure caries）的损害性质与平滑面龋相同，但由于窝沟处釉柱的排列方向与平滑面不同，所以形成窝沟龋的形态与平滑面龋不同，病损从窝沟侧壁开始，呈环状围绕着窝沟壁进展，并沿着釉柱的长轴方向向深部扩展。当其超过窝沟底时，则侧壁病损互相融合，结果也形成三角形的龋损区，但基底部向着釉牙本质界，顶部围绕着窝沟侧壁。窝沟底部牙釉质较薄，龋损很快扩展至牙本质，并沿着釉牙本质界向两侧扩展，形成口小底大的潜行性龋损（图9-4）。由于窝沟龋的病损底部较宽大，随着病变的进展，所累及的牙本质区域较平滑面龋大，容易造成大面积的牙本质病变。故窝沟龋比平滑面龋进展快，程度严重。

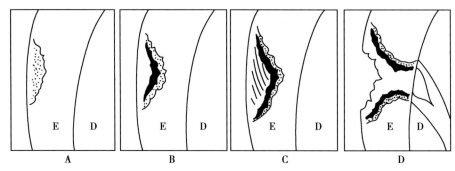

图9-3 牙釉质龋的发展过程（E：牙釉质；D：牙本质）

A. 透明层形成　B. 暗层形成　C. 早期牙釉质龋的典型结构

D. 表面龋洞形成，病变沿釉牙本质界扩展，并累及牙本质

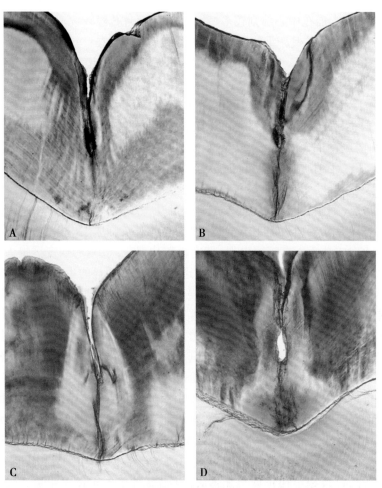

图9-4 窝沟龋

A. 病损自沟壁开始　B. 沿釉柱方向向深部扩展　C. 超过窝沟底部时形成
三角形病损区，基底部向着釉牙本质界　D. 病变达釉牙本质界

早期牙釉质龋在透射电镜下见病损区釉柱间隙（柱鞘）和晶体间微隙均增宽。晶体的中央和边缘发生溶解。晶体中央溶解是沿晶体 C 轴（长轴）方向进展的，最终使整个晶体破坏崩解。在龋损过程中不但发生着晶体的溶解，还存在着一系列的再矿化现象，脱矿和再矿化是不断交替的过程。

二、牙本质龋

牙本质龋（dentine caries）多是由牙釉质龋进一步向深层发展所致，少数也可由根部牙骨质龋发展而来。牙本质与牙釉质不论在组织结构上，还是理化特性上均不同，因此牙本质龋的病理过程及表现也有其自身的特点。牙本质龋具有以下三个基本特征：第一，牙本质内含有机物较多，约占重量的 20%，主要为胶原，因此在龋损形成过程中，除无机晶体溶解外，还存在有机物的分解破坏；第二，牙本质小管内含成牙本质细胞突起，贯穿牙本质全层，牙本质龋因沿着牙本质小管进展，故发展较快；第三，牙髓和牙本质为一复合体，因此在龋病发生时，甚至在龋到达牙本质前，还伴有牙髓组织（包括成牙本质细胞）的一系列防御性反应，表现为修复性牙本质、硬化性牙本质的形成。

牙本质龋的发展过程较牙釉质龋迅速。牙本质小管是由髓腔壁呈放射状排列的，龋损一方面沿着釉牙本质界横向扩展，另一方面沿牙本质小管向深部发展（图 9-5），故牙本质龋的病变区也呈三角形，基底部位于釉牙本质界，尖指向髓腔。按其组织矿化程度、形态改变和细菌侵入的情况不同，一般可将牙本质龋的病理改变由病损深部向表面分为四层（图 9-6）。

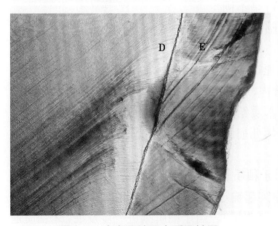

图 9-5　病变沿釉牙本质界扩展

D. 牙本质；E. 牙釉质

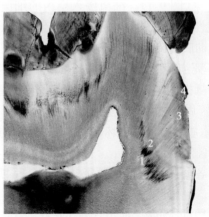

图 9-6　牙本质龋（磨片）

1. 透明层；2. 脱矿层；3. 细菌侵入层；4. 坏死崩解层。

1. 透明层（translucent zone）　透明层又称硬化层，为牙本质龋最深层、最早出现的改变，位于病变的底部和侧面。光镜下，此层呈均质透明状，小管结构不明显。电镜下观察小管内有较多的针状和 / 或多边形矿化晶体沉积，随时间推移，沉积晶体数量逐渐增多，最后将小管堵塞，是由再矿化所致。显微硬度分析发现该层硬度较正常牙本质低，表明有一定量脱矿。在透明层内侧可见一些牙本质小管在透射光下呈云雾状。这种改变有人认为是小管内成牙本质细胞突起变性所致，故曾称为脂肪变性层。现认为小管内矿化将成牙本质细胞突起埋于其中，而深部突起在此后发生变性，即成牙本质细胞突起变性是小管内晶体沉淀所致。

2. 脱矿层（zone of demineralization）　脱矿层位于透明层表面，是在细菌侵入前，酸的扩散导致的脱矿改变。光镜下此层较狭窄，色深暗。电镜下观察小管结构较完整，小管内基本上无细菌侵入，仅见管周和管间牙本质的羟基磷灰石晶体数量减少，说明有脱矿的存在，但胶原纤维结构基本完好。此外，部分管周有时可出现少量体积比正常大的晶体，表明脱矿同时也有再矿化发生。此层因无细菌侵入，在龋治疗中曾认为可加以保留，但在临床操作中，很难区分受细菌感染或未受细菌感染的牙本质，故在洞型制备时，应将脱矿层中的软化牙本质去除。

3. 细菌侵入层（zone of bacterial invasion）　细菌侵入层位于脱矿层表面，细菌侵入小管并繁殖，有的小管被细菌所充满。牙本质小管扩张，扩张的小管可排列呈串珠状。最先侵入的可能是产酸细菌，随后产酸和蛋白溶解的混合菌进入小管。随小管壁和管间牙本质的进一步脱矿，胶原纤维可发生变性，接着有机物基质被蛋白分解酶分解，管周牙本质变薄破坏，小管互相融合形成大小不等的坏死灶，坏死灶与小管方向平行，且可呈多灶性外观，坏死灶内充满坏死的基质残屑和细菌。有的因为沿牙本质小管侧支破坏，形成与小管垂直的裂隙（图 9-7）。细菌侵入层内的细菌可呈不同程度的变性。由于此层内已有细菌存在，在临床窝洞预备时应彻底清除该层组织。

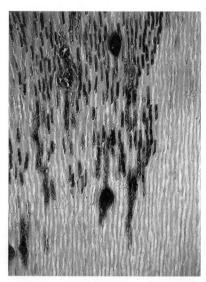

图 9-7　牙本质龋细菌侵入层，牙本质小管内细菌侵入，部分区域小管呈串珠状（脱钙切片）

4. 坏死崩解层（zone of destruction）　坏死崩解层为牙本质龋损的最表层，细菌不再局限于小管内，而侵入管间、管周牙本质。此层内几乎无正常牙本质结构保留，牙本质完全崩解破坏，只是一些残留的坏死崩解组织和细菌等（图 9-8）。

上述各层改变的形成过程较复杂。早期牙釉质和/或牙骨质病损前沿的牙本质脱矿（脱矿层）。脱出的钙、磷离子和成牙本质细胞突起输送的钙、磷离子，在脱矿区深部 pH 相对较高区域重新沉积，使小管发生矿化、闭塞（透明层）。当牙釉质龋进一步发展，牙釉质崩解形成龋洞，洞内充满细菌，这些细菌很快侵入牙本质小管，使牙本质小管进一步脱矿，同时细菌产生的酶使有机物溶解，小管扩张、破坏、融合，形成坏死灶（细菌侵入层）。坏死灶继续扩大，组织崩解破坏（坏死崩解层）。

牙髓和牙本质是一个生理性复合体，因此当牙本质龋发生时，病理性刺激通过牙本质小管、成牙本质细胞突起或神经传到牙髓组织，导致牙髓组织出现不同的反应。如刺激强烈时可引起成牙本质细胞变性坏死和牙髓炎症甚至坏死。如刺激较弱和缓慢时，在病损处相对的牙髓腔侧可形成修复性牙本质，延迟病变累及牙髓的时间（图 9-9）。

在牙本质龋中，软化牙本质深侧质硬、着色的牙本质中可含有少量细菌，但不会致龋，所以在洞型制备时，这些牙本质没必要去除。

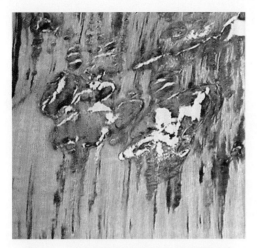

图9-8 牙本质龋坏死崩解层（脱钙切片）

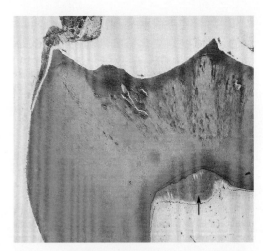

图9-9 牙本质龋修复性牙本质形成（脱钙切片）

三、牙骨质龋

牙骨质龋（cementum caries）多见于老年人。牙骨质位于牙根部表面，矿化程度较低，抗龋能力差，尤其是釉牙骨质界处相对薄弱。正常情况下，其表面有牙龈覆盖。当牙龈萎缩时，釉牙骨质界和牙根暴露，易形成牙骨质龋。

暴露的牙颈部牙骨质表面形成菌斑，菌斑下局部pH持续降低，酸首先使局部牙骨质脱矿，然后酸和细菌代谢产物通过穿通纤维深入牙骨质深层，并沿牙骨质的板层状结构上下扩展，使牙骨质脱矿，有机物分解，形成牙骨质的潜行性龋。

在病理形态上，牙骨质早期，扫描电镜可见表面凹陷内有大量细菌和菌斑。显微放射摄影显示牙骨质表层下脱矿，而表层矿化相对增高。其形成机制与牙釉质龋表层的形成相类似。由于牙骨质较薄，脱矿的牙骨质很容易崩裂、缺失（图9-10），而使病变迅速累及牙本质。根部牙本质龋的组织学改变与冠部牙本质龋相似。但根部牙本质矿化程度随年龄的增加而增高，因此龋累及根部牙本质后，其进展较冠部龋缓慢。

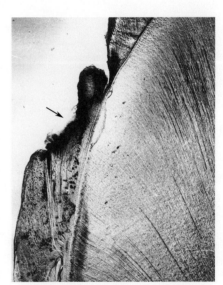

图9-10 牙骨质龋（箭头所示）

随着社会的老龄化，牙龈萎缩，牙根暴露的牙增多，近年来，牙骨质龋的发病率呈现上升趋势。因此，目前对牙骨质龋的临床病理及防治的研究越来越为人们所重视。

思考题

1. 简述牙釉质平滑面龋和窝沟龋的不同形态。

2. 简述牙本质龋形成的机制及作用。

3. 龋病病理变化的临床意义是什么？

4. 牙骨质龋有哪些临床病理特征？

（杨丽芳 潘 洁）

第十章 牙髓病

 学习目标

1. 掌握：各型慢性牙髓炎的病理变化。

2. 熟悉：急性牙髓炎的病理变化。

3. 了解：牙髓钙化的病理特点。

牙髓病是发生在牙髓组织的一类疾病，包括牙髓组织的炎症、坏死及退行性变等，其中最常见的是牙髓组织的炎症。牙髓和牙本质在胚胎发生和结构功能方面关系密切，故称之为牙髓-牙本质复合体。当牙体疾病，如龋病、外伤等波及牙本质深层，刺激通过牙本质小管传入牙髓，可引起牙髓组织炎症反应或修复反应。由于牙髓组织是富有血管、神经和淋巴管的疏松结缔组织，所以对外界刺激有一定的防御和修复能力。但是，又因其处于牙本质包围之中，仅靠狭窄的根尖孔与外界相通，缺乏有效的侧支循环，因而牙髓一旦出现明显炎症时，炎性渗出物无法得到彻底引流，导致牙髓腔内压力增高，使其修复和防御功能受到限制，一方面产生剧烈疼痛，另一方面很难恢复正常。

牙髓病组织病理学分类如下：

（一）牙髓炎（pulpitis）

1. 牙髓充血（pulp hyperemia）

2. 急性牙髓炎（acute pulpitis）

（1）急性浆液性牙髓炎（acute serous pulpitis）

（2）急性化脓性牙髓炎（acute suppurative pulpitis）

3. 慢性牙髓炎（chronic pulpitis）

（1）慢性闭锁性牙髓炎（chronic closed pulpitis）

（2）慢性溃疡性牙髓炎（chronic ulcerative pulpitis）

（3）慢性增生性牙髓炎（chronic hyperplastic pulpitis）

（二）牙髓变性坏死（pulp degeneration and necrosis）

1. 牙髓变性（pulp degeneration）

（1）成牙本质细胞空泡变性（vacuolar degeneration of the odontoblastic layer）

（2）牙髓钙化（pulp calcification）

（3）牙髓网状萎缩（reticular atrophy of the pulp）

（4）牙髓纤维性变（pulp fibrosis）

2. 牙髓坏死（pulp necrosis）

（三）牙体吸收（tooth resorption）

第一节 牙 髓 炎

牙髓炎（pulpitis）是牙髓病中最常见的疾病，细菌感染是其主要致病因素。由于髓腔周围被较硬组织包绕，膨胀空间有限，限制了牙髓对炎症水肿的耐受力，牙髓仅通过根尖孔与外界相通，渗出物引流不及时，牙髓炎时疼痛比较剧烈。多数牙髓炎是由龋病引起的，牙外伤、牙周病也可引起，有些则是医源性的。根据临床特点和病理变化，可将其分为牙髓充血、急性牙髓炎和慢性牙髓炎。

【病因及发病机制】 引起牙髓炎的病因很多，主要有细菌感染，物理、化学刺激和免疫反应等，其中细菌感染是牙髓炎的主要病因。

1. 细菌感染 细菌感染是引起牙髓病尤其是牙髓炎最常见的因素，细菌感染牙髓主要有以下途径：

（1）龋病：龋病是细菌侵入的主要来源，当龋病发展至牙本质深层时，细菌及其毒素可通过牙本质小管进入牙髓。

（2）损伤：牙冠折断、意外穿髓或牙隐裂等，细菌通过暴露的牙髓直接进入。

（3）深牙周袋：严重牙周炎时，深牙周袋的细菌通过侧支根管或根尖孔引起逆行性感染。

（4）经血源感染：牙髓血源感染多发生在牙髓有损伤或退行性变的基础上，这种途径非常罕见。

2. 物理因素 急慢性创伤，包括交通事故、竞技运动、暴力、咀嚼硬物等，均可导致牙髓外伤。牙体备洞或牙冠预备使用高速电钻或砂石磨轮磨牙，产生过高的热，可刺激牙髓组织。深龋直接用金属充填，由于热传导，刺激牙髓引起损伤。当在相邻或对殆牙上用了两种不同的金属修复体，咬合时可产生电流，通过唾液传导刺激牙髓，长时间也可引起牙髓病变。

3. 化学因素 引起牙髓炎的化学刺激主要来自窝洞的消毒药物、垫底物和充填物。消毒药物如酚、硝酸银等，用于处理窝洞后可刺激牙髓引起病变。充填材料如磷酸锌粘固剂直接用于深洞充填时，其凝固前的游离酸可刺激牙髓。此外，在使用复合树脂充填时，如酸蚀不当或深窝洞时未垫底，均可刺激牙髓组织导致炎症发生。

以上各因素是否引发牙髓炎，与细菌的数量、毒力、物理化学刺激强度、持续时间以及机体抵抗力和牙髓供血情况等因素密切相关。

一、牙髓充血

牙髓充血（pulp hyperemia）是指牙髓血管内血液含量增多，多由于受到各种刺激后所发生的扩张性充血，可分生理性及病理性两种。生理性充血见于牙齿发育期、牙根吸收期、妇女月经期、妊娠期等。高空飞行时由于气压下降，也能引起暂时性的牙髓充血。病理性充血实际上是牙髓炎的早期改变，大多由深龋引起，细菌或其代谢产物经牙本质小管缓慢而轻微刺激牙髓，使龋损相对应的牙髓组织呈现充血状态。其他牙体病如磨耗、楔状缺损、温度刺激等也可波及牙髓引起牙髓充血。创伤使根尖周牙周膜充血、水肿，也可波及牙髓导致牙髓充血。此时若去除病因，如龋病或楔状缺损等得到及时的治疗，充血的牙髓可以恢复正常状态。因此，牙髓的病理性充血又称为可复性牙髓炎（reversible pulpitis）。

牙髓充血的病理改变是局限短暂的。如果刺激因子及时消除，可以恢复正常。如果刺激继续存在，可发展为急性或慢性牙髓炎，成为不可复性。

【临床表现】 病理性牙髓充血主要表现为牙本质过敏。患牙对冷热温度刺激或酸甜刺激较敏感，尤其是冷刺激，可出现一过性的疼痛反应，刺激除去后疼痛随即消失，一般无自发性疼痛。

【病理变化】 肉眼观充血的牙髓呈红色。光镜下表现为牙髓血管扩张充血呈树枝状，血细胞充盈。充血扩张的血管常局限在受刺激牙本质小管相应的牙髓端。若受刺激时间较长，则扩张的血管通透性增加，浆液渗出，组织水肿，少量红细胞外渗（图10-1）。若血流缓慢，血液浓缩，也可导致血栓形成。

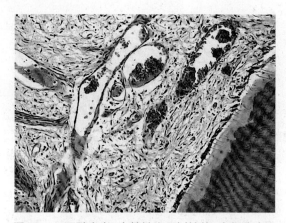

图 10-1　牙髓充血，血管扩张呈树枝状，血细胞充盈

二、急性牙髓炎

急性牙髓炎（acute pulpitis）可由牙髓充血发展而来，或为慢性牙髓炎急性发作，常由深龋感染牙髓所致。

【临床表现】 急性牙髓炎患者常因突发性剧烈疼痛而就诊，但多数患者曾有冷热刺激痛或化学刺激痛史。疼痛特点为自发性痛、阵发性痛和放射痛，往往是夜间疼痛发作。早期表现为自发性阵发性剧痛，疼痛时间短，间歇时间长，发作次数少。温度刺激尤其是冷刺激可引起或加剧疼痛，去除刺激后疼痛不能立即消失。到了晚期，随着炎症加重，疼痛为锐痛或剧烈跳痛，从间歇性疼痛到持续性疼痛，夜间疼痛加剧。疼痛可沿三叉神经分支所支配的区域放射至患侧上下颌、面部、耳颞部，难以准确定位。热刺激时血管扩张充血，髓腔内压增加使疼痛加剧，冷刺激时血管收缩，髓腔内压降低使疼痛缓解。若炎性渗出物和坏死组织经根尖孔扩展到根尖周组织，则可产生咀嚼痛和叩痛。急性牙髓炎若经穿髓孔引流，压力减低，疼痛缓解，炎症不易扩散。所以，一旦诊断为急性牙髓炎，应尽早开髓引流，以减轻患者的痛苦。

【病理变化】　早期病变局限在受刺激部位相对应的牙髓,如龋损下方,牙髓血管扩张充血,血管通透性增加,液体渗出,组织水肿,沿血管壁周围有纤维蛋白渗出,这时称急性浆液性牙髓炎(acute serous pulpitis)(图10-2)。随着炎症加重,血流减慢,炎性渗出增加,髓腔压力增大,出现局部微循环障碍,组织缺氧以至坏死,成牙本质细胞变性坏死,大量中性粒细胞在炎症介质的趋化作用下向炎症中心集中,中性粒细胞、巨噬细胞等释放溶酶体酶和蛋白水解酶,使局部组织液化坏死,形成脓肿。早期病变局限,其余牙髓组织基本正常。脓肿若得不到及时治疗,急性炎症可迅速扩展到全部牙髓,中性粒细胞充满整个牙髓腔,形成多数小脓肿,当压力极度增加时,最终使整个牙髓组织迅速液化坏死,称为急性化脓性牙髓炎(acute suppurative pulpitis)(图10-3)。

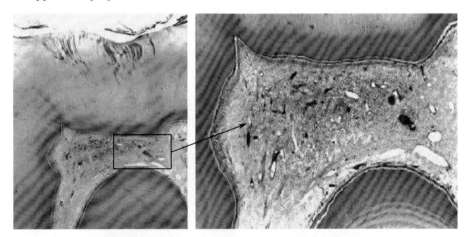

图10-2　急性浆液性牙髓炎,血管扩张,血浆及少量中性粒细胞渗出,组织水肿(箭头所示)

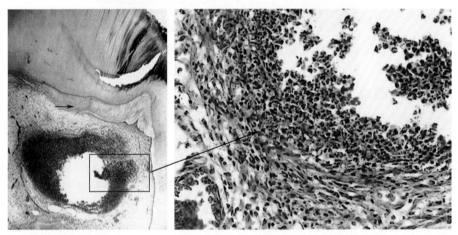

图10-3　急性化脓性牙髓炎,局部有大量中性粒细胞聚积,中心坏死形成脓肿,上方可见牙本质龋及修复性牙本质(箭头所示)

三、慢性牙髓炎

慢性牙髓炎(chronic pulpitis)是临床上最常见的牙髓炎,多由龋病发展而来,部分可由急性牙髓炎穿髓或开髓后未彻底治疗迁延而来。根据牙髓腔是否穿通将慢性牙髓炎分为慢性闭锁性牙髓炎和慢性开放性牙髓炎。慢性闭锁性牙髓炎患牙髓腔未暴露,而慢性开放性牙髓炎髓腔暴露于口腔。慢性开放性牙髓炎由于血供条件不同,暴露的髓腔所表现出的组织反应不同,因而又将其分为慢性溃疡性牙髓炎和慢性增生性牙髓炎。

(一)慢性闭锁性牙髓炎

慢性闭锁性牙髓炎(chronic closed pulpitis)发生在有龋损或磨损但未穿髓的情况下,炎症常局限在龋损相对应的牙髓组织。由于尚未穿髓,细菌及其代谢产物经牙本质小管缓慢或低度地刺激牙髓,使牙髓产生慢性炎症改变。当细菌毒力增强或机体抵抗力下降时,也可转化为急性牙髓炎。

【临床表现】 患牙多有深龋,髓腔未开放,患者无明显的自发痛,但常有冷热刺激痛史。这种疼痛常放射到患侧头部、颌面部,去除刺激后疼痛仍持续较长时间。有时可为阵发性钝痛。温度改变常可引起轻度疼痛,刺激去除后疼痛仍可持续一段时间,炎症扩散到根尖周牙周膜时有轻度的咬合痛和叩痛。

【病理变化】 病变局限在龋损对应的牙髓端,镜下可见牙髓血管扩张充血、组织水肿,有不同程度淋巴细胞、浆细胞、巨噬细胞、中性粒细胞浸润,同时可伴有毛细血管和成纤维细胞增生,肉芽组织形成。随病程迁延,有成束的胶原纤维环绕炎症区周围,或有小脓肿形成,周围有纤维组织包绕(图10-4)。病程长者,有时可见修复性牙本质形成。

(二)慢性溃疡性牙髓炎

慢性溃疡性牙髓炎(chronic ulcerative pulpitis)患牙牙髓组织暴露于口腔。通常发生在穿髓孔较大、髓腔开放或急性牙髓炎应急处理后未继续进一步治疗的病例。

【临床表现】 慢性溃疡性牙髓炎(chronic ulcerative pulpitis)患者多数无自发性疼痛,其典型临床特征是温度刺激痛,食物嵌入洞内时可引起不同程度的疼痛,进食酸甜食物也可引起疼痛。若穿髓孔小或牙髓溃疡面的坏死组织多时,也可出现患牙咬合不适或咬合痛等症状。检查时可见深龋或外伤,髓腔已开放。

【病理变化】 镜下可见患牙有较大的穿髓孔,表面有食物残屑、炎性渗出物及坏死组织覆盖,有时可见钙化物沉积,其下方为炎性肉芽组织和一些新生的胶原纤维。深部有活力牙髓组织表现为血管扩张充血,其中有散在淋巴细胞、浆细胞、巨噬细胞浸润(图10-5)。

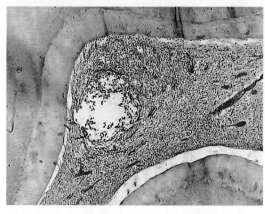

图10-4 慢性闭锁性牙髓炎,炎症细胞浸润并形成局限性脓肿,毛细血管及成纤维细胞增生活跃,肉芽组织形成

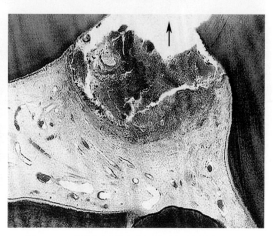

图10-5 慢性溃疡性牙髓炎(箭头示穿髓孔)

慢性溃疡性牙髓炎病程缓慢,如果早期得到及时而彻底的治疗,可保存部分活髓,否则,炎症将累及整个牙髓组织,导致牙髓坏死。

(三)慢性增生性牙髓炎

慢性增生性牙髓炎(chronic hyperplastic pulpitis)又名牙髓息肉,多见于儿童及青少年,常发生在乳磨牙及第一磨牙,患牙一般有较大穿髓孔,根管粗大,血运丰富,牙髓组织炎性增生。

【临床表现】　慢性增生性牙髓炎多无明显疼痛症状。增生的牙髓呈暗红色或粉红色,检查可见穿髓孔大,龋洞内充满柔软红色或粉红色软组织,自龋洞突向口腔,进食时易出血或有轻微疼痛,探诊易出血,由于增生的牙髓组织中含神经纤维很少,故对刺激不敏感,探痛不明显。

【病理变化】　炎性增生的牙髓组织填于龋洞内或突向口腔,根据慢性增生性牙髓炎构成成分的不同,可将其分为溃疡型和上皮型。溃疡型慢性增生性牙髓炎外观常呈红色或暗红色,探之易出血。显微镜下观察主要为增生的炎性肉芽组织充填于龋洞中或突出于龋洞外(图10-6),表面无上皮覆盖,为炎性渗出物和坏死组织被覆,深层为新生的毛细血管、成纤维细胞和散在的淋巴细胞、浆细胞、巨噬细胞和中性粒细胞等炎症细胞浸润。病程长者可见较多的成纤维细胞和胶原纤维。上皮型慢性增生性牙髓炎肉眼观察呈粉红色,较坚实,探诊不易出血。显微镜下见息肉由大量成纤维细胞和胶原纤维构成,其中散在淋巴细胞、浆细胞浸润,表面有复层鳞状上皮覆盖(图10-7)。上皮可由口腔黏膜脱落细胞分裂增殖而来,或由龋洞邻近的牙龈上皮增殖而来。

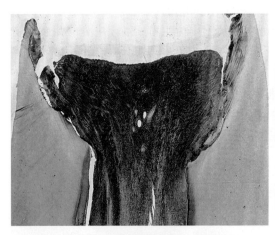 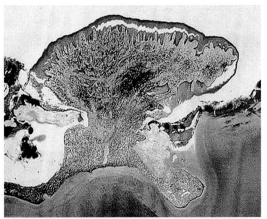

图 10-6　慢性增生性牙髓炎(溃疡型)　　　　　图 10-7　慢性增生性牙髓炎(上皮型)

慢性牙髓炎中还有一型较特殊的牙髓炎称残髓炎(residual pulpitis),残髓炎是发生在残留于根管内的牙髓组织的炎症,常发生于干髓术后数月甚至数年,其次见于活髓切断术失败的患牙。牙髓塑化治疗时塑化不全或多根牙根管治疗时遗漏的根管均可继发残髓炎。临床表现为放射痛、冷热刺激痛,有时也可发生剧烈的自发性阵痛。因炎症发生在近根尖孔处的牙髓组织,故患牙常伴咬合不适或咬合痛。其病理学上常表现为慢性炎症,即残留牙髓血管扩张充血、组织水肿,淋巴细胞、浆细胞、中性粒细胞等炎症细胞浸润,严重者也可见牙髓脓肿或坏死。

第二节　牙髓变性和坏死

一、牙髓变性

牙髓变性（degeneration of the pulp）是由于牙髓组织受到长期慢性刺激，或因年龄增高根尖孔缩窄，牙髓血供不足，使其代谢障碍而表现的退行性变。这种改变是缓慢的渐进性过程，一般无临床症状。常见的牙髓变性有以下几种：

（一）成牙本质细胞空泡性变（vacuolar degeneration of the odontoblastic layer）

成牙本质细胞空泡性变是指在成牙本质细胞内和细胞间有液体积聚形成空泡。镜下见成牙本质细胞体积变小，邻近成牙本质细胞由于受挤压，使体积缩小变形，一些细胞挤压在一起，似稻草束。严重时成牙本质细胞数目减少，甚至消失，仅留下一些空泡（图10-8）。这种情况常常是牙髓对炎症、洞型制备、有刺激性充填物等刺激所产生的早期反应。

（二）牙髓网状萎缩（reticular atrophy of the pulp）

牙髓网状萎缩多由于牙髓血供不足，牙髓组织中液体积聚，使牙髓细胞减少，成牙本质细胞、血管、神经因受挤压而消失，牙髓呈现纤维网状结构（图10-9）。这种情况多见于老年人牙髓。

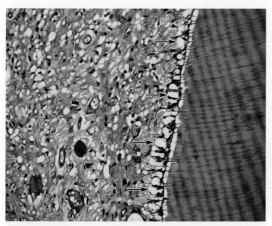

图10-8　成牙本质细胞层空泡性变

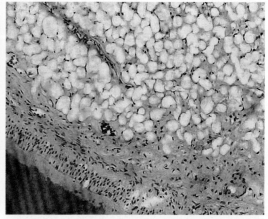

图10-9　牙髓网状萎缩，牙髓出现空泡状间隙，牙髓细胞减少，纤维增多，呈现纤维网状结构

（三）牙髓纤维性变（fibrous degeneration of the pulp）

牙髓纤维性变常因牙髓血供不足，牙髓细胞、血管、神经减少，纤维成分增多，严重者细胞成分完全消失，仅留一些粗大的纤维束或发生玻璃样变性（图10-10）。肉眼可见牙髓苍白坚韧，多见于老年人牙髓。

（四）牙髓钙化（pulp calcification）

牙髓钙化是指牙髓组织由于营养不良或组织变性，并在此基础上钙盐沉积所形成的大小不等的钙化团块。牙髓钙化有以下两种形式：一种称髓石（pulp stone），多见于髓室内，髓石常由于某些刺激致牙髓细胞变性、坏死，并成为钙化中心，钙盐层层沉积而成，为一些大小不

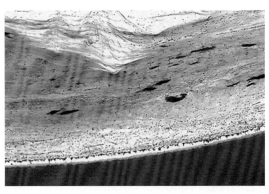

图 10-10　牙髓纤维性变,牙髓细胞、血管、神经减
少甚至消失,纤维成分增多,伴有不规则钙化

等的圆形或卵圆形钙化团块,常呈同心圆状排列,部分髓石内含有不规则的牙本质小管。髓石可游离于髓室内(图 10-11A),或附着于髓室壁,有时充满髓室,妨碍牙髓和根管治疗。髓石一般无明显临床症状,个别情况可出现与体位改变有关的自发痛。疼痛也可沿三叉神经分布区放射。X 线片可显示髓腔阻射影。另一种是弥散性钙化(disseminated calcification),常散在于根管内,表现为似砂砾状的钙盐颗粒,沿根管长轴沉积于纤维样变性或玻璃样变性的根髓组织上,少数见于冠髓。小颗粒也可融合而形成较大的团块(图 10-11B)。

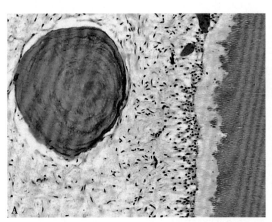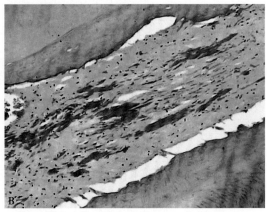

图 10-11　牙髓钙化
A. 髓石,多见于髓室内　B. 弥散性钙化,多见于根管内

二、牙髓坏死

牙髓坏死(necrosis of pulp)常是未经治疗的牙髓炎的自然结局,多数有细菌感染。正畸治疗时施力不当,使根尖血管断裂或栓塞致牙髓血供受阻,导致牙髓坏死。修复治疗行牙体预备时的手术切割过度产热刺激牙髓,使用某些充填材料如硅酸盐粘固粉、复合树脂等材料的化学刺激等均可导致牙髓坏死。老年人牙髓营养不良而出现退行性变,若严重供血不足时,可发展为牙髓坏死,又称为牙髓渐进性坏死(pulp necrobiosis)。

若牙髓坏死伴有腐败菌感染使牙髓呈现黑绿色外观,称为牙髓坏疽(gangrene of pulp)。

牙髓坏疽使坏死的牙髓组织具有特殊的颜色改变是由于坏死组织被腐败菌分解产生硫化氢，与血红蛋白分解出来的铁相结合，形成黑色的硫化铁，使坏死组织变成黑色。而且，蛋白质分解时会产生吲哚类物质，散发出恶臭的气味。牙髓坏死如未经及时治疗，病变可向根尖周扩散，导致根尖周炎。

【临床表现】 牙髓坏死一般无自觉症状。常因牙冠变色而就诊。多数有急慢性牙髓炎病史或外伤史等。检查时牙齿失去正常光泽，多呈暗黄色或青灰色，牙髓活力测验无反应。牙髓渐进性坏死合并感染时可出现自发痛、阵发痛或放射痛，合并根尖周炎，可出现咀嚼痛和叩痛。若牙髓坏疽，开髓时多有恶臭。

【病理变化】 镜下观牙髓结构消失，牙髓细胞核固缩、核碎裂、核溶解。整个牙髓呈现无结构的红染颗粒（图10-12）。炎症引起者因细菌及中性粒细胞、巨噬细胞的溶解导致牙髓液化，髓室、根管变空。

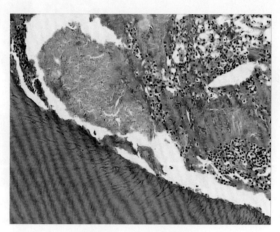

图10-12 牙髓坏死，牙髓细胞核固缩、溶解，牙髓结构消失，呈现为无结构的红染颗粒

第三节 牙 体 吸 收

牙体吸收（resorption of teeth）有生理性吸收和病理性吸收之分。生理性吸收发生在正常乳恒牙交替时，由于恒牙萌出时所产生的压力，使乳牙根吸收。病理性牙体吸收包括牙内吸收和牙外吸收两种。

一、牙内吸收

牙内吸收（internal tooth resorption）是指从牙髓腔内壁开始向牙表面的吸收，牙内吸收可能是由于某些刺激而致牙髓被炎性肉芽组织取代。炎性介质激活破骨细胞所引起。慢性增生性牙髓炎、活髓切断术或盖髓术、长期处于慢性殆创伤的牙可发生牙内吸收。

【临床表现】 牙内吸收较少见，多数发生在单个牙，一般无自觉症状，也可有冷热刺激痛表现。严重牙内吸收者也可表现自发性、阵发性、放射性痛。若吸收发生在冠部，当吸收接近牙表面时，肉芽组织颜色可透过薄层牙釉质，使牙冠显示出粉红色的斑点。严重牙内吸收可致患牙穿孔、破损或折断。X线片可见患牙显示圆形或卵圆形透射区，或髓腔里边缘不规则的透射区（图10-13A）。

【病理变化】　镜下观察，牙髓部分或全部被肉芽组织取代，有增生的毛细血管、成纤维细胞和弥漫浸润的急慢性炎症细胞。成牙本质细胞和前期牙本质消失。牙本质髓腔面有不同程度的吸收，出现不规则的凹陷，在凹陷内可见多核的破骨细胞。增生的肉芽组织充满髓室及吸收凹陷处（图10-13B）。有时可见吸收和修复两种过程同时出现。吸收陷窝部分或全部被修复性牙本质或骨样牙本质所替代，部分病例修复性牙本质或骨样牙本质又可出现再一次吸收。牙内吸收须经根管治疗去除牙髓内肉芽组织才能使吸收停止。严重牙内吸收甚至穿通牙本质和牙釉质或牙本质和牙骨质。

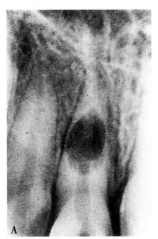
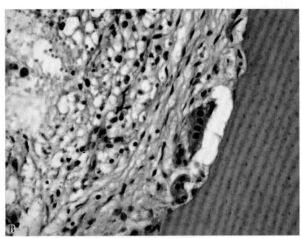

图 10-13　牙内吸收

A. X线片示牙根部有卵圆形吸收阴影　B. 组织切片示牙本质内壁呈现凹陷状吸收，可见多核破骨细胞

二、牙外吸收

牙外吸收（external tooth resorption）是指从牙体表面开始的吸收过程，主要发生在恒牙根部。发病原因很多，如慢性根尖脓肿、根尖肉芽肿皆可引起牙根吸收。生长在牙根附近的肿瘤和囊肿也可使牙根在受压移位的同时发生吸收。牙周炎有深牙周袋时牙体可发生吸收。完全阻生或埋伏牙，有时可压迫邻近牙使其冠部或根部发生吸收。再植牙的牙根可发生严重的吸收而脱落。过大的咬合力和正畸治疗时超过生理限度的机械力，皆可使牙根的多数区域发生吸收。此外，正常成年人也有无任何明显原因的恒牙根吸收，但这种吸收通常是轻微的。

【病理变化】　在显微镜下观察，被吸收牙根表面出现蚕食状小凹陷，如处于吸收活动期，可见凹陷内有破骨细胞（图10-14）。若吸收相对静止时，则无破骨细

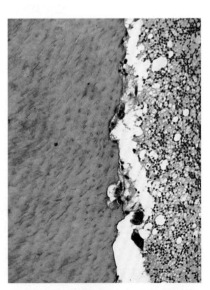

图 10-14　牙外吸收，可见牙本质吸收陷窝，内有破骨细胞

胞。若刺激减弱或机体抵抗力增强时，则吸收陷窝被新形成的牙骨质修复。

思考题

1. 简述慢性牙髓炎的病理类型。
2. 简述常见的牙髓变性的种类。
3. 急性牙髓炎的病理特征有哪些？
4. 简述牙髓钙化的病变类型及形态特征。

（杨丽芳　杨　鑫）

第十一章　根尖周炎

　学习目标

1. 掌握：各型急慢性根尖周炎的病理变化。
2. 熟悉：根尖周肉芽肿的发展变化；根尖周炎与龋病、牙髓病之间的关系。
3. 了解：根尖周炎的病因；各型根尖周炎的临床表现。

根尖周炎（periapical periodontitis）是指发生在牙根尖部及其周围组织的炎症性疾病。多为牙髓病的继发病变，特别是牙髓炎未得到治疗或治疗不彻底，感染牙髓的细菌及其代谢产物经根尖孔扩散至根尖周组织，引起急性或慢性炎症反应。根尖周炎往往以牙周膜受累为主，也常波及根尖周围牙槽骨和牙骨质，导致其吸收、破坏。

尽管根尖周炎发生部位局限在狭窄的根尖部，但是由于根尖周组织的循环、神经系统不同于牙髓，因此根尖周炎和牙髓炎相比，它具有以下特点：①根尖周组织有丰富的血管网和良好的侧支循环系统，炎症时组织的修复能力较强；②牙周膜内有本体感受器，炎症时感觉敏锐，且可以明确定位患牙；③根尖周组织内的淋巴循环较丰富，炎症时可出现引流区域淋巴结肿大。

【病因】

1. 细菌感染　细菌感染是引起根尖周炎最主要的原因。引起根尖周炎的细菌种类繁多，通常是以厌氧菌为主的混合感染。导致细菌感染根尖周组织的途径有：①牙髓炎和牙髓坏死时，细菌及其毒素、脓性渗出物等可经根管通过根尖孔进入根尖周组织，这是最常见的感染途径；②牙周炎时细菌及其毒素可经深牙周袋扩散至根尖周组织；③当根尖周组织有创伤等情况下，细菌偶也可经血液循环进入根尖周组织。

细菌发挥致病作用的机制主要是通过菌体内毒素及其代谢产物，通过产生各种酶类和刺激机体产生细胞因子，尤其是白细胞介素（interleukin，IL）、肿瘤坏死因子（tumor necrosis factor，TNF）、前列腺素（prostaglandin，PG）等，介导细胞外基质，激活破骨细胞，直接或间接破坏根尖周组织，引起根尖周结缔组织和牙槽骨组织降解、破坏和吸收。

2. 物理刺激　急剧的外力作用如跌倒、碰撞、突然咬硬物等，使根尖周组织受到猛烈创伤。根管治疗器械穿出根尖孔，不仅损伤根尖周组织，还有可能将细菌带入根尖周组织。各种因素引起的咬合创伤也可损伤根尖周组织，诱发根尖周炎。

3. 化学刺激 化学刺激导致的根尖周炎多为医源性,常由于根管治疗时所使用的药物量过大、刺激性过强或时间过长引起,如亚砷酸用量过多或封药时间过长,或者根管内放置酚、醛等腐蚀性药物浸出根尖孔外,尤其多见于年轻恒牙或根尖孔较粗大的患者。

4. 免疫因素 进入根尖周组织的细菌及其代谢产物既可作为感染源造成直接破坏,又可作为抗原物质诱发机体产生免疫反应,间接导致根尖周组织炎症。根尖周炎既是非特异性炎症反应,同时特异性的细胞免疫和体液免疫也参与了疾病的发生发展过程。研究证实,在根尖周炎组织中浸润的细胞以 T 淋巴细胞为主,其中辅助性 T 淋巴细胞通过活化巨噬细胞,促进多种细胞因子分泌,如白细胞介素、前列腺素、血栓素等,导致局部骨吸收、胶原降解,使病变扩大。也有学者在根尖肉芽肿和囊肿组织中检出以 IgG 为主的免疫球蛋白,因此认为体液免疫也促进了根尖周炎的发展。在体液免疫中抗原抗体复合物在中和细菌及毒素的同时,激活补体,释放一系列致炎因子,使炎症加重。

根尖周组织对外界刺激可作出不同的反应。若刺激的强度高,机体抵抗力弱,则表现为变质、渗出为主的急性炎症;若刺激强度低,机体抵抗力强,则表现为以增生为主的慢性炎症。当机体抵抗力下降或细菌毒力增强时,慢性炎症可急性发作。

第一节 急性根尖周炎

急性根尖周炎(acute periapical periodontitis)多由牙髓炎或牙髓坏死直接发展而来,少数由咬合创伤或外伤引起,临床上最常见的是慢性根尖周炎的急性发作。当根管内的感染进入根尖周组织时,若病原刺激毒力强,且机体抵抗力较弱时,病变就表现为急性炎症。按炎症的发展过程,急性根尖周炎一般可分为浆液性和化脓性两个阶段。

一、急性浆液性根尖周炎

【临床表现】 病变早期由于根尖牙周膜内炎性渗出物增加,局部压力升高,使患牙稍高出牙槽窝,临床表现为患牙浮出发胀感,咬合时有早接触和不舒适感,可有轻度疼痛,此时咬紧患牙时疼痛可缓解。随着病情继续发展,根尖周局部炎性渗出增加使压力进一步升高,患牙伸长感或浮出感更加明显,出现持续性自发性痛,叩痛明显,咬合时疼痛加剧。疼痛不受温度变化的影响,且能准确定位。

【病理变化】 急性浆液性根尖周炎是根尖周炎的初期,主要表现为根尖部牙周膜组织血管扩张充血、浆液渗出,组织水肿,有少量中性粒细胞浸润。急性浆液性根尖周炎的病变过程往往很短,如果细菌毒力强,机体抵抗力弱,局部引流不畅,则很快发展为化脓性炎症;反之,如果细菌毒力弱,机体抵抗力强,炎性渗出得到引流但未彻底治疗,则可转为慢性根尖周炎。

二、急性化脓性根尖周炎

急性化脓性根尖周炎常由急性浆液性根尖周炎发展而来,也可为慢性根尖周炎急性发作。后者可在 X 线片上显示根尖周牙槽骨和牙骨质破坏的透射影。

【临床表现】 早期患牙浮起或松动,伴有全身不适、发热、白细胞增多。当脓肿位于骨膜下疼痛最剧烈。临床检查可见患牙有深龋或变色,失去光泽,对叩诊敏感。

急性化脓性根尖周炎依其脓液相对集聚不同区域的发展过程,在临床上分别表现为以下三个阶段:

1. 根尖脓肿 当脓液集聚在根尖牙周膜中形成根尖脓肿时,患牙浮出感明显,有自发性、持续性跳痛,咬合或叩击时疼痛加剧。

2. 骨膜下脓肿 当脓液穿破牙槽骨集聚在骨膜下形成骨膜下脓肿时,由于骨膜致密坚韧,张力大,疼痛最剧烈。患牙叩痛明显,牙龈红肿,根尖区肿胀明显,移行沟变平,有明显的压痛,扪诊深部有波动感。此时常伴有全身不适,发热,白细胞增多,可出现引流区域淋巴结肿大疼痛。

3. 黏膜下或皮下脓肿 一旦脓液穿破骨膜达黏膜下形成黏膜下脓肿时,疼痛缓解,但局部肿胀更加明显,根尖区常呈半球形隆起,扪诊时有明显波动感。如脓液不能及时引流,可向周围组织扩散引发广泛的化脓性炎症,面部相应部位出现弥漫性红肿、疼痛及张口受限。黏膜下脓肿破溃排脓后使急性炎症转为慢性,常有瘘管形成,当机体抵抗力下降时又可急性发作。当炎症波及皮下时可引起皮下脓肿,破溃时形成皮瘘。

急性根尖脓肿因病程进展快,尚不足以引起骨质吸收,X线片仅见患牙根尖周间隙增宽,围绕根尖周的硬骨板不如正常清楚。

【病理变化】 随着炎症进一步发展,细菌及毒素作用使局部组织坏死,大量中性粒细胞在炎症介质趋化作用下,渗出并游走到病变根尖周牙周膜中。中性粒细胞在吞噬细菌及其产物的同时,崩解释放出蛋白溶解酶,使坏死组织液化,脓肿形成(图11-1)。脓肿中心为崩解液化的坏死组织和脓细胞,周围有中性粒细胞围绕,边缘区可见淋巴细胞、浆细胞、巨噬细胞等浸润。早期脓肿局限于根尖孔附近的牙周膜内,炎症继续发展,导致根尖牙周膜坏死,脓肿范围扩大,周围牙槽骨骨髓腔内有中性粒细胞浸润。病变向周围牙槽骨扩散,形成局限性的牙槽突骨髓炎,此时在临床上称急性化脓性根尖周炎,也称急性牙槽脓肿。此时若脓液得不到及时引流,导致其向根尖周围更广泛的区域扩散,并从组织结构较薄弱之处排脓。常见的排脓途径有:①经黏膜下或皮下排脓,此为最常见的排脓途径。脓液穿破唇(颊)侧或舌(腭)侧骨组织首先到达骨膜下,形成骨膜下脓肿。然后,脓液穿破骨膜到达黏膜下或皮下,形成黏膜下或皮下脓肿(图11-2)。最后,脓液穿破黏膜或皮肤排脓,形成牙龈或皮肤瘘管,病变逐渐转变为慢性。②经根管自龋洞排脓至口腔。因其对周围组织破坏

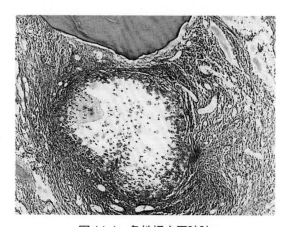

图 11-1 急性根尖周脓肿

较小，故为最理想的排脓途径。③经牙周膜自龈沟或牙周袋排脓，多见于乳牙及有深牙周袋的牙。④极少数情况下，脓液可穿破上颌窦壁引起化脓性上颌窦炎。

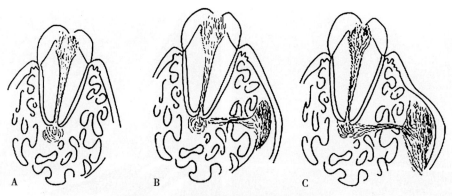

图 11-2　急性化脓性根尖周炎发展模式
A. 脓液积聚于根尖周组织内　B. 脓液积聚于骨膜下　C. 脓液进入黏膜下或皮下

第二节　慢性根尖周炎

慢性根尖周炎是由于根尖周急性炎症未能彻底治愈或根管内的感染或病原刺激物长期作用于根尖周组织形成的慢性炎症反应，常表现为炎性肉芽组织增生和牙槽骨的破坏，一般没有明显的疼痛症状。慢性根尖周炎常见的类型主要有根尖周肉芽肿、慢性根尖周脓肿和根尖周囊肿。本节只介绍前两类，根尖周囊肿见相应章节。

一、根尖周肉芽肿

根尖周肉芽肿（periapical granuloma）是根尖周组织受病原微生物及其代谢产物的长期缓慢刺激，以增生为主的炎症反应，根尖周正常组织结构被破坏，肉芽组织取代根尖周组织。

【临床表现】　临床一般无明显自觉症状，部分患者感觉牙齿轻度伸长、咀嚼乏力或不适，偶有轻微疼痛，患牙多有深龋洞或由于牙髓坏死致牙冠变色和失去光泽。X线检查可见根尖区有边界清楚的圆形透射阴影，直径一般不超过1cm，周围骨质正常或稍致密。

【病理变化】　肉眼观，患牙根尖部附有一团软组织，表现光滑有被膜，并与牙周膜相连，故而可随患牙一同拔出。镜下观察，根尖区有增生的肉芽组织团块（图11-3），其主要成分有新生的毛细血管、成纤维细胞及各种炎症细胞如中性粒细胞、淋巴细胞、浆细胞和巨噬细胞等散在浸润。炎性肉芽组织外周常有纤维组织包绕，以限制炎症向周围扩展。肉芽组织中还可见吞噬脂质的泡沫细胞呈灶性分布（图11-4），

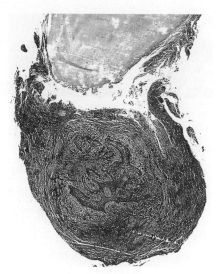

图 11-3　根尖肉芽肿，根尖区炎性肉芽组织增生，外周有纤维包绕

胆固醇晶体在制片过程中溶解后遗留的针状裂隙存在（图11-5），裂隙周围可见多核巨细胞反应。根尖区牙骨质和牙槽骨可发生吸收。

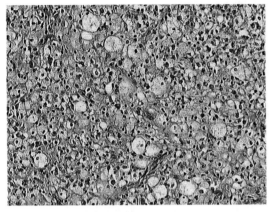

图11-4 根尖肉芽肿内可见成片的吞噬脂质的泡沫细胞

图11-5 胆固醇晶体呈针状裂隙（箭头所示）

根尖肉芽肿内常可见增生的上皮团或上皮条索相互交织成网状（图11-6）。这些上皮可能来源于：①牙周膜的 Malassez 上皮剩余；②经瘘道口长入的口腔上皮；③牙周袋袋壁上皮；④呼吸道上皮，见于病变与上颌窦相通的病例。

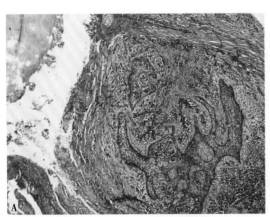
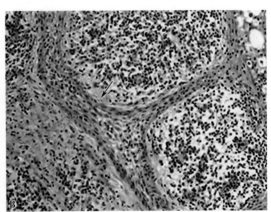

图11-6 根尖肉芽肿内网状增生的上皮

A. 低倍镜观 B. 高倍镜观（箭头所示）

【根尖肉芽肿的发展变化】 根尖周肉芽肿病变可保持相对稳定的状态，维持较长时间，但常随机体抵抗力、病原刺激强度的变化而改变。

1. 迁延不愈 病变保持相对稳定状态。当身体抵抗力较强而病原刺激较弱时，肉芽组织内纤维成分增多，牙槽骨和根尖周牙骨质吸收暂停或有修复性新骨和新牙骨质形成，使病变缩小；相反，当机体抵抗力下降而病原刺激增强时，则炎症加重，炎症细胞浸润增多，牙骨质及牙槽骨吸收活跃，病变范围增大。

2. 脓肿形成 根尖肉芽肿体积增大时，其中心可因缺血而发生液化、坏死，形成脓肿。

当机体抵抗力下降而病原刺激增强时，则发展为急性牙槽脓肿，此时可出现急性根尖周炎的症状，脓液自行穿破骨壁，并在相应根尖区牙龈上形成瘘管，引流后也可转为慢性牙槽脓肿。因此，临床上常有反复疼痛、肿胀的病史。

3. 囊肿形成　根尖肉芽肿内上皮的炎性增生可通过以下方式转变为根尖周囊肿：①肉芽肿内增生的上皮团中央部分因营养障碍而发生变性、坏死、液化，渗透压增高，吸引周围组织液而发展为囊肿；②增生的上皮包裹的炎性肉芽组织发生退变、坏死后形成囊肿；③增生的上皮被覆脓腔，待炎症缓解后转变成囊肿。由于囊腔内小分子物质使腔内渗透压增高，随着外周的组织液不断渗入囊腔，从而使囊肿不断增大（图 11-7）。

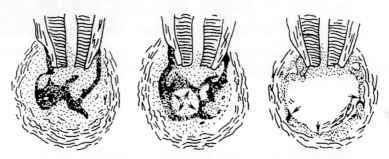

图 11-7　上皮性根尖周肉芽肿发展成根尖周囊肿的过程示意图

4. 致密性骨炎形成　部分年轻患者在抵抗力强、感染轻微的情况下，炎症缓解，根尖周肉芽肿可呈现修复性反应。吸收的牙槽骨重新沉积，骨小梁增生变密，骨密度增大，骨髓腔缩小，髓腔中纤维组织增生。同时，吸收破坏的根尖牙骨质也出现增生修复，甚至过度沉积而增厚。X 线片示根尖周局灶性阻射影，与周围正常骨分界不清，称为致密性骨炎。

二、慢性根尖周脓肿

慢性根尖周脓肿（chronic periapical abscess）又称慢性牙槽脓肿，常由于急性牙槽脓肿经应急处理或自行穿破引流后，未彻底治疗迁延转变而成，也可以由根尖肉芽肿发展而来。

【临床表现】　患者多无明显自觉症状，部分患者有咀嚼不适或咀嚼痛。患牙多有龋坏并有牙髓炎病史。有瘘管形成者可见患牙相对应的皮肤或龈黏膜上有红色肉芽状外观的瘘管口，时有脓液排出。在机体抵抗力降低或瘘管口被阻塞时，可转变为急性脓肿。X 线片示根尖周呈现边界模糊不清的不规则透射区，其周围骨质较疏松而呈云雾状。

【病理变化】　肉眼观察，拔下的患牙根尖区有污秽的脓性分泌物黏附，根尖粗糙不平。镜下观察，根尖区牙周膜内脓肿形成，脓肿中央为坏死液化组织和脓细胞，周围为炎性肉芽组织，其中散在炎症细胞浸润，并可见新生毛细血管。肉芽组织外周由纤维结缔组织包绕（图 11-8）。根尖部牙槽骨和牙骨质呈现不同程度的吸收破坏。

当慢性根尖周脓肿的脓液穿破黏膜或皮肤时，可形成龈瘘或皮瘘。瘘管壁内衬复层鳞状上皮（图 11-9）。这些上皮可来自牙周膜中的 Malassez 上皮剩余，也可由口腔黏膜上皮或皮肤上皮经瘘管口长入。瘘管壁上皮下毛细血管扩张，组织水肿，有炎症细胞浸润。

从龋病到根尖周炎可以是一个连续发展的过程。机体抵抗力强弱、细菌数量的多少及毒力大小、局部组织状况等可影响牙髓病与根尖周病各种病变类型之间相互转变。如在急性炎症阶段，若治疗及时而适当，机体抵抗力较强，则急性过程可以转为慢性过程或痊愈；

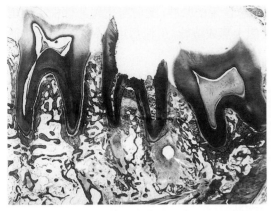 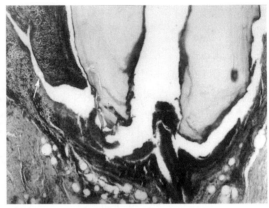

图 11-8 慢性根尖周脓肿末期龋根尖部病灶中央坏死液化形成脓腔(白色箭头所示),周围肉芽组织环绕

图 11-9 慢性牙槽脓肿,根尖周组织破坏形成瘘管(白色箭头示),脓液由此排出

慢性炎症在全身健康状况较差、机体抵抗力降低时也可急性发作。根尖周病在机体抵抗力弱时还可进一步发展为颌骨骨髓炎或颌面间隙感染。

龋病发展为牙髓炎和根尖周炎以及各型之间相互转变的关系如图 11-10。

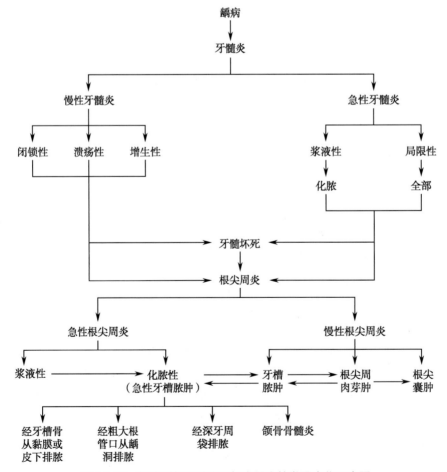

图 11-10 龋病引起牙髓炎和根尖周炎的发展变化示意图

思考题

1. 急性化脓性根尖周炎的排脓途径有哪些？
2. 简述根尖肉芽肿的病理特点。
3. 慢性根尖周脓肿、根尖周肉芽肿和根尖周囊肿是怎样相互转化的？
4. 简述龋病到根尖周炎的发展过程。

（傅卓凌　杨　鑫）

第十二章 牙周组织病

　　牙周组织病是指发生于牙的支持组织的疾病，又称为牙周病。牙周病从广义上讲，包括牙龈病和牙周炎。狭义上来说，牙周病就是通常所说的牙周炎，不包括牙龈病。牙龈病是指仅局限于牙龈组织的一类疾病，病变不侵犯深部的牙周组织，以牙龈炎最为多见。此外，还有龈增生、坏死等病理改变。而牙周炎的病变从牙龈波及深部牙周组织的牙周膜、牙槽骨及牙骨质，可导致牙齿松动、脱落，最后使咀嚼功能丧失。导致这两类疾病发生的始动因子就是牙菌斑。菌斑微生物是牙周病发生的始动因子，是引发牙周组织炎症及破坏的必要因素。临床上所说的牙周病专指由牙菌斑诱发的牙周组织的炎症性疾病。此外，牙周组织病还包括某些其他牙龈疾病和发生在牙周组织的其他病理改变，如牙周变性、牙周创伤和牙周萎缩等。

　　牙周组织病是口腔最常见的两大主要疾病（龋病与牙周病）之一，其中牙周炎是破坏咀嚼器官，导致拔牙的主要原因。大量研究已表明，牙周病与全身健康存在相关性，一方面牙周病会对全身诸多器官系统产生影响；另一方面全身性的疾病又可影响牙周炎的发生和发展。因此，牙周组织病的研究和防治工作，是口腔医学中重要的课题和任务。

第一节 牙 龈 病

　　牙龈病分为牙菌斑性牙龈病（dental plaque-induced gingival disease）和非菌斑性牙龈病（non-plaque-induced gingival lesions）两大类。其中最常见的是口腔内菌斑引起的慢性龈炎。慢性龈炎病变局限于牙龈组织，无深部牙周组织的破坏。牙菌斑性牙龈病在临床上的表现可受以下因素的影响：①全身性因素（如内分泌紊乱等）；②药物性因素；③营养不良等因素。还有一些与菌斑无关的非菌斑性龈病损，大多数不是一种独立的疾病，而是其他疾病出现在牙龈上的一种表征。

一、牙菌斑性牙龈病

（一）慢性龈炎

慢性龈炎（chronic gingivitis）因其病变主要局限于牙龈的边缘部位，故又称为边缘性龈炎，当炎症局限于龈乳头时，称为牙龈乳头炎。慢性龈炎是常见的口腔疾病。慢性龈炎可长期单独存在，但其中一少部分也可能会发展为牙周炎。

【病因】 慢性龈炎主要是口腔细菌及其毒性产物引起的牙龈慢性非特异性炎症。近年研究发现牙龈炎的可疑致病菌有：黏性放线菌、牙龈二氧化碳嗜纤维菌等。局部刺激因素如牙垢、牙石、食物嵌塞及不良修复体等均可促进或加重龈炎的发生、发展。

【临床表现】 此病在口腔卫生不良者多见。龈缘及龈乳头充血、红肿、光亮、松软。刷牙、进食可引起牙龈出血。有的患者龈缘明显肿胀、增生，质地较坚实。

【病理变化】 病变局限于游离龈、龈乳头及龈沟底部附近。龈沟上皮增生，上皮钉突伸长或交织呈网状。上皮下方结缔组织中可见血管增生、扩张、充血，中性粒细胞浸润，下方的组织中可见大量的淋巴细胞（主要为 T 淋巴细胞），还可见少量浆细胞，病变的区域内胶原纤维大多变性破坏（图 12-1）。

根据镜下表现可分为炎症水肿型和纤维增生型，前者结缔组织水肿明显，血管增生扩张，大量炎症细胞浸润为主；后者表现为结缔组织纤维增生，有少量淋巴细胞及浆细胞浸润。这两种炎症只发生在牙龈组织内。深部牙周膜及牙槽骨无破坏。

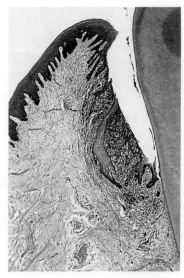

图 12-1 慢性龈炎，炎症浸润范围局限牙龈沟底，龈沟上皮增生呈网状，牙周膜、牙槽骨未波及

（二）龈增生

龈增生（gingival hyperplasia）指由于多种因素引起的牙龈组织增生，又称增生性龈炎。

【病因】 主要由全身性因素引起，常合并局部菌斑感染或其他局部刺激因素而呈现炎症性的增生。内分泌因素引起的牙龈增生，可见于青春期龈炎、妊娠期龈炎。药物性龈炎主要是由于服用某种药物引起的龈增生，如服用抗癫痫药物苯妥英钠或使用某些免疫抑制剂。蛋白质、叶酸、维生素 C 以及微量元素锌等缺乏，以及某些血液病等，也会引起牙龈增生。

【临床表现】 牙龈弥漫性或局限性增生肿大可覆盖部分牙冠，形成假性牙周袋。苯妥英钠龈增生多发生于前牙唇侧，龈乳头增大，龈表面常呈颗粒结节样改变。与内分泌相关的龈增生，一旦青春期或妊娠过后，病变会逐渐消退。药物性龈增生，停药后通常也可逆转。

【病理变化】 龈增生时，主要病理变化为纤维组织增生，粗大的胶原纤维形成瘢痕样结构，一般炎症不明显。合并感染时，则有慢性龈炎表现，出现胶原纤维水肿变性、毛细血管增生扩张及慢性炎症细胞浸润等变化。

（三）伴白血病性龈炎

伴白血病性龈炎（gingivitis with leukemia）是指由白血病引起的牙龈增大，且增大的组织呈不规则性,实质为大量的幼稚白细胞浸润取代了牙龈组织,并非牙龈结缔组织本身的增生,也可称白血病性龈增大。

【临床表现】 各型白血病在口腔的表征。最突出的表现为牙龈增大,还会出现牙槽骨疏松,口腔黏膜自发性出血,局部淋巴结肿大。有些白血病患者在疾病早期最早的变化为龈增大,但肿大的牙龈形状不同于一般的炎症性龈增生,具体表现为增大牙龈表面不平,常呈结节状突起,颜色不均,还可合并龈缘糜烂、坏死。

【病理变化】 牙龈组织中可见大量不成熟的幼稚白细胞(图12-2),聚集在固有层下方深层的结缔组织中,而不侵犯固有层,同时可使血管栓塞,可见血管扩张、充血或出血。白细胞的坏死可导致牙龈形成坏死性溃疡。若合并菌斑感染,可并发牙龈炎的各种病理变化。

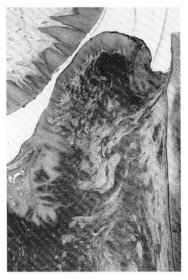

图 12-2 伴白血病性龈炎,牙龈组织中可见大量幼稚白细胞浸润

二、非菌斑性牙龈病

(一)急性坏死性溃疡性龈炎

急性坏死性溃疡性龈炎(acute necrotizing ulcerative gingivitis)也称急性坏死性龈炎、文森龈炎、战壕口炎等。其重症型可从牙龈溃疡发展到坏疽性口炎(走马疳),死亡率极高,如果未经治疗,大多数患者将死于败血症,因此应早期发现,早期防治。

【病因】 梭形杆菌及文森螺旋体是本病的主要致病菌,它们广泛存在于牙龈沟或牙周袋深部,为厌氧菌,但一般并不致病。当机体抵抗力降低,如营养不良、严重的全身性疾病,并加上口腔不洁等局部因素,致使两种细菌大量繁殖,毒性增强,引起发病。战壕口炎一词也说明本病在战壕等恶劣环境下易发病。

【临床表现】 本病较少见,其特征为龈乳头及龈缘的坏死,坏死的牙龈组织可脱落形成蚕蚀状缺损。牙龈溃疡表面覆盖有灰白色假膜,撕去假膜为出血面。病变可孤立发生或波及广泛的龈缘。患者有特殊的腐败性口臭,病损区疼痛明显,或有木胀感,可伴发热、疲乏、下颌下淋巴结肿大等体征。本病严重时,形成坏疽性口炎,坏死溃疡累及唇、颊黏膜,甚至导致严重的面颊部缺损,称为走马疳。

【病理变化】 龈缘、龈乳头上皮及固有层坏死溃疡。病变表面为纤维素性渗出物及坏死组织形成的假膜,深部结缔组织水肿,血管扩张充血,大量中性粒细胞浸润。龈沟液涂片可见大量梭形杆菌及文森螺旋体。

(二)剥脱性龈病损

剥脱性龈病损(desquamative lesion of gingiva)是一类表现为牙龈发红及脱屑样的病变。近年来研究表明,它并不是一种独立的疾病,而是多种疾病在牙龈的表征,如类天疱疮、天疱疮、扁平苔藓、红斑狼疮等。

【临床表现】 多见于女性,尤其是绝经期的女性,男性亦可发病,较少见。主要表现为牙龈鲜红色,表面光亮,上皮表层剥脱,牙龈表面粗糙并红亮。有的病例牙龈上皮分离后未脱落呈灰白色假膜。创面对刺激很敏感,有烧灼感,面积较大时,可出现剧烈疼痛症状。除了寻常型天疱疮外，本病损一般病程较长，有的可自行缓解，也可为慢性迁延、反复发作。

【病理变化】 镜下可分为疱型及苔藓型。疱型为上皮与结缔组织之间形成基层下疱，结缔组织内有大量炎症细胞浸润，即良性黏膜类天疱疮的病理特征，也可形成上皮内疱似天疱疮。而苔藓型者，牙龈上皮萎缩，棘层变薄，基底细胞水肿、液化，可观察到胶样小体，固有层多有密集的淋巴细胞浸润，病变符合扁平苔藓。

（三）浆细胞龈炎

浆细胞龈炎（plasma cell gingivitis）又称浆细胞龈口炎或变态反应性龈炎。一般来说，特发性浆细胞龈口炎是指弥漫性龈炎、舌炎及唇炎同时出现，为浆细胞浸润综合征。本病是发生于牙龈或口腔黏膜其他部位浆细胞的浸润性疾病。

【病因】 本病是一种过敏反应性疾病。其过敏原种类繁多，如牙膏、口香糖等，其中某些成分可诱发牙龈组织发生变态反应，一旦停止与过敏原接触，病变可逐渐恢复自愈。还有学者认为本病与真菌感染有关，白色念珠菌也可诱发本病。

【临床表现】 多见于年轻女性。病变发生于游离龈或附着龈，牙龈病变部位红肿、光亮，也可发生于唇、舌及口底黏膜。其中发生于唇黏膜者可出现鳞状脱屑；发生于舌黏膜者可呈现舌背红肿、光亮；发生于口角部位则出现口角炎。浆细胞龈炎的病变处也可呈现为小结节或颗粒肉芽状结构。

【病理变化】 本病的特征为浆细胞密集浸润。口腔内上皮多为完整，有时出现糜烂或溃疡。在黏膜固有层的结缔组织内出现密集的浆细胞弥漫浸润，呈片状或灶性聚集。炎症细胞也可浸润到固有层下方的黏膜下结缔组织中。

本病镜下应与发生于牙龈的浆细胞肉芽肿相区别，后者主要的病理特征是肉芽组织结构，而浆细胞龈炎除了大量的浆细胞，还可见有少量的淋巴细胞（图12-3，图12-4）。

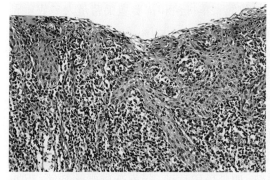

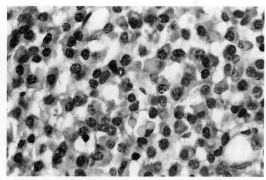

图 12-3 浆细胞龈炎（低倍镜），牙龈上皮表层糜烂，上皮向结缔组织内增生呈条索状，周围大量浆细胞浸润

图 12-4 浆细胞龈炎（高倍镜），上皮下方的结缔组织中可见大量浆细胞浸润

第二节 牙 周 炎

牙周炎（periodontitis）是由菌斑微生物引发牙周组织的感染性炎症性疾病，病变往往从牙龈开始，逐渐向深部发展，破坏牙周膜及牙槽骨，最终导致牙齿松动、脱落。因此，牙周炎

是破坏人类咀嚼器官的主要疾病,同时,又是口腔领域两大多发病(龋病与牙周病)之一,世界卫生组织已将牙周健康列为人类保健水平的一项重要指标。

一、病因及发病机制

【病因】 牙周炎是多因素性疾病。过去曾有人认为与全身因素有关,如营养不良等;也有人主张属单纯的局部因素,但都不能全面解释牙周炎的病因。近30多年以来,牙周炎的病因学研究进入了崭新的时代,取得了较大的进展。目前已确认,牙周炎是多因素共同作用而致病。其中,菌斑细菌及其产物是引发牙周炎必需的启动因子,诱发了初期的炎症过程。现代观点认为,这种启动因子通过激活宿主的炎症反应和免疫机制而致病。细菌侵袭与宿主防御反应之间的动态平衡遭到破坏,这一牙周炎发生的条件,又必然受到其他局部因素以及全身因素的影响和调控。局部促进因素包括牙石、食物嵌塞、咬合创伤等;全身易感因素有内分泌失调、免疫缺陷、遗传因素、营养不良、全身性疾病等。

1. 牙菌斑 现已明确口腔细菌为牙周炎的主要病原因子,菌斑及其毒性产物是引发牙周炎的始动因子,诱发初期的炎症反应,造成牙周组织的直接破坏。同时通过宿主的防御系统引发免疫反应,间接损害牙周组织。牙菌斑是一种细菌性生物膜,为基质包裹的互相黏附或附着于牙面、牙周或修复体表面的软而未矿化的细菌性群体,不能被水冲去或漱掉。牙菌斑的形成是一个复杂的过程,可分为三个基本阶段,即唾液获得性薄膜的形成、细菌的黏附和集聚以及菌斑的成熟。牙菌斑根据其所在部位,分为龈上菌斑和龈下菌斑,与牙周炎发生密切相关的是龈下菌斑。

口腔内细菌种类繁多,不同种属细菌可多达数十种以上。其中大多数为口腔正常菌群,对人无害。仅有一小部分毒性极强的细菌具有致病性,各种类型的牙周炎其致病菌也不一致。近年的研究表明引起牙周炎的致病菌很多,以 G$^-$ 厌氧菌为主,并多有菌毛,而健康的龈沟内则以 G$^+$ 需氧菌为主。牙龈卟啉单胞菌、伴放线聚集杆菌和福赛坦氏菌是大多数牙周感染的首要致病菌。其中牙龈卟啉单胞菌(Porphyromonas gingivalis, Pg)又称牙龈类杆菌,是牙周炎的主要致病菌,常可从病损部位分离出来。这种厌氧菌的菌毛结构对其黏附在牙周组织中起重要作用,进而产生多种毒性物质,导致牙周组织的破坏及牙槽骨的吸收。伴放线聚集杆菌(Actinobacillus actinomycetem comitans, Aa),是一种 G$^-$ 厌氧球杆菌,其表面也有菌毛等结构,有利于该菌种对牙周组织的黏附及固着。Aa 具有很强的毒性和致病力,可通过杀伤中性粒细胞与单核细胞,从而降低宿主的防御功能,还可产生多种毒性产物致使牙周组织的胶原降解,结合上皮的附着丧失,牙周袋形成。

此外,近年又发现与牙周炎相关的新的菌种,如具核梭杆菌、嗜麦芽糖密螺旋体、中间密螺旋体等。必须指出,牙周炎是由不同致病菌引起的疾病,而且也并非单一菌种引起,有的类型可能是多种微生物联合作用的结果。菌斑中绝大多数细菌是口腔固有菌丛,当菌群失调,少数毒性较大的细菌占主导地位时,就会导致发病。

2. 局部促进因素 牙菌斑细菌的致病作用还受许多局部促进因素如软垢、牙石等的影响,它们有利于菌斑的形成;或损伤牙周组织,使之易受细菌感染;或促进已有的牙周组织炎症。软垢主要由细菌、真菌、白细胞及脱落的口腔上皮细胞以及黏液、食物残渣等组成。牙石是沉积在牙面或龈沟内矿化了的菌斑或软垢。两者的致病作用与它们吸附大量的细菌及毒素,对牙龈造成机械刺激和损伤,以及妨碍口腔卫生等有关。其他局部促进因素还有咬合创伤、食物嵌塞、不良修复体等。

3. 全身影响因素　许多研究证明，宿主的易感性在牙周炎的发生和发展过程中起重要作用，它影响牙周炎的发生、类型、病变程度及预后，是早发性或重度牙周炎的主要决定因素之一。研究发现，一些特定染色体的特异位点与牙周炎的易感性增加有关，这些患者中性粒细胞数目减少或功能缺陷。而侵袭性牙周炎有明显家族聚集倾向，另外，糖尿病、骨质疏松以及艾滋病等系统性疾病也是牙周炎的易感因素。目前公认，糖尿病是牙周炎的危险因素之一，性激素水平的改变也与牙周炎的发生有关。此外，吸烟、营养不良、精神压力、老龄等也是牙周炎的全身易感因素。烟草中有数千种毒素及致癌物质，吸烟可增加牙周附着的丧失及加重牙槽骨的吸收、破坏。吸烟者牙周炎患病率明显增高，吸烟是牙周炎发展、加重的高危因素。

【发病机制】　牙周炎的发病机制极其复杂，涉及许多方面，一直引起研究者们的广泛重视。现已明确，口腔细菌是牙周炎的主要致病因子，但少量细菌的作用仍可由宿主的防御功能所控制，维持它们之间的动态平衡，保持牙周组织的健康。当某种或某些细菌成为优势菌，毒力增强，与宿主间失去平衡，便导致牙周炎的发生。除了细菌及其毒性产物直接或间接地破坏牙周组织外，以往对浸润牙周组织中的炎症细胞（特别是淋巴细胞、巨噬细胞等）作为机体的防御细胞，在抵御病原微生物的同时，参与了牙周组织的破坏过程，认识还不充分。Ivanyi 与 Iehner（1970）发现以牙周炎菌斑诱导患者末梢血中培养的单核细胞，使其转化为淋巴母细胞，从而提出了细胞介导的超敏反应在牙周炎的发病机制中起重要作用。之后的大量研究还发现，菌斑可以激活多种防御细胞，通过释放细胞因子、蛋白酶，参与了牙周组织的降解与破坏。因此，牙周炎的发生是菌斑细菌与宿主之间相互作用的结果，菌斑及其毒性产物作为启动因子，诱发初期的炎症反应，造成牙周组织的直接损伤，而宿主的免疫反应和炎症反应中释放的炎症介质和细胞因子则造成牙周组织的继发性损伤。

1. 细菌的作用　细菌的各种毒素、酶及代谢产物，可直接刺激和破坏牙周组织，并通过菌体的抗原成分活化宿主的多种防御细胞，释放大量炎症介质，引发局部免疫反应，间接造成牙周组织损伤。

内毒素是 G^- 厌氧菌菌膜上的脂多糖成分，在细菌死亡或裂解后释放出来，对牙周组织具有很强的毒性和抗原性，主要损伤细胞成分。它能阻碍细胞的营养代谢，抑制成纤维细胞的生长、繁殖；又可活化破骨细胞，促进骨的吸收；并可促进吞噬细胞释放溶酶体酶，引起组织损伤，增强炎症反应。

细菌的另一种毒性物质是细菌酶，它对组织具有很强的毒性作用，主要破坏牙周组织的细胞间质及基质成分。如蛋白酶、胶原酶、硫酸软骨素酶（A、B、C）、透明质酸酶等，可破坏结合上皮的细胞间质，使细胞间隙增大，通透性增加，为细菌及其毒性产物的侵入开辟了通道，并进一步破坏结缔组织中的胶原和基质，引起牙周组织变性和降解，促进牙周袋形成及牙槽骨吸收。

伴放线聚集杆菌所生产的外毒素——白细胞毒素可损伤牙周组织中的中性粒细胞和单核细胞，使其死亡。也可刺激宿主产生 IgG 型抗体，还能诱导宿主防御细胞产生多种细胞因子。此外，细菌的代谢产物、表面的物质如纤毛蛋白等均可导致直接或间接的牙周破坏作用。

2. 宿主的免疫反应和炎症反应　宿主的免疫防御反应在抵御病原体的同时，引起组织的炎症性破坏。参与牙周炎的免疫防御细胞（包括 T 细胞、B 细胞、巨噬细胞等），通过释放多种细胞因子、蛋白酶和炎症介质，介导免疫反应，导致牙周组织的破坏。

中性粒细胞作为牙周组织中第一道防御屏障，当有细菌出现时即被激活，通过血液循环进入牙周组织，在细菌的趋化作用下，从被破坏的牙周结缔组织进入龈沟或牙周袋，并在抗体及补体的协助下，发挥吞噬细菌的作用。中性粒细胞数目或功能降低，可加速牙周组织的破坏过程。中性粒细胞在龈沟聚集的同时还释放多种酶，参与炎症反应，造成组织破坏，如其产生的胶原酶可破坏牙周组织中的胶原，引起基质降解。中性粒细胞作为牙周炎发生的第一道防线，它的质和量至关重要，因此任何患有中性粒细胞功能缺陷的患者，都可加速牙周炎的发生和发展。由中性粒细胞引发的组织损伤，可能是表浅的，而免疫应答所导致的组织损伤可能更加严重和持久。

菌斑及毒性产物在引发初期炎症反应的同时，又激活了宿主的防御细胞。这些防御细胞会释放多种细胞因子，它们是一类信使分子，可将信息传递给其他细胞，介导免疫反应和炎症反应，导致组织的进一步损伤。巨噬细胞通过产生白细胞介素（interleukins，IL）、肿瘤坏死因子（tumor necrosis factor，TNF）、前列腺素 E_2（prostaglandin E_2，PGE_2）、基质金属蛋白酶（matrix metalloproteinases，MMP）等多种细胞因子，排出溶酶体酶和胶原酶而发挥作用。在牙周炎早期，局部组织浸润的淋巴细胞主要是 T 淋巴细胞，它也可产生 IL、TNF 等多种细胞因子，或发挥杀伤功能参与迟发型变态反应，或辅助 B 淋巴细胞产生抗体。B 淋巴细胞是病损确定期时的优势细胞，它分化成浆细胞并产生抗体。此外，健康牙周组织中的上皮细胞、成纤维细胞、内皮细胞在牙周炎时也可产生多种细胞因子，参与炎症破坏过程，如上皮细胞表达的细胞黏附分子可促进中性粒细胞浸润至局部。

上述与炎症发生和发展密切相关的细胞因子又称为炎性细胞因子或炎症介质。应该指出，健康的牙周组织中也存在少量的这些细胞因子，它们介导细胞间的相互作用，对细胞的移动、增殖、分化和产生基质成分进行调节，对维护牙周组织内环境的稳定发挥作用。如正常量的 IL 能刺激上皮细胞生长，促进成纤维细胞合成胶原纤维等。但在炎症时，各种细胞因子大量产生和分泌，则可导致自身组织损伤，如过量的 IL 可以增强牙槽骨的吸收，诱导间质细胞产生基质金属蛋白酶，促进前列腺素和其他细胞因子产生。此外，还能诱导 B 淋巴细胞转化为浆细胞，产生大量抗体。TNF 则可激活破骨细胞并与 IL 共同作用，引起骨吸收；还可增强血管通透性，促进炎症过程。而 PGE_2 则是牙周炎时强力促进骨吸收的介质，在牙周炎活动期明显增高。对牙周炎的成功治疗，可使 PGE_2 明显降低。检测 PGE_2 的水平可作为牙周炎的炎症程度及判断疗效的一项客观指标。

牙周炎组织中的中性粒细胞、成纤维细胞、上皮细胞以及被激活的巨噬细胞可合成分泌大量的 MMP，参与炎性破坏。MMP 是一组降解细胞外间质的蛋白酶，包括胶原酶、明胶酶、基质溶解酶和一些肽酶，它们破坏胶原、明胶（变性胶原）、弹性蛋白、层粘连蛋白、纤维连接蛋白等，促进结缔组织的降解，牙周袋形成，是牙周组织的最主要侵袭者。

骨保护因子（osteoprotegerin，OPG）和破骨细胞分化因子（osteoclast differentiation factor，ODF）是近年发现的与牙周炎发生有关的细胞因子。OPG 可阻断破骨细胞的形成，而 ODF 则可刺激破骨细胞的分化成熟，促进骨吸收，两者与维持牙槽骨代谢平衡密切相关。ODF 过量分泌可引起牙槽骨吸收，促进牙周炎进展。

综上所述，牙周炎的病理机制是细菌侵袭和宿主防御系统之间相互作用的结果。宿主的防御过程分为两种：一种是非特异性免疫反应；另一种是特异性免疫反应，包括细胞免疫和体液免疫。牙菌斑在诱发牙周炎中起主要作用，作为始动因子诱发初期炎症反应。参与牙周组织破坏的免疫病理损伤涉及细胞免疫介导的迟发型变态反应，通过 T 淋巴细胞不断杀伤组织细胞，或释放淋巴毒素、破骨细胞激活因子、巨噬细胞移动抑制因子等细胞因子发挥作用。同时，体液免疫介导的免疫复合物型变态反应，通过激活补体也可引起或加重炎症反应。

二、临床表现及发展过程

【临床表现】　牙周炎的主要临床特征是牙周溢脓、牙齿松动。在牙周炎的早期，症状并不明显，仅为牙龈炎表现，如牙龈肿胀、出血。随病变的发展逐渐出现咀嚼无力、牙周袋溢脓、口臭、牙齿松动、倾斜、伸长或移位等，严重时牙齿脱落。X 线表现为牙槽骨硬骨板吸收，牙周间隙增宽，牙槽嵴顶降低，严重时牙槽嵴部分或全部吸收、破坏、消失。

【形成过程】　牙周炎的发展是一个连续的过程，可将其分为始发期、早期、病损确立期、进展期四个阶段，它们之间是相互联系、逐步移行过渡的过程。当病因得到有效控制或机体抵抗力增强时，病变可缓解或暂停发展并出现修复现象；反之可持续发展直至牙松动、脱落。

1. 始发期　由于菌斑微生物刺激龈沟上皮及结合上皮周围表现为急性渗出性炎症反应。血管扩张、充血，通透性增加，大量中性粒细胞及少量淋巴细胞、巨噬细胞浸润。部分细胞穿过结缔组织和上皮进入龈沟内，龈沟液渗出增多。临床出现短暂的急性渗出性炎症表征，一般持续 2～4 天。

2. 早期病变　结合上皮下方结缔组织除了增多的中性粒细胞，还出现大量的淋巴细胞浸润，主要为 T 淋巴细胞，并可见少量的浆细胞及巨噬细胞。大量的中性粒细胞进入龈沟内，炎性渗出物继续增多，胶原纤维变性、破坏，沟内上皮增生，结合上皮开始增生。此期临床出现典型的牙龈炎表现，可持续 3 周或更长时间。

3. 病损确立期　上皮下除了较多的中性粒细胞、T 淋巴细胞，B 淋巴细胞不断增加，出现大量浆细胞浸润。结合上皮继续向根方增殖，形成较浅的牙周袋。此期炎症仅限于软组织内，尚无明显牙槽骨吸收。临床表现为慢性龈炎。此期可稳定数月或数年，处于静止状态，一部分发展为难以逆转的破坏性病损，进入进展期。

4. 进展期　随着炎症的扩展和加重，结合上皮向深部增生，其上方与牙面剥离，形成深牙周袋。基质及胶原纤维广泛变性、溶解、破坏。破骨细胞活跃，牙槽骨吸收、破坏明显。牙周袋内炎性渗出物、抗体、补体增多。临床出现明显的牙周溢脓、牙齿松动等症状。

三、牙周炎的病理变化

牙周组织的破坏、牙周炎的病理表现是一个逐渐形成和加重，且进展与静止不断变化的慢性过程，这一过程受菌斑微生物的刺激以及宿主免疫和炎症反应等多种因素的影响。病变在活动期时呈现进展性破坏，而在静止期呈现修复性变化。

1. 活动期牙周炎的病理变化　活动期牙周炎是指已经出现牙周袋及牙槽骨吸收时的牙周组织的各种病理改变（图 12-5，图 12-6）。

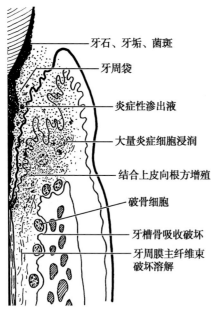

图 12-5 活动期牙周炎的病理变化模式图

牙石、牙垢、菌斑
牙周袋
炎症性渗出液
大量炎症细胞浸润
结合上皮向根方增殖
破骨细胞
牙槽骨吸收破坏
牙周膜主纤维束破坏溶解

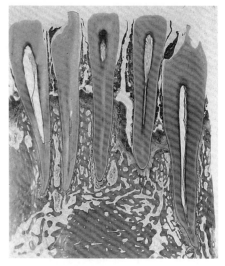

图 12-6 活动期牙周炎,牙根面大量牙石附着,牙槽骨吸收,牙周袋形成

（1）牙面上可见不同程度的菌斑、牙垢及牙石堆积。

（2）牙周袋内有大量炎性渗出物,可检出多种免疫球蛋白及补体。

（3）龈沟上皮出现糜烂或溃疡,并向深部结缔组织增生成条索状或网眼状,有大量炎症细胞浸润,并见一部分炎性细胞及渗出物移至牙周袋内（图12-7）。

（4）结合上皮向根方增殖延伸,出现上皮钉突,形成深牙周袋,其周围有密集的炎症细胞浸润。

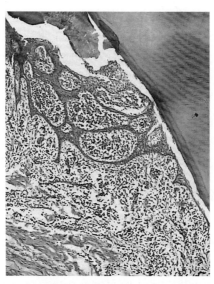

图 12-7 牙周炎,牙周袋襞上皮网状增生,结缔组织中大量炎症细胞浸润

（5）龈沟上皮及结合上皮下方结缔组织胶原纤维变性、水肿、破坏，形成无结构性物质，并被炎症细胞取代。

（6）牙槽骨表面出现活跃的破骨细胞及骨吸收陷窝，导致牙槽骨呈不同方向（水平或垂直方向）的吸收破坏。

（7）牙周膜的基质及胶原变性、降解，牙周膜间隙增宽。

（8）深牙周袋致使根面的牙骨质暴露，可见牙石附着于牙骨质。

牙周袋的形态与牙槽骨的吸收方式有关，从临床和病理上可将牙周袋分为三种类型（图12-8）

1）龈袋：又称假性牙周袋，牙槽骨尚无明显吸收，牙槽骨高度并未丧失，仅因牙龈组织增生、肿大，导致龈缘覆盖牙冠而形成。

2）骨上袋：由于牙槽嵴呈水平向吸收，其高度明显降低，导致牙周袋底在牙槽嵴的冠方（图12-9）。

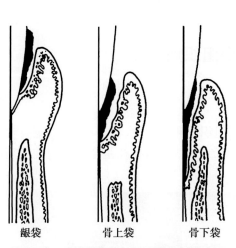

图 12-8 牙槽骨吸收与牙周袋类型模式图

龈袋　　骨上袋　　骨下袋

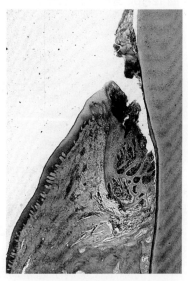

图 12-9 牙槽骨水平吸收及骨上袋

3）骨内袋：其牙槽骨发生垂直向吸收，牙根周围的固有牙槽骨形成垂直或斜行破坏，导致牙周袋底位于牙槽嵴顶的根方，牙根面与牙槽骨之间（图12-10）。

2. 静止期（修复期）牙周炎的病理变化

（1）龈沟上皮及结合上皮周围炎症明显减轻，可见大量纤维组织新生修复（图12-11），有粗大的胶原纤维束增生及新生的毛细血管，其间可见少量慢性炎症细胞浸润。

（2）牙槽骨的吸收呈静止状态，一般见不到破骨细胞，原有吸收陷窝区有新的类骨质形成。

（3）牙根面被吸收的牙骨质也出现新生现象，并可见增生的粗大胶原纤维束附着于根面的牙骨质上。

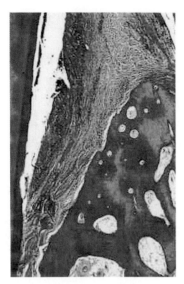

图 12-10　牙槽骨垂直吸收及骨下袋

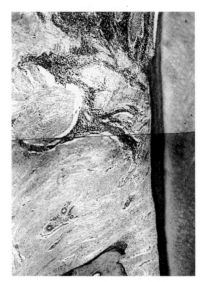

图 12-11　修复期牙周炎病理变化,大量纤维组织新生,炎症明显减轻

第三节　其他牙周组织病损

一、牙周变性

牙周变性(periodontal degeneration)是指牙周组织的非炎症性、营养不良性、退行性变化,过去曾称之为牙周症。实际上,它不是一种独立的疾病,而往往是全身系统性疾病时出现的病变,包括水样变性、黏液变性、玻璃样变等。但是,牙周变性若合并局部菌斑感染,则可促进牙周炎的发生、发展。

严重的系统性疾病引起牙周组织变性,早已有报告。国内外学者不断报告因严重的肺炎、痢疾、系统性红斑狼疮或高血压而死亡的患者,出现各种牙周组织变性的病理变化,有的合并严重的牙周炎损害。

【病理变化】　牙周变性的病理变化包括牙周膜主纤维束消失并发生水样变性、牙周膜增宽(图 12-12),有的出现玻璃样变、病理性钙化、局灶性坏死等。牙周膜内的血管也可发生各种变化,如血管增生、扩张,管壁增厚,管腔狭窄,甚至闭塞。牙槽骨形成障碍,发生广泛的骨吸收、骨的沉积线紊乱等病理性成骨。牙骨质形成障碍,发生颗粒样钙化等病理性沉积。

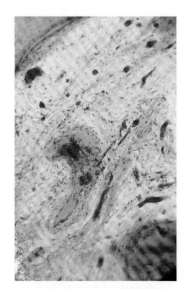

图 12-12　牙周变性,牙周间隙增宽,主纤维消失,呈疏松水肿变性组织

二、牙周创伤

牙周组织的创伤包括咬合创伤、外科创伤、牙髓治疗创伤等，其中，咬合创伤（occlusal trauma）系因咬合关系不正常或咬合力量不协调，导致个别牙或多个牙所受的咬合力超过其牙周组织的耐受力而引起的牙周组织损伤。这种致伤性咬合关系称为创伤性殆。咬合创伤又称牙周创伤，它可以诱发或加重牙周炎。

单纯的咬合创伤虽然可以引起牙周组织发生病理改变，但并不能引起龈炎或牙周炎。一旦除去引起创伤的病因，牙周组织中的创伤性病理变化就可以恢复。如果咬合创伤同时合并局部菌斑感染，则可以加重炎症的发生与发展。特别是在牙周炎的晚期，由于牙槽嵴的高度降低，轻微的咬合力即可造成严重的咬合创伤，这种由于牙周炎引起牙周组织本身支持力不足，不能胜任正常或过大的咬合力，使牙周组织受到进一步创伤称为继发性咬合创伤，它可加重牙周炎的发展，并促进牙松动、脱落。

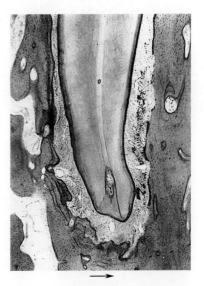

图 12-13　牙周创伤，箭头所示为受压侧，牙周膜有坏死、钙化，牙槽骨吸收，对侧骨新生

【病理变化】　牙周创伤常形成受压侧和受牵引侧，两者变化不同。受压侧的牙周组织可有变性、坏死及钙化，固有牙槽骨垂直吸收，硬骨板消失，牙周间隙由于暂时受压先变窄，而后由于牙槽骨吸收变宽，牙根面也可以发生吸收。张力侧受牵引的硬骨板出现成层的增生，牙周间隙增宽，牙周纤维被拉紧，纤维附着处牙槽骨及牙骨质增生（图 12-13）。如牵引力过大，牙周膜被撕裂，则有出血坏死改变。牙周炎晚期，继发性咬合创伤加重，可出现局部牙周组织坏死。

三、牙周萎缩

牙周萎缩临床上主要表现为牙龈退缩（gingival recession），即牙龈缘与牙槽骨退缩，牙根暴露。一般先出现牙槽嵴吸收，牙槽骨高度降低，然后出现牙龈退缩。其中以牙周炎炎症消退后出现的组织萎缩最多见。如果发生牙周炎时，宿主的免疫防御能力较高，并得到及时治疗，那么牙龈退缩后的牙周袋不深。此外，增龄也可引起牙周萎缩，又称为老年性萎缩。牙龈退缩后，致使牙颈部暴露，易发生牙本质过敏及根面龋。部分青年人可出现早老性萎缩，可能是由于某些内分泌代谢紊乱，影响了牙周组织的修复再生功能。其他如不良修复体压迫、牙石刺激、食物嵌塞等局部因素也可造成局限性牙周萎缩，一旦去除这些局部因素，则牙龈萎缩可逐渐恢复。

【病理变化】　牙周组织体积缩小，上皮细胞层次减少，致使上皮变薄；结缔组织纤维和细胞成分均减少，牙周膜变窄；牙槽骨高度降低，骨小梁稀疏。

思考题

1. 慢性龈炎和龈增生的病变有何异同？
2. 什么是剥脱性龈病损？
3. 牙周炎的病因有哪些？牙菌斑的主要致病机制是什么？
4. 牙周炎的发展过程及病理变化是什么？
5. 牙周袋形成的临床病理类型是什么？
6. 简述牙周创伤的病理变化。

（王　辉　宋翠荣）

第十三章 口腔黏膜病

 学习目标

1. 掌握：常见的口腔黏膜基本病变的组织学特征和病理意义；癌前病变与癌前状态的病理意义；口腔黏膜白斑的临床病理特征及癌变相关因素。

2. 熟悉：扁平苔藓、慢性盘状红斑狼疮的临床特征及病理学表现；艾滋病的口腔表征及毛状白斑的临床病理特征。

3. 了解：其他口腔黏膜常见大疱类、感染溃疡类疾病及常见的唇舌疾病；口腔黏膜病的免疫病理检查方法及临床意义。

口腔黏膜病（oral mucosal diseases）是指发生在口腔黏膜及软组织中的疾病的总称。主要累及口腔黏膜的上皮层、基底膜区及上皮下结缔组织，多数为口腔局部性病变，也有一些是全身性疾病在口腔中的表征。其正确诊断不仅需要病理与临床结合，还要考虑到全身因素影响。本章主要介绍口腔黏膜病的一些基本病理变化以及常见病变的临床病理特征。

第一节 口腔黏膜病基本病理变化

（一）过度角化

过度角化（hyperkeratosis）又称角化亢进，是指黏膜或皮肤的角化层过度增厚，临床上表现为乳白色或灰白色。组织学上可分为过度正角化和过度不全角化。前者表现为角化层增厚，细胞界限不清，细胞核消失，形成均质红染的角化物，伴有粒层增厚及透明角质颗粒增多；后者表现为增厚的角化层中细胞核未完全消失，残留有固缩的细胞核，粒层增厚不明显（图13-1）。

（二）角化不良

角化不良（dyskeratosis）又称错角化，为上皮的异常角化，在上皮棘层或基底层内个别或一群细胞发生角化（图13-1）。其可分为良性角化不良和恶性角化不良，前者不伴有细胞异型，多出现于高度增生的上皮钉突中；后者则常伴有细胞的异型性，见于原位癌及鳞状细胞癌。

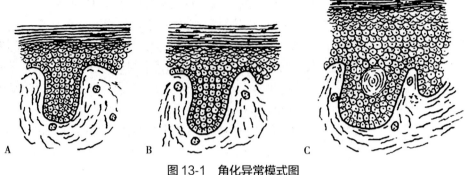

图 13-1　角化异常模式图
A. 过度正角化　B. 过度不全角化　C. 角化不良

（三）上皮异常增生

上皮异常增生（epithelial dysplasia）是指上皮组织结构紊乱合并细胞非典型性，包括以下表现：①上皮基底细胞极性消失；②出现一层以上基底样细胞；③核浆比例增加；④上皮钉突呈滴状；⑤上皮层次紊乱；⑥有丝分裂象增加，可见病理性核分裂；⑦上皮浅表 1/2 出现有丝分裂；⑧细胞多形性；⑨细胞核浓染；⑩核仁增大；⑪细胞黏着力下降；⑫角化不良。根据以上项目出现的数目及累及的上皮层的范围，分为轻、中、重度上皮异常增生。

（四）气球样变及网状变性

两者均为上皮细胞内水肿。较轻时细胞体积增大变圆，细胞质染色空淡，称为气球样变（ballooning degeneration）。较重时部分细胞破裂，残存的细胞膜互相连接成网状，其间充满水疱液，甚至形成多房型水疱，称为网状变性（reticular degeneration）。主要见于病毒感染的黏膜病，如单纯疱疹、疱疹性口炎等。

（五）基底细胞空泡性变及液化

基底细胞空泡性变及液化（vaculation and liquefaction of basal cell）为基底细胞内水肿，较轻时细胞质呈空泡状，称空泡性变；严重时，细胞液化溶解破裂，基底细胞排列不整齐，基底膜不清，甚至消失。此病变多见于扁平苔藓和红斑狼疮。

（六）棘层松解

棘层松解（acantholysis）是指由于上皮棘层细胞间张力原纤维及黏合物质发生变性、断裂破坏，细胞间桥溶解，而使棘层细胞间联系力松弛、断裂，严重时细胞发生解离，在棘层形成裂隙或疱。此种病变主要见于天疱疮。

（七）疱

疱（vesicle）是由黏膜或皮肤内贮存液体而形成。内容物可为浆液（水疱）、血液（血疱）及脓液（脓疱）。疱呈半圆形，高出于黏膜表面，周围可有红晕。直径超过 5mm 者称为大疱；小的水疱直径为 1～3mm，若聚集成簇，称为疱疹。口腔的疱易破裂形成糜烂或溃疡，但不结痂皮。

组织学上根据疱形成的部位可分为（图 13-2）：

1. 上皮内疱　也称棘层内疱，疱位于上皮棘层内或在基底层上，棘层松解所致，见于天疱疮。

2. 上皮下疱　也称基层下疱，疱位于基底层下，基底细胞变性，上皮全层剥离，见于良性黏膜类天疱疮。

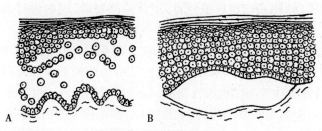

图13-2　疱形成的部位
A. 上皮内疱　B. 上皮下疱

（八）糜烂和溃疡

糜烂（erosion）为上皮浅层破坏，未侵犯上皮全层。常由机械刺激或药物烧伤而引起，也可继发于水疱破溃之后。糜烂面表面平滑湿润，呈鲜红色。最终由上皮增生而痊愈，不留瘢痕。

溃疡（ulcer）是指黏膜或皮肤表层坏死脱落而形成的凹陷。按组织破坏程度，分为浅层溃疡和深层溃疡。浅层溃疡只破坏上皮层，愈合后不留瘢痕，如复发性阿弗他溃疡。而深层溃疡病变累及黏膜下层，愈后遗留瘢痕，如复发性坏死性黏膜腺周围炎。

检查溃疡时需注意边缘是否整齐、底部是否平坦、基底部有无硬结、是否向周围浸润等。这对于诊断分析黏膜病，特别是早期发现恶性病变非常重要。

（九）假膜

假膜（pseudomembrane）又称伪膜，为灰白色或黄白色膜，常于溃疡表面出现。由坏死脱落的上皮细胞和炎症渗出的纤维素、炎症细胞聚集在一起形成，可擦掉或撕脱，但在不同疾病或疾病的不同阶段撕脱有难易之分。

（十）斑

斑（macule）是黏膜或皮肤上的暂时性或永久性的颜色异常。范围较局限，皮肤或黏膜的厚度、硬度均无改变。红色斑为黏膜固有层血管出血或充血所致，临床上可用玻片压迫法区分。黑色斑的形成原因为：上皮基底层的黑色素细胞增多；黏膜固有层存在噬黑色素细胞；含铁血黄素的存在；黏膜内有某些金属颗粒沉积，如银汞沉着症等。

第二节　口腔黏膜病

口腔黏膜癌前病变（precancerous lesions of oral mucosa，PLOM）是指转变为鳞状细胞癌的可能性增加，形态学上有改变的组织（WHO 1978，2005）。现公认的PLOM有口腔黏膜白斑、口腔黏膜红斑、黏膜良性淋巴组织增生病等。

一、斑纹类疾病

（一）黏膜白斑

白斑（leukoplakia）是发生在黏膜上的白色斑块，不能被擦掉，不包括因局部因素去除后可以消退的单纯性过角化。是口腔中最为常见的一种白色病变，患病率为10.47%，男女之比为13.5∶1。同时，白斑属于癌前病变，其癌变率为3%～5%，尤其当其表现为白色病损中夹杂有硬结、疣状、溃疡或红斑样成分者，更应提高警惕，及时进行病理检查，以确定有无癌变。

【病因】 白斑的发病与局部的长期刺激有关。吸烟是白斑的最常见原因，根据调查统计，白斑伴有吸烟习惯者占80%～90%，且发病部位与烟的刺激部位相一致。另外，嚼槟榔、破碎牙冠、不良修复体等局部机械性刺激，都可能引起白斑。世界卫生组织建议将白斑的病因分为两类：一类为不明原因的（特发性的）与烟草相关的白斑；另一类为有明确局部原因（磨耗、不良修复体、咬颊等）的白色病损，该类要先排除可疑诱因，经过组织病理学检查后方能确诊。

【临床表现】 黏膜白斑可发生于口腔各部位黏膜，以颊、舌黏膜最多见。临床表现为灰白色或乳白色斑块，边界清楚，与周围黏膜平齐或略高，患者可无症状或自觉局部粗涩，伴有溃疡或癌变时可有刺痛或自发痛。根据白斑表面形态可分为均质型和非均质型两类：均质型白斑表面平坦或有细纹；非均质型白斑在白色病损中有疣状、结节状突起或有糜烂、溃疡。非均质型白斑较均质型白斑的恶变危险性高。此外，白斑的部位与恶变率也有相关性，发生在口底、舌腹部以及舌侧缘的白斑，其癌变率较高。

【病理变化】 白斑的组织病理学诊断主要包括两个方面：一为上皮良性过角化；二为伴有上皮异常增生的白斑，属于癌前病变。

白斑的主要病理变化是上皮增生，有过度正角化或过度不全角化，或两者同时出现的混合性过角化。上皮单纯性增生常表现为上皮过度正角化，粒层明显，棘层增生，上皮钉突伸长且变粗，但基底膜清晰完整（图13-3）。固有层及黏膜下层可有少量淋巴细胞和浆细胞浸润。疣状白斑时可见上皮疣状增生，表面高低不平，呈刺状或乳头状。

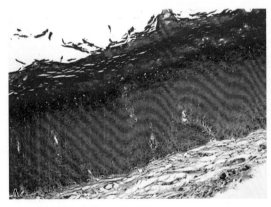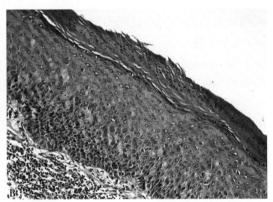

图13-3 黏膜白斑

A.上皮过度正角化，粒层明显，棘层增生 B.上皮过度不全角化，粒层不明显

通常将上皮异常增生分为轻、中、重三级（图13-4），白斑伴有上皮异常增生时，其恶变潜能随着上皮异常增生程度的增加而增大。重度异常增生实际上就是原位癌，其上皮全层细胞发生恶变，但基底膜尚完整，未侵犯结缔组织。上皮异常增生可与浸润癌同时存在（图13-5）。非均质型白斑常出现上皮异常增生、原位癌，甚至鳞状细胞癌。

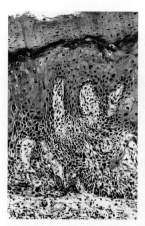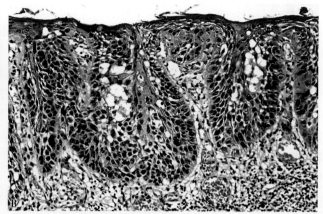

图 13-4　黏膜白斑伴上皮异常增生
A. 黏膜白斑伴中度异常增生　B. 黏膜白斑伴重度异常增生

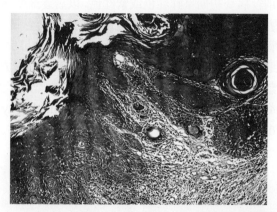

图 13-5　白斑癌变,白斑上皮异常增生,部分区域癌变,基底膜破坏

（二）黏膜红斑

黏膜红斑（erythroplakia）也称增殖性红斑、红色增殖性病变及奎来特（Queyrat）红斑,是指口腔黏膜上出现的鲜红色、天鹅绒样斑块,在临床及病理上不能诊断为其他疾病者,特指癌和癌前病变的红斑。

【临床表现】　好发于 41～50 岁人群,男性略多。发病部位以舌缘最多见,其次为龈、龈颊沟、口底及舌腹等部位,边界清楚,范围固定。临床上有三种类型:①均质型红斑,鲜红色,边界清楚,表面光滑,不高出周围黏膜;②间杂型红斑,红白相间,在红斑的基底上散在白色斑点;③颗粒型红斑,边缘不规则,稍高于黏膜面,表面有红色或白色的颗粒样小结节,似桑葚。

【病理变化】　均质型红斑钉突之间上皮萎缩变薄,结缔组织中毛细血管明显扩张充血,使病损表现为鲜红色,常为上皮异常增生或原位癌。颗粒型红斑大多为原位癌或早期浸润癌,病变范围可以较大,也可多中心性生长。颗粒型形成的机制是上皮钉突增生处的表面形成凹陷,而高突的结缔组织乳头形成红色颗粒。

（三）扁平苔藓

扁平苔藓（lichen planus，LP）是一种较为常见的皮肤黏膜病，约 44% 的皮肤扁平苔藓患者伴有口腔黏膜病变。单独发生于口腔黏膜者也不少见。

【病因】　病因尚未明确。局部慢性机械性损伤、药物刺激、牙科材料、口腔内电流刺激以及全身性疾病、精神紧张、遗传因素等都可能与本病发生有关。近年来的研究表明，免疫调节异常与本病的发生密切相关，尤其是 T 细胞介导的免疫反应。在病损区的固有层中主要以 T 淋巴细胞浸润为主，包括辅助 - 诱导性 T 细胞及抑制 - 细胞毒性 T 细胞，而 B 细胞与自然杀伤细胞很少出现。同时，临床上用糖皮质激素及氯喹等免疫抑制剂治疗有效，均提示扁平苔藓可能是一种由 T 细胞介导的免疫反应性疾病。

【临床表现】　好发于中年人，女性多见。发病部位以颊部最多，其次为舌、唇、牙龈等处，常呈对称性分布。典型病损是在黏膜上出现白色或灰白色条纹，呈网状或树枝状，条纹之间黏膜充血发红。根据病损特点，临床上可分为网状型、丘疹型、斑状型、萎缩型、溃疡型及疱型六型，网状型最为多见。患者常自觉黏膜粗糙、烧灼感。皮肤病变为圆形或多角形扁平丘疹，中心部位凹陷，病变初期呈鲜红色或紫红色，以后逐渐变浅成为褐色斑。

【病理变化】　在黏膜的白色条纹处，上皮有过度不全角化。黏膜发红处，上皮多无角化，且结缔组织内血管扩张充血。棘层增生多见，少数可萎缩。上皮钉突不规则延长，钉突下端变尖呈锯齿状。基底细胞液化变性，基底膜界限不清，严重者可形成上皮下疱。黏膜固有层中有密集的淋巴细胞浸润带，主要是 T 淋巴细胞，浸润深度一般不到黏膜下层（图 13-6）。部分病例在上皮棘层或基底层或固有层中可见胶样小体（colloid body）或称 civatte 小体，圆形或卵圆形，直径约 10μm，均质淡红色，可能是细胞凋亡的产物。

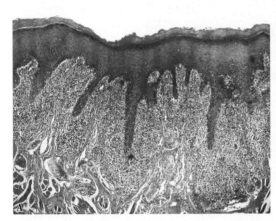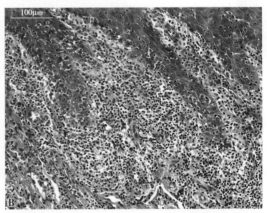

图 13-6　扁平苔藓

A. 低倍镜观：上皮钉突呈锯齿状，固有层见密集的淋巴细胞浸润带　B. 高倍镜观：基底层细胞液化变性，基底膜不清晰

口腔扁平苔藓有癌变潜能，而且镜下可见上皮不同程度的异常增生，尤其是糜烂型、溃疡型以及萎缩型患者。因此，对此病需要提高警惕，注意随访观察。

（四）慢性盘状红斑狼疮

慢性盘状红斑狼疮（chronic discoid lupus erythematosus）属结缔组织病。临床上分为六个亚型：盘状红斑狼疮（DLE）、深在性红斑狼疮（LEP）、亚急性皮肤型红斑狼疮（SCLE）、系统性红斑狼疮（SLE）、红斑狼疮综合征（LES）、新生儿红斑狼疮（NLE）。其中多见于口腔颌面部的是 DLE，也是其中最轻的一个亚型，主要损害皮肤黏膜，很少累及内脏器官，预后良好。临床约 5% 的患者可能发展为 SLE 或 SCLE。

【病因】 本病为非器官特异性自身免疫病。在病变活动期，多数患者体内可检测出多种自身循环抗体（如抗核抗体等）。

【临床表现】 女性多见。多先发生于皮肤的外露部位，尤其是面部鼻梁两侧的皮肤，呈鲜红色斑，其上覆盖有白色鳞屑，称之为蝴蝶斑。在面部其他部位或手背等也可看见圆形红斑。当揭去其表面的白色鳞屑，可见扩大的毛囊及鳞屑内面呈棘状突起的角质栓塞。口腔好发于唇颊黏膜，尤其是下唇唇红。其特征为红斑样病损，可伴有糜烂、出血、结痂。陈旧性病变可有萎缩，病损周围可见白色放射状条纹。

【病理变化】 上皮表面有过度角化或不全角化，粒层明显，角化层可有剥脱，有时可见角质栓塞。上皮棘层萎缩、变薄，有的上皮钉突可增生、伸长。基底细胞液化变性，上皮与固有层之间可形成裂隙，基底膜不清晰（图 13-7）。上皮下胶原纤维发生类纤维蛋白变性，纤维水肿、断裂。淋巴细胞多围绕血管呈袖套状浸润。血管扩张，可见玻璃样血栓。管周及上皮基底膜区有类纤维蛋白沉积，基底膜增厚，PAS 染色阳性。上述各种病理变化并非同时存在，但这些变化对诊断本病有一定意义。

【免疫病理】 直接免疫荧光技术可在病损部位上皮基底膜区检测到一条翠绿色的荧光带（图 13-8），称为狼疮带（lupus band），由免疫球蛋白、补体沉积所致。该检查对疾病的诊断、判断治疗效果及预后监测有重要意义。

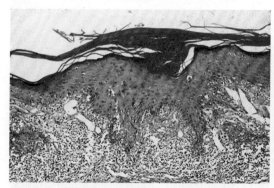

图 13-7 慢性盘状红斑狼疮，上皮过度角化，角质栓塞形成，棘层变薄，基底膜不清晰，固有层中可见淋巴细胞浸润

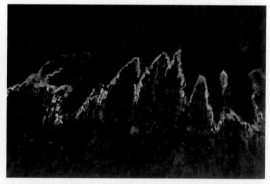

图 13-8 慢性盘状红斑狼疮，狼疮带检查示上皮基底膜区可见翠绿色荧光带（FITC 直接免疫荧光显示 IgG）

（五）口腔黏膜下纤维性变

口腔黏膜下纤维性变（oral submucous fibrosis）有恶变潜能。主要发生于印度、越南、泰国等地，中国台湾省、湖南湘潭也是本病的高发地区。

【病因】 病因不明，可能与嚼槟榔、喜食辣椒有关，B 族维生素和蛋白质缺乏亦与本病发生有关。

【临床表现】 好发于 20～40 岁，无明显性别差异。常发生于颊、软腭、唇、舌等处。早期无明显症状，此后可有烧灼感，尤其在进食刺激性食物时更为明显，部分患者可有自发痛、口干、味觉减退症状。口腔黏膜变白，触诊发硬，可触及纤维条索。后期开口困难，不能吹口哨及吹灭蜡烛，有语言及吞咽困难。

【病理变化】　主要为上皮下胶原纤维变性。可分为四个阶段：①最早期，纤维组织水肿，伴有中性粒细胞浸润；②早期，胶原纤维玻璃样变性在上皮下形成均质带，深部结缔组织中有淋巴细胞浸润；③中期，胶原纤维中度玻璃样变性，伴有淋巴细胞、浆细胞浸润；④晚期，胶原纤维全部玻璃样变性，血管狭窄、闭塞（图 13-9）。上皮萎缩或增生，有时可见上皮异常增生。张口严重受损者可出现大量肌纤维坏死。

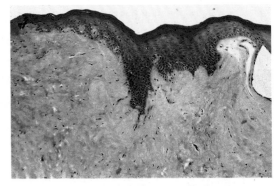

图 13-9　口腔黏膜下纤维性变，上皮下胶原纤维玻璃样变性，血管狭窄、闭塞，细胞成分少

（六）口腔黑斑

口腔黑斑（oral melanoplakia）是指口腔黏膜出现的黑色或棕黑色斑点或斑块，一般不高出于黏膜表面。

【病因】　一般多由黑色素沉积所致。胚胎期神经嵴细胞迁移至上皮基底层附近，并分化为黑色素细胞。在黑色素细胞内酪氨酸酶的作用下，酪氨酸可被氧化为黑色素。因此黑色素细胞、角质细胞与朗格汉斯细胞三者互相调控上皮组织的代谢平衡。一旦平衡破坏，均可导致色素过多或减少、缺如。口腔黑斑多为黑色素细胞功能亢进所致。

【临床表现】　多为灰黑色或棕黑色斑块，范围清楚，直径 0.1～2.0cm，多无自觉症状。好发部位依次为：唇红部、龈、颊、腭部黏膜，舌及口底黏膜少见。

【病理变化】　口腔黏膜基底层内及固有层浅层黑色素细胞增多，并在基底膜附近有多量的色素颗粒，周围有较多的嗜黑色素细胞浸润（图 13-10）。当固有层深部组织出现大量黑色素细胞时，需除外恶性黑色素瘤的可能性。

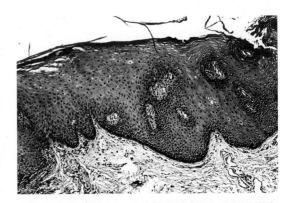

图 13-10　口腔黑斑，上皮基底层含黑色素细胞增多

二、大疱类疾病

（一）天疱疮

天疱疮（pemphigus）是一种少见且严重的皮肤黏膜疱性疾病。临床上分为寻常型、增殖型、落叶型及红斑型四种类型，发生在口腔的主要为寻常型天疱疮。

【病因】　本病属自身免疫性疾病，上皮细胞间的桥粒蛋白为本病的抗原，机体产生了相应抗体，导致上皮细胞间桥粒结构破坏，棘细胞松解，上皮内疱形成。约 40% 以上患者在病变活动期可检测出自身循环抗体，主要为抗上皮细胞间桥粒蛋白抗体，且抗体滴度随着病情的加重而增高。近年来的研究表明寻常型天疱疮患者的自身抗原主要为桥粒芯蛋白 3。

【临床表现】 本病以中年人居多,女性稍多于男性。病损可出现在口腔各个部位,最常见于软腭、颊及牙龈等易受摩擦的部位。水疱此起彼伏,壁薄而透明,易破溃形成糜烂面。由于其创面远大于水疱的面积,用探针沿疱底向周围外观正常的黏膜上皮轻微挑拨,可出现剥离,此为周缘扩展现象,是天疱疮的主要临床特征。此外,在外表看似正常的皮肤或黏膜,加压或摩擦后易形成疱或脱皮,该特点称为 Nikolsky 征阳性。口腔黏膜由于糜烂或继发感染,疼痛明显,影响进食。皮肤水疱破裂后大量体液丢失,可致全身衰竭,甚至死亡。

【病理变化】 本病的病理特征为棘层松解和上皮内疱。由于疱壁脆弱易破,镜下不易见到完整水疱,但疱底可见不规则的乳头向上突起,乳头表面排列着单层的基底细胞(图 13-11)。上方可见松解的棘细胞,细胞肿胀呈圆形,核染色深,核周可见晕环,这种游离的单个或数个成团的细胞,为天疱疮细胞(Tzanck cell)。上皮下固有层可见中等程度的炎症细胞浸润,以淋巴细胞为主。

【免疫病理】 直接免疫荧光技术染色,可见病变区及相邻部位的上皮棘细胞层呈翠绿色的网状荧光(图 13-12),主要为 IgG 或 IgA 以及 IgM 免疫球蛋白在棘细胞间沉积。

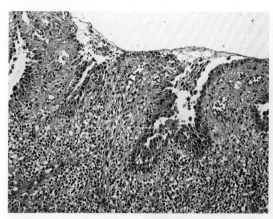

图 13-11 寻常型天疱疮,单层基底细胞附着于结缔组织乳头上方,呈绒毛状

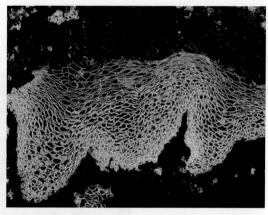

图 13-12 天疱疮,上皮层可见翠绿色的网状荧光(FITC 直接免疫荧光显示 IgG)

(二)良性黏膜类天疱疮

良性黏膜类天疱疮(benign mucous membrane pemphigoid)又称为瘢痕性类天疱疮,除可发生于口腔黏膜外,还可发生于眼、尿道等处。本病病程较长,可反复发作达数年或数十年,但不危及生命。

【病因】 本病为慢性自身免疫性疾病。研究表明,上皮的基底膜区半桥粒蛋白 BP230 为本病的抗原,抗原抗体反应致使基层下疱形成。在病变活动期,患者体内常可检测出自身循环抗体,主要为抗基底膜抗体和抗核抗体,且其滴度与疾病的活动情况相关。

【临床表现】 好发于 50 岁以上人群,男女比例 1:2。口腔黏膜中最易发生于牙龈,此外,腭、颊、舌等部位黏膜也可受累。牙龈病变呈剥脱性龈炎样损害。也可形成疱性病损,但疱壁较厚,颜色灰白,无周缘扩展现象,Nikolsky 征阴性。口腔病损愈合后很少形成瘢痕。本病一般不侵犯口唇。大多数患者可伴有眼部损害,先是单纯性结膜炎,有水疱形成,水疱愈合后形成瘢痕,致睑-球粘连、角膜溃疡,影响视力甚至导致失明。

【病理变化】 病损处上皮全层剥脱，形成基层下疱，上皮下结缔组织表面光滑，胶原水肿，有大量淋巴细胞浸润（图 13-13）。晚期黏膜固有层纤维组织增生。

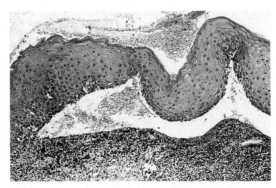

图 13-13 良性黏膜类天疱疮，上皮全层剥脱形成基层下疱，固有层内有大量炎症细胞浸润

【免疫病理】 直接免疫荧光检查可见病损处上皮基底膜区域有翠绿色的荧光带（图 13-14），抗基底膜抗体阳性，是本病的特异性诊断标志。

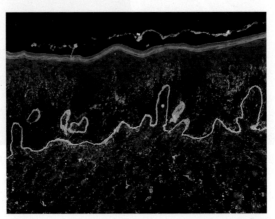

图 13-14 良性黏膜类天疱疮，上皮基底膜区域见翠绿色的荧光带（FITC 直接免疫荧光显示 IgG）

三、感染及溃疡类疾病

（一）复发性阿弗他溃疡

复发性阿弗他溃疡（recurrent aphthous ulcer，RAU）又称复发性阿弗他口炎、复发性口腔溃疡，是最常见的口腔黏膜病，具有周期性、复发性、自限性特征。

【病因】 病因不明。研究表明，本病与遗传、免疫失调、感染、胃肠疾病、贫血、内分泌失调、营养缺乏以及精神紧张等多种因素有关。40%～50% 的患者有家族史，且症状比无家族史者更为严重。

【临床表现】 发病年龄多在 10～30 岁，女性多见，好发于唇、舌、颊、牙龈、口底以及软腭等部位。一般表现为反复发作的圆形或椭圆形溃疡,直径约 0.5cm,中央凹陷,表面覆盖黄色的假膜,周围有红晕,有明显灼痛。通常单发,也可多发。一般 7～14 天愈合,不留瘢痕。

重型复发性阿弗他溃疡,又称为复发性坏死性黏膜腺周围炎(periadenitis mucosa necrotica recurrens,PMNR)或腺周口疮,好发于青春期,溃疡大而深,似"弹坑"。直径常大于 0.5cm,可深达黏膜下层,波及腺体,有时累及肌层。病程较长,多为 1～2 个月,疼痛明显,愈后留有瘢痕。

【病理变化】 病损处黏膜可见非特异性溃疡形成,表面被覆纤维素性渗出物形成的假膜或坏死组织。黏膜固有层中可见密集的炎症细胞浸润,以中性粒细胞及淋巴细胞为主,胶原纤维水肿变性。毛细血管扩张、充血,血管内皮细胞肿胀,管腔狭窄甚至闭塞(图 13-15)。重型 RAU 病变可累及黏膜下层,除炎症表现外,还可见小唾液腺腺泡破坏,甚至腺小叶结构消失,被密集淋巴细胞取代,并形成淋巴滤泡样结构。

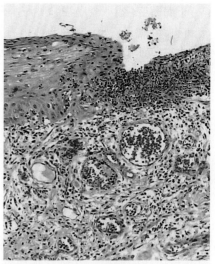

图 13-15 复发性阿弗他溃疡,上皮溃疡,表面被覆假膜及坏死组织,结缔组织中血管扩张,密集炎症细胞浸润

(二)白塞综合征

白塞综合征(Behcet syndrome)又称眼 - 口 - 生殖器三联症,由土耳其眼科医师 Behcet 于 1937 年首先报道。其以口腔和生殖器溃疡及眼部虹膜炎为主要表现,具有其中二征者为不全型。该病还可合并血管炎、皮肤病变、滑膜炎等其他病变。病程较长,易反复发作。

【病因】 本病为自身免疫性疾病,患者血清中有多种自身循环抗体,包括抗核抗体、抗口腔黏膜抗体等,且抗体滴度与病情严重程度相关。在血清中还有免疫复合物存在。遗传因素及免疫失调为本病的内因,细菌、病毒等感染可能为其诱发因素。

【临床表现】 本病的发生有明显的地域分布特点,主要分布于河西走廊至地中海的"丝绸之路"沿途,因此有人称之为"丝绸之路病"。多发生于中青年人。口腔病变为反复发作的口腔溃疡。生殖器病变为发生于女性阴唇或男性睾丸、阴茎的圆形表浅性溃疡。眼部表现为慢性、复发性、进行性病程,从单纯结膜炎到色素层炎、角膜炎、虹膜睫状体炎以及视网膜炎等,严重者前房积脓以至失明。此外,还可出现丘疹、毛囊炎、结节性红斑、多形红斑及脓疱病等皮肤病损。部分患者可伴有周期性发热、头痛、关节痛以及神经系统症状。

【病理变化】 本病的基本特征是非特异性的溃疡及血管周围炎,血管周以淋巴单核细胞浸润为主。全身各大、中、小血管均可受累,以静脉受累最多。其中部分血管内有玻璃样血栓,内皮细胞肿胀,管周类纤维蛋白沉积,管壁增厚,可见小动脉中膜均质化。

(三)疱疹性口炎

疱疹性口炎(herpetic stomatitis)又称单纯性疱疹(herpes simplex)。由单纯疱疹病毒Ⅰ型引起,幼年受感染后,即可产生抗体,但缺乏终身免疫。病毒潜伏在正常黏膜、血液、泪液以及神经节细胞,主要在三叉神经节中,当机体抵抗力降低,如感冒、肺炎等时常并发本病。

【临床表现】 口腔黏膜各部位均可发生。早期有痒、刺痛或烧灼感,继之黏膜充血、水肿,出现典型的成簇的小水疱,破溃后可互相融合,形成浅层溃疡,表面覆盖黄白色假膜。发生于唇部的疱疹破溃后结黄痂。

【病理变化】 上皮细胞肿胀呈气球样变及网状液化,形成上皮内疱。疱底部可见气球状细胞,肿胀呈圆形,其细胞核内有大小为3~8μm嗜伊红的病毒包涵体。水疱破溃后相互融合,形成不规则糜烂面。上皮下方结缔组织水肿、血管扩张充血,炎症细胞浸润。

(四)念珠菌病

念珠菌病(candidiasis)是由白色念珠菌感染引起的皮肤黏膜病,是最常见的口腔真菌感染。白色念珠菌是机会致病菌,可寄生于正常人的皮肤和黏膜。婴幼儿营养不良、全身重度消耗性疾病(如糖尿病、肿瘤等),或长期大量使用广谱抗生素、糖皮质激素、免疫抑制剂等,机体菌群失调及免疫力降低,可诱发此病。艾滋病也可引起口腔念珠菌病。

【临床表现】 临床可分为:①急性假膜性念珠菌病,又称雪口,好发于颊、舌、腭及口角等部位,黏膜表面有凝乳状白色斑膜,不易撕掉,强行撕下则创面出血,且很快又形成新的斑膜。②慢性增生性念珠菌病,又称白斑型念珠菌病,可见于颊、舌背等处,黏膜出现硬而白的斑块,可伴有皮肤念珠菌病。③慢性萎缩性念珠菌病,即托牙性口炎,义齿承压区有弥漫性炎症,常伴有口角炎症。④肉芽肿性念珠菌病。

【病理变化】 黏膜病变一般为亚急性或慢性炎症。上皮表层水肿,角化层内有中性粒细胞浸润,常形成微小脓肿。棘层细胞增生,上皮钉突圆钝,基底膜可被炎症破坏。在角化层或上皮外1/3处可见菌丝,为细长杆形,呈串珠状或分节状,与上皮表面垂直或呈一定角度,PAS染色为强阳性(图13-16)。结缔组织中有炎症反应。

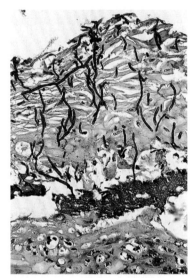

图13-16 念珠菌病,上皮角化层中有大量菌丝,并有微小脓肿形成(PAS染色)

四、唇舌疾病

(一)黏膜良性淋巴组织增生病

黏膜良性淋巴组织增生病(benign lymphadenosis of mucosa)是一种淋巴组织反应性增生疾病。本病的病因尚未明了。约10%病例可发展为癌,故认为其属癌前病变。

【临床表现】 男性较多,好发于21~40岁人群。病变多见于下唇,与慢性唇炎类似,又称淋巴滤泡性唇炎。本病可反复发作,导致唇部肿胀、发红、干裂、糜烂、脱皮、渗出及结痂,伴有阵发性剧烈瘙痒。其他如颊、舌、腭及牙龈部位也可发生,并可多部位发病。表现为黏膜潮红及多发性结节状突起,伴或不伴有黏膜的糜烂。

【病理变化】 组织学上分为两型:滤泡型和非滤泡的弥散型。本病的特征为在黏膜固有层或黏膜下层有淋巴滤泡形成,滤泡的周边是淋巴细胞,中心为组织细胞。滤泡之间可见大量淋巴细胞与浆细胞(图13-17)。血管扩张充血,部分血管内可见玻璃样血栓。弥散型淋巴滤泡不明显,可见到密集的淋巴细胞呈灶性聚集。病损处上皮可有萎缩、增生或溃疡形成,少数病例可见上皮细胞异常增生甚至癌变。

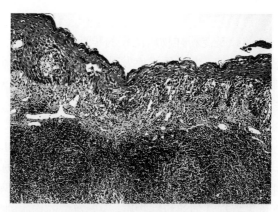

图 13-17　黏膜良性淋巴组织增生病，上皮萎缩，上皮下结缔组织内可见大量淋巴细胞浸润，并见多个淋巴滤泡形成

（二）肉芽肿性唇炎

肉芽肿性唇炎（cheilitis granulomatosa）以唇部肥厚肿胀为主要特征。病因不明，可能为梅-罗综合征的不完全型，该综合征的特征是肉芽肿性唇炎伴面神经麻痹和沟纹舌。

【临床表现】　多在青春期后发病，以上唇较多见。肿胀从唇一侧开始，逐渐侵犯至另一侧。肿胀时轻时重，但不能痊愈。反复发作后可形成巨唇。唇部皮肤潮红，无糜烂溃疡。可触及颗粒样硬结。部分患者伴有偏头痛、耳鸣、味觉及唾液分泌改变等症状。

【病理变化】　本病的主要特征为结缔组织内非干酪性上皮样肉芽肿形成。尤其是血管周围，可见弥漫性或灶性炎症细胞浸润，以上皮样细胞、淋巴细胞及浆细胞为主，有时结节内可见到多核巨细胞，但结节中心无干酪样坏死（图 13-18）。

（三）良性游走性舌炎

良性游走性舌炎（benign migratory glossitis）也称地图舌，是一种浅表性非感染性舌部炎症。病因不明，有家族倾向，可能与遗传、神经性障碍、B 族维生素缺乏等有关。

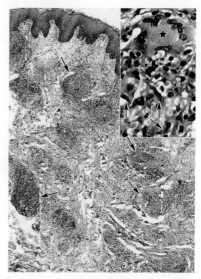

图 13-18　肉芽肿性唇炎，上皮下结缔组织中上皮样细胞、淋巴细胞、浆细胞聚集呈结节状（箭头所示）

【临床表现】　女性较多见，儿童较成人多见，尤其是 6 月龄～3 岁的体弱儿。由于丝状乳头萎缩，舌背可见不规则形红斑，边缘呈黄白色隆起，与周围黏膜分界清楚，似地图。病变初起为小点状，逐渐增大，且一面发展，一面修复，因此形态及位置不断变换，似会"游走"。一般无主观症状，2～10 天自愈。50% 患者伴有沟纹舌。

【病理变化】　表现为浅表的慢性剥脱性炎症。红斑处丝状乳头消失，上皮表层剥脱，棘层变薄，上皮内有白细胞渗出，并在接近表层处形成微小脓肿。病灶边缘上皮过度不全角化，棘层增生伴有细胞水肿，结缔组织中血管扩张充血，有炎症细胞浸润。

（四）舌淀粉样变

舌淀粉样变（amyloidosis）是淀粉样物质沉积的早期表现。淀粉样物质可分为两类：一种是从免疫球蛋白轻链衍生而来，主要见于原发性或伴有多发性骨髓瘤和巨球蛋白血症；另一种淀粉样蛋白来源不明，常见于慢性感染性疾病及自身免疫病和恶性肿瘤等。此外，还可见原发性淀粉样变，可能与遗传有关。

【临床表现】 舌淀粉样变表现为进行性巨舌症。舌体逐渐肿大且变硬，广泛而对称，舌侧缘可见齿痕，仰卧时因舌后坠发出鼾声。晚期舌体活动受限，可影响言语、咀嚼、吞咽等功能。此外，可见肾脏、心脏、肝脏等器官受累表现，如出现蛋白尿、血尿、管型、肾病综合征、心律不齐、传导阻滞、肝脾大、肝功能异常等，晚期甚至出现肾衰竭、心力衰竭等。

【病理变化】 镜下可见特征性的淀粉样物质，为无定型的均质的嗜伊红物质，沉积于细胞间，尤其是小血管基底膜处（图 13-19）。用特殊染色可鉴别：刚果红染色呈砖红色，偏光镜观察可见特异的绿色荧光；PAS 染色呈玫瑰红色；硫黄素 T 染色呈黄色荧光等。电镜下淀粉样物质由一片密集的原纤维组成，包括直径 7.5nm 的无分支原纤维和较大直径 150nm 的短杆状纤维。

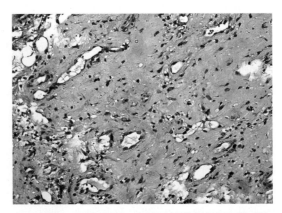

图 13-19 舌淀粉样变，血管及结缔组织间见均质红染的淀粉样物质

五、艾滋病的口腔表征

获得性免疫缺陷综合征（acquired immunodeficiency syndrome，AIDS）简称艾滋病，是由人类免疫缺陷病毒（HIV）感染所致。1990 年，WHO 列举了 30 种与 HIV 感染有关的口腔症状，其中与 HIV 感染密切相关的病变有：口腔念珠菌病、口腔毛状白斑、HIV 牙龈炎、HIV 牙周炎、口腔卡波西肉瘤和非霍奇金淋巴瘤。

（一）口腔念珠菌病

口腔念珠菌病（oral candidiasis）是 HIV 感染后的最初期表现，一般先于咽部、食管黏膜念珠菌病的发生。临床表现分为红斑型、增生型、假膜型及口角炎型。红斑型多发生于上腭、舌背及颊黏膜，为弥散性红色斑块。增生型常发生于颊黏膜，为致密白色斑块，不能被擦去。假膜型好发于上腭以及颊、唇黏膜，呈可以擦除的黄白色假膜。口角炎型表现为口角部位的鲜红色皲裂。

【病理变化】　与非 HIV 感染的口腔黏膜念珠菌病相似。

（二）口腔毛状白斑

口腔毛状白斑（oral hairy leukoplakia，OHL）为发生于口腔黏膜的白色绒毛状病变。本病的发病机制尚不明确。近年来认为 EB 病毒是本病的直接原因，而 AIDS 患者体内 T 淋巴细胞功能降低或缺失，导致 EB 病毒入侵，其与 HIV 协同破坏朗格汉斯细胞使局部免疫功能缺陷而发病。

【临床表现】　本病好发于舌的外侧缘，多为双侧，其次见于颊、口底、软腭及鼻咽黏膜，牙龈及扁桃体也可发生。为白色绒毛状外观，不易被擦掉，可伴有溃疡。一般无自觉症状，少数可有烧灼感、疼痛或味觉障碍。

【病理变化】　口腔黏膜上皮表面可见厚薄不均的不全角化，呈皱褶或绒毛状。棘层明显增生，上皮钉突肥厚并伸长。近表层 1/3 的常可见肿大的气球样细胞，细胞质空淡，细胞核周有空晕。上皮下结缔组织内的炎症不明显。电镜观察，在上皮表层细胞间及细胞内，偶可在细胞核中看见大量病毒颗粒，呈六角形或多边形，长短不一。通过免疫组织化学染色或 DNA 原位杂交均可证实其为 EB 病毒。

（三）HIV 牙龈炎

HIV 牙龈炎（HIV-gingivitis）有两种主要表现，一种为局限于牙龈的炎症，游离龈界限清楚的火红色带或附着龈部位点状红斑，常伴有自发性出血及局限性肿胀；另一种为局限于牙龈或牙龈乳头部位的溃疡，常伴有牙龈乳头破坏消失，极易出血，又称为坏死性龈炎。

【病理变化】　为牙龈炎症，上皮下结缔组织毛细血管增生、扩张及充血，并见大量炎症细胞浸润，严重者牙龈组织的变性、坏死、糜烂、溃疡，形成缺损。

（四）HIV 牙周炎

HIV 牙周炎（HIV-periodontitis）为牙龈病变波及深部牙周组织，导致牙周软组织破坏及牙槽骨不规则性吸收、破坏。严重者牙松动、脱落。患者常有明显疼痛、口腔恶臭等表现。

【病理变化】　除具有 HIV 龈炎的各种表现外，深部牙周组织受累及，出现牙周炎病变，骨吸收明显。重症者牙周软组织及牙槽骨出现不同程度的变性、坏死。

（五）口腔卡波西肉瘤

口腔卡波西肉瘤（oral Kaposi's sarcoma）是最多见的与 AIDS 相关的肿瘤，其在 HIV 感染人群中的发病率仅次于白色念珠菌病和毛状白斑。多见于腭部，也可发生于咽部及牙龈，呈单个或多个红褐色、紫色的无痛性肿物，早期多平坦，逐渐隆起，高出黏膜，表面可分叶、溃烂或出血。

【病理变化】　病变主要局限于黏膜固有层，表现为增生的梭形细胞围绕不典型血管腔隙密集排列。梭形细胞及血管内皮细胞可见不同程度的异形，并可见有丝分裂。血管腔隙可受挤压而消失。炎症细胞主要为浆细胞。

（六）非霍奇金淋巴瘤

非霍奇金淋巴瘤（non-Hodgkin lymphoma）常以颈部锁骨上淋巴结肿大为首发症状。在艾滋病患者的口腔中，多见于牙龈、腭黏膜、扁桃体及腮腺等部位，表现为软组织的肿大，红色或紫色隆起，伴或不伴有溃疡。

【病理变化】　镜下表现与口腔外非霍奇金淋巴瘤类似，主要为 B 细胞性淋巴瘤。患者伴有 EB 病毒感染时，可检测出 EB 病毒 DNA 片段。

思考题

1. 常见口腔黏膜白色斑纹类病变有哪些？其病理特征分别是什么？

2. 什么是口腔黏膜癌前病变？分别包括哪些病变？

3. 艾滋病患者有哪些常见的口腔表征？并请列举两种详细说明其临床病理特征。

4. 患者，女，45 岁，颊黏膜有红斑样病损，表面糜烂，周围有白色放射状条纹。请问可能的疾病有哪些？如何从镜下进行鉴别诊断？

5. 患者，男，50 岁，颊黏膜及舌部有多个溃疡，直径约为 0.5cm，疼痛明显。请问需要考虑哪些疾病？如何从镜下进行鉴别诊断？

（张　玮）

第十四章　颌骨疾病

　学习目标

1. 掌握：颌骨骨髓炎的常见类型及病理变化；纤维结构不良的病理变化。
2. 熟悉：朗格汉斯细胞组织细胞增生症的基本分型及病理变化；巨细胞肉芽肿的病理变化。
3. 了解：巨颌症的临床病理特点。

颌骨相比于全身其他部位的骨骼，在结构和功能等方面均具有特殊性。下颌骨通过颞下颌关节与颅骨相连，共同构成颅颌面的骨性框架，决定人的面部轮廓和外形，共同参与咀嚼、吞咽、呼吸等重要的生理功能。因此，发生在颌骨的疾病除了具有其他部位骨组织病变的共性特点，还具有特殊性。本章将着重介绍颌骨炎症性疾病以及非牙源性的颌骨肿瘤及瘤样病变，牙源性囊肿和肿瘤将在第十五章及第十六章中详细介绍。

第一节　颌骨骨髓炎

颌骨骨髓炎（osteomyelitis of jaws）为发生于颌骨骨质及骨髓的炎症，常合并有颌面部软组织炎症。多数为混合细菌感染，其病原菌多数为化脓性细菌，如金黄色葡萄球菌、溶血性链球菌，少数由结核分枝杆菌、螺旋体和放线菌等引起。

一、化脓性骨髓炎

化脓性颌骨骨髓炎按临床发展过程分为急性化脓性颌骨骨髓炎和慢性化脓性颌骨骨髓炎。

（一）急性化脓性颌骨骨髓炎

急性化脓性颌骨骨髓炎（acute suppurative osteomyelitis of jaws）主要继发于牙源性感染，如急慢性根尖周炎、冠周炎、牙周炎等；其次为创伤后感染，如拔牙创或颌骨外伤后感染；极少数来自血源性感染，一般有其他部位化脓性病变或败血症史。

【临床表现】　多见于青壮年，好发于下颌骨。起病急，局部疼痛剧烈，可出现多颗牙松动。早期感染局限，病变进展可导致广泛弥漫炎症。全身有发热、白细胞计数增高和区域淋巴结肿大等症状。严重者可并发败血症或颅内感染。发生在上颌者可并发上颌窦炎；发生在下颌者可压迫神经引起下唇麻木；若侵犯咀嚼肌，则张口受限。

【病理变化】 初期骨髓腔内血管高度充血，组织水肿，大量中性粒细胞浸润；继而组织溶解坏死形成脓肿；残存于脓肿内的骨小梁发生缺血性坏死，成骨细胞及骨细胞消失，形成无细胞的死骨（图14-1），其周围可见炎性肉芽组织及活跃的骨吸收。

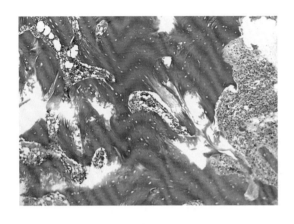

图14-1 急性化脓性颌骨骨髓炎的病理表现，骨髓腔内化脓性炎症伴死骨形成

（二）慢性化脓性骨髓炎

慢性化脓性颌骨骨髓炎（chronic suppurative osteomyelitis of jaws）较多见，可由急性化脓性骨髓炎转化而来，或由毒力较弱的细菌感染引起。

【临床表现】 病程较长，全身症状不明显，主要表现为患部不同程度的疼痛和肿胀，程度较急性化脓性骨髓炎轻。患者常有不同程度的张口受限，面部相应部位可扪及炎性浸润块，皮肤或黏膜面可见瘘管溢脓。病变广泛时可致病理性骨折。X线表现为虫蚀状骨破坏，呈界限不清的透射影，其中有局限性阻射灶即死骨结构。

【病理变化】 以伴有明显骨吸收和死骨形成的化脓性病灶为主要病理表现。骨髓腔内淋巴细胞、浆细胞、巨噬细胞增多，由于大量炎性渗出，骨髓腔内压力升高，血管栓塞，导致骨营养障碍而发生坏死。镜下表现为骨细胞消失，骨陷窝空虚，骨小梁周围缺乏成骨细胞。死骨周围被炎性肉芽组织或纤维组织包裹（图14-2），使死骨分离。周围增生的肉芽组织中可分化出成骨细胞并形成新骨。

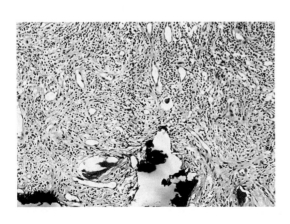

图14-2 慢性化脓性颌骨骨髓炎的病理表现，死骨周围可见炎性肉芽组织

二、慢性骨髓炎伴增生性骨膜炎

慢性骨髓炎伴增生性骨膜炎（chronic osteomyelitis with proliferative periostitis）又称 Garré 骨髓炎，是一种以骨膜炎症反应为主的慢性骨髓炎症。多因牙源性炎症或拔牙创感染持续存在，透过骨密质刺激骨膜下骨质反应性增生。

【临床表现】 好发于青少年，下颌后部多见，表现为缓慢进展的无痛性颌骨肿胀，质地坚硬。X 线片显示骨密质增厚，形成双层或多层骨密质，骨髓腔内可有点状破坏。

【病理变化】 骨膜下骨密质的表面可见大量反应性新骨形成。新生骨小梁相互平行，且与骨面垂直，周围可见类骨质及成骨细胞环绕。骨小梁间的纤维结缔组织中见少量淋巴细胞及浆细胞浸润。

三、放射性骨髓炎

颌骨放射性骨髓炎（radiation osteomyelitis）又称放射性骨坏死（osteoradionecrosis），是头颈部恶性肿瘤放射治疗的严重并发症，其发生主要与照射量的大小有关。照射小于 60Gy 不会发生骨坏死，而超过 70Gy 发生率可达 9%。此外，与个体耐受性也有一定关系，儿童更为敏感。

【病因】 放射性骨坏死的病因及发病机制主要有三种学说：①放射、创伤及感染学说，照射使小动脉发生狭窄、炎症，导致局部血液循环障碍，随后骨细胞活力丧失。同时创伤导致细菌侵入，引起骨组织的感染、坏死。②骨损害学说，照射后骨细胞损伤较血管严重，射线直接引发了骨坏死。而血管改变所导致的循环障碍则可加重和延长骨细胞的病理损害。③三低学说，指照射后局部组织缺氧、细胞和血管减少，使骨组织的修复代偿能力低下或丧失。总之，射线可能通过上述机制引起骨组织的无菌性缺血性坏死，创伤或牙源性炎症则可进一步诱发骨组织的感染坏死。

【临床表现】 临床上多在放疗后 0.5～3 年发病，主要表现为局部间歇性或深部组织剧痛，伴开口受限、口臭及瘘管形成。常出现拔牙后或损伤后伤口不愈，死骨逐渐暴露，但界限不清，不易分离。全身症状可表现为衰弱、消瘦和贫血等。X 线片示照射区骨密度降低并有不规则骨破坏，呈斑点状或虫蚀状，界限不清。

【病理变化】 镜下主要病变是骨变性及坏死，继发感染时则出现炎症病变。骨密质病变较明显，表现为层板骨纹理粗糙，着色不均，骨细胞消失，骨陷窝空虚，层板结构逐渐断裂消失，形成无结构死骨。骨松质变化较轻，可见骨小梁萎缩，骨髓组织呈不同程度的纤维化和炎症细胞浸润。变性骨周围出现大量成骨细胞和破骨细胞。

第二节　颌骨非肿瘤性疾病

一、巨颌症

巨颌症（cherubism）也称家族性颌骨纤维异常增殖症、家族性颌骨多囊性病，是一种少见的良性、自限性、常染色体显性遗传性疾病。

【临床表现】 仅儿童发病，男性多于女性，7 岁以前病变发展较快，至青春期后发展减缓或停止。病变主要侵犯下颌骨下颌角区，其特征性表现是双侧颌骨对称性肿大。下颌膨胀可使舌抬高，影响咀嚼、吞咽、语言和呼吸等功能。上颌肿大可致眼球上抬，巩膜外露，呈特征性"天使样"面容。牙槽骨病变可造成乳牙移位、牙间隙增大、牙列不整、缺失及恒牙萌出困难。下颌下区淋巴结肿大。X 线片显示颌骨对称性膨大，有"肥皂泡样"多囊性密度减低区，骨皮质变薄甚至消失。

【病理变化】 肉眼观，病变组织红褐色或灰褐色，质软易碎。

镜下见，病损处纤维组织增生代替了骨组织。纤维纤细，排列疏松，其间富含薄壁血管和多核巨细胞（图 14-3）。多核巨细胞常围绕或紧贴血管壁分布，呈袖口状均质红染物质沉积。病变后期纤维成分增多，巨细胞减少，可见新骨形成。

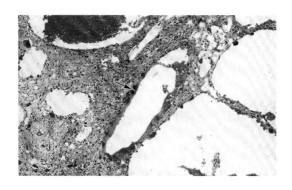

图 14-3 巨颌症的病理表现，病变区可见富含血管的纤维组织，多核巨细胞围绕血管分布（箭头）

二、纤维结构不良

纤维结构不良（fibrous dysplasia，FD）为骨内纤维组织增生性病变，是一种较多见的良性骨疾病，其病因和发病机制尚不明确，可能是基因变异引起的骨发育异常。

【临床表现】 按病变累及范围可分为单骨性和多骨性两大类。单骨性病例较多见，约占 80%，多见于颌骨、肋骨和股骨等处。多骨性病例少见，累计 2 处以上的骨发生病变，其中约 50% 的病例累及颅骨和颌骨。多骨性损害同时伴有皮肤色素沉着及女性性早熟者，称 McCune-Albright 综合征。

本病多始发于青少年时期，缓慢进展，可在青春期后停止生长。上颌较下颌多见，通常表现为颌骨无痛性膨隆，面部不对称，牙齿移位及咬合关系发生改变。X 线典型表现为磨砂玻璃样改变，病变区骨组织阻射性降低，与周围正常骨无明显界限。早期以纤维成分为主时，呈囊性透射区。当骨组织增多时，则显示散在斑块状阻射影。

【病理变化】 肉眼观，病变区骨质膨隆，剖面示骨密质变薄，与骨松质间无明显界限，骨髓腔消失呈灰黄色均质状外观，有时可见出血及囊性变。

光镜下，病损区与正常骨组织无明确分界。病变由富含细胞的纤维组织和数量不等的幼稚骨小梁构成。成纤维细胞呈梭形，大小形态一致，胶原纤维排列疏松或呈旋涡状。骨小梁粗细不均、细长弯曲、形态各异，排列无一定方向，呈 C 形、O 形或 V 形等（图 14-4）。骨小梁边缘缺乏成排的成骨细胞，提示骨组织由纤维组织化生形成。

【生物学行为】 本病虽有自限性，但病变不能恢复正常。对于影响功能或颜面外形的 FD，通常采取手术治疗。约 30% 的患者术后可复发，极少数可恶变为骨肉瘤或纤维肉瘤，放疗被认为是诱发其恶变的因素之一。

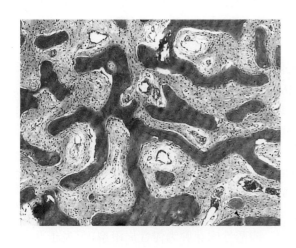

图 14-4　颌骨纤维结构不良的病理表现,骨小梁形态排列不规则,周边成骨细胞消失

三、巨细胞肉芽肿

巨细胞肉芽肿(giant cell granuloma)是一种良性、局限性但有时具有侵袭性的骨破坏性病损。

【临床表现】　多见于 30 岁以下青年,好发下颌前牙区,多数无症状,或仅出现局部骨质膨隆,穿破骨皮质者少见。可出现牙齿移位、松动或脱落。X 线表现为境界明显的低密度透射影,有时呈多房性低密度影。

【病理变化】　肉眼观,骨质膨隆,剖面灰白或红褐色,病变较大时,可有出血、坏死和囊性变。

镜下观,成纤维细胞和胶原纤维构成的结缔组织中含有丰富的血管以及数量不等的多核巨细胞和淋巴细胞、巨噬细胞等炎症细胞(图 14-5)。常见出血灶及反应性成骨,多核巨细胞一般呈灶性围绕出血区或新生骨的周围。

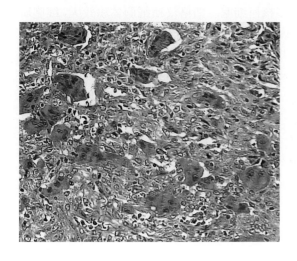

图 14-5　巨细胞肉芽肿的病理表现,炎性肉芽组织中分布大量多核巨细胞

类似的病变也常发生在颌骨周围软组织中,称周围性巨细胞肉芽肿。位于牙龈的称为巨细胞性龈瘤。一般认为巨细胞肉芽肿是机体对出血或损伤的一种修复性反应。

四、朗格汉斯细胞组织细胞增生症

朗格汉斯细胞组织细胞增生症（Langerhans cell histiocytosis）又称朗格汉斯细胞病（Langerhans cell disease）、组织细胞增生症 X（histiocytosis X）或嗜酸性细胞肉芽肿（eosinophilic granuloma）等，是一组少见的以朗格汉斯细胞增生为主的疾病，其组织病理学表现相似但临床表现不同，可以是危及生命的白血病样疾病，也可以是孤立性的骨破坏。本病病因和发病机制尚不清楚，目前的研究显示，该病是朗格汉斯细胞及其前体细胞的增生。朗格汉斯细胞主要存在于皮肤或黏膜中，具有抗原呈递作用。

【临床表现】 根据疾病的严重程度，可分为嗜酸性肉芽肿、汉 - 许 - 克病和勒 - 雪病三种临床类型。

1. 嗜酸性肉芽肿（eosinophilic granuloma） 嗜酸性肉芽肿为慢性局限型，好发于儿童及青少年，男性多见。病变多位于骨内，孤立或多发，常见于颅骨、下颌骨及肋骨。口腔病变常侵犯下颌骨及牙龈，以下颌多见，表现为牙龈肿胀、溃疡、颌骨肿大、疼痛及牙齿松动等。检查可见牙龈松软、易出血，龈缘呈虫蚀状破坏。X 线片显示颌骨中心溶骨性或穿凿性破坏。单骨病变预后良好，多发性病变易复发。

2. 汉 - 许 - 克病（Hand-Schuller-Christian disease） 汉 - 许 - 克病为慢性播散型，多发生在 3 岁以上男童。发病迟缓，病程较长，常有多处骨及骨外病变。本病的三大临床特征是颅骨病损、突眼和尿崩症，后两者主要是病变侵犯眼眶或垂体引起。X 线片可见颅骨及颌骨穿凿性破坏，形成不规则透射区。患者可自愈，但常有尿崩症或发育迟缓等后遗症，发病年龄越早预后越差。

3. 勒 - 雪病（Letterer-Siwe disease） 勒 - 雪病为急性播散型，主要见于 3 岁以内婴幼儿。起病急，是最严重的一型。多器官受累，出现反复持续高热、皮疹、贫血、肝脾大及腹泻等全身症状。口腔可出现乳牙松动、巨舌、颈部淋巴结肿大。X 线片可见全身多处骨质破坏。本型预后不佳，进展迅速，可危及生命。

【病理变化】 病变主要由增生的朗格汉斯细胞、散在浸润的嗜酸性粒细胞及其他炎症细胞组成。还可出现数量不等的泡沫细胞和多核巨细胞。朗格汉斯细胞体积较大，细胞质丰富，呈淡红色，细胞核呈圆形、椭圆形或不规则分叶状，有特征性的核沟，核仁明显，聚集成片（图 14-6）。免疫组织化学染色时，增生的朗格汉斯细胞 CD1α、S-100 强阳性，电镜下细胞质内可见特征性的 Birbeck 颗粒，呈杆状，有界膜。

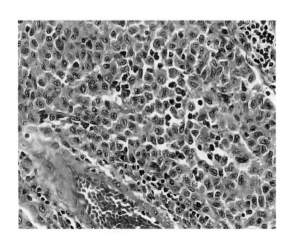

图 14-6 朗格汉斯细胞组织细胞增生症的病理表现，朗格汉斯细胞增生呈片状，伴嗜酸性粒细胞浸润

第三节　颌骨非牙源性肿瘤

一、骨瘤

骨瘤（osteoma）是由分化成熟的骨组织构成的良性肿瘤。根据发病部位可分为中心型和周围型两种类型。中心型骨瘤发生于骨内，周围型骨瘤发生于骨膜下。

【临床表现】　男性多见，好发髁突、下颌体的舌侧及下颌角下缘。常表现为颌骨膨隆，压迫神经可引起局部疼痛或麻木感。发生于髁突者可引起张口受限。周围型骨瘤则在骨表面形成有蒂或无蒂的局灶性肿物。X线表现为边界清楚的高密度阻射影像。

【病理变化】　肉眼观，为圆形或不规则形硬组织团块。中心型骨瘤周围有被膜，切面呈海绵状骨或致密骨。周围型骨瘤表面光滑或呈结节状。

光镜下，由排列不规则的成熟骨小梁和纤维性骨髓组织构成（图14-7）。按骨和纤维比例的不同可分为致密性骨瘤和海绵状骨瘤两种类型：前者主要由骨密质构成，骨小梁粗大，骨髓腔细小；后者骨小梁相对稀疏，其间有较多纤维组织，可含红骨髓或黄骨髓。

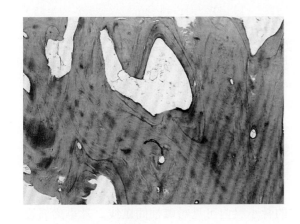

图14-7　致密性骨瘤的病理表现，骨小梁密集、粗大，缺少骨髓腔

二、骨软骨瘤

骨软骨瘤（osteochondroma）指发生在骨表面有软骨帽的骨性突起，内含的髓腔与基底骨的髓腔相通。按发生的部位可分为孤立性骨软骨瘤和多发性骨软骨瘤。

【临床表现】　口腔颌面部多见于下颌髁突和喙突，偶发上颌的尖牙窝。可出现张口受限、面部畸形等并发症。恶变时可出现渐进性疼痛或肿物逐渐增大。孤立性骨软骨瘤的X线表现为带蒂病损区或广基性病变，可见不规则的钙化高密度影像，软骨内絮状钙化灶增多可提示恶变的可能。

【病理变化】　肉眼观，肿物可分为广基或带蒂，病变组织与骨密质及骨髓腔相通，软骨帽通常较薄，若软骨帽不规则或增厚，则提示恶变可能。

光镜下，病变分为三层。肿瘤表面是薄层的软骨膜；中间为软骨、细胞和基质，似透明软骨（图14-8）；下方为成熟的骨组织，邻近的软骨内有骨化现象。软骨结构消失、黏液样变、分裂活性增强、软骨细胞异型和坏死等特征可提示恶变的可能。

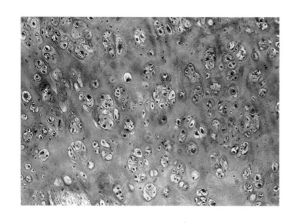

图 14-8　骨软骨瘤的病理表现，软骨细胞透明，细胞质丰富，内有空泡

三、成骨细胞瘤

成骨细胞瘤（osteoblastoma）又称巨大骨样骨瘤（giant osteoid osteoma）或骨化性巨细胞瘤，属于良性的成骨性肿瘤，起病较急，且常出现疼痛症状，故容易与骨源性恶性肿瘤相混淆。

【临床表现】　成骨细胞瘤多见 30 岁以下男性，好发于脊柱和长骨，约 15% 发生在颌骨。下颌骨为头颈部的好发部位，特别是下颌升支、髁状突和颞下颌关节处。颌骨局部膨隆和夜间疼痛是最常见的症状，可引起牙痛、牙移位、牙吸收或牙列紊乱，甚至引发眼球移位、视力改变、下牙槽神经麻木等症状。服用阿司匹林或非类固醇类抗炎药物无法缓解疼痛。X 线表现为直径大于 2cm 的圆形或椭圆形透射影，边界清楚，透射区内可见阻射灶。发生在骨膜下的病例，边界可见一薄层的反应骨壳。

【病理变化】　肉眼观，成骨细胞瘤呈膨胀性生长，周围有薄层骨壳，瘤体大小为 3～10cm。壳内为红色或棕褐色、质地呈沙砾感的破碎骨组织，血管丰富易出血，体积大者可继发囊性变。

镜下观，肿瘤由编织状骨小梁构成，改建的骨小梁内可见嗜碱性间歇线。骨小梁周边可见丰富的核深染、大小一致的成骨细胞，无异常核分裂（图 14-9）。骨小梁之间血管丰富，为高度血管化的疏松结缔组织，可见破骨细胞引起的骨小梁吸收。

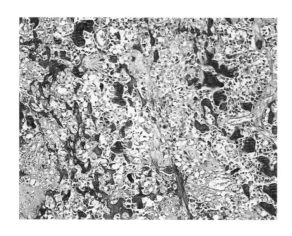

图 14-9　成骨细胞瘤，肿瘤由编织状骨小梁构成，骨小梁周边见丰富的成骨细胞

四、软骨肉瘤

软骨肉瘤（chondrosarcoma）是以肿瘤细胞形成软骨样基质为特征的恶性肿瘤。在骨源性恶性肿瘤中，其发病率仅次于骨肉瘤，位列第二。

【临床表现】　软骨肉瘤多发生在骨盆、四肢骨及肋骨，颌骨发生者少见，主要位于上颌骨和鼻中隔；发生在下颌骨则多位于后牙区。发病高峰为30～60岁，常见症状是局部肿胀及疼痛，可引起牙齿松动脱落。肿瘤呈浸润性生长，可破坏骨密质。X线表现：骨质破坏低密度影像中有散在的斑块状密度增高影，骨皮质常增厚，但无骨膜反应。MRI有助于界定肿瘤的范围，并可明确是否有软组织浸润。CT扫描可协助证实基质的钙化程度。

【病理变化】　肉眼观，剖面呈灰白或灰蓝色半透明分叶状，似透明软骨，可有囊性变或白色钙化区。

光镜观，肿瘤细胞呈多角形或梭形，分布在淡蓝色软骨基质形成的陷窝中，细胞核有不同程度异型（图14-10）。基质呈不规则分叶状结构。根据肿瘤细胞的分化程度可分为三级。Ⅰ级：有明显分叶结构，瘤细胞异型性不明显，无多核细胞，常见软骨内钙化或骨化。Ⅱ级：瘤细胞增多，有异型性，常见双核细胞，较少出现钙化或骨化。Ⅲ级：瘤细胞密集，细胞异型性明显，易见双核及多核瘤巨细胞，不见软骨钙化及骨化。上述Ⅰ、Ⅱ、Ⅲ三级恶性程度逐渐升高。颌骨的软骨肉瘤多为Ⅰ级。

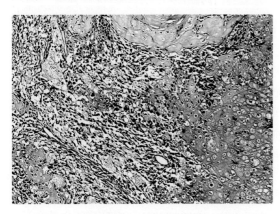

图14-10　软骨肉瘤的病理表现，肿瘤细胞分布于软骨陷窝内，细胞异型性明显

五、骨肉瘤

骨肉瘤（osteosarcoma）是以肿瘤细胞形成骨样基质为特征的肉瘤，是最常见的恶性骨肿瘤。临床上有原发和继发之分，继发性者常由Paget病、纤维异常增殖症等演变或放疗后引起。按其发生部位又分为中心型和周围型，中心型位于骨髓内，周围型位于骨表面。

【临床表现】　颌骨骨肉瘤的高发年龄为20～40岁，男性较女性多发，好发于下颌骨体部。肿瘤生长迅速，病程短，常见的症状是颌骨肿胀和局部疼痛、牙齿松动、出血、鼻塞等，局部可触及包块，少数患者可发生病理性骨折。X线常表现为病变区溶骨和成骨并存。骨破坏表现为境界不清的虫蚀状密度减低区。骨形成表现为絮状密度增高影，可出现病变周围骨膜下新生放射状骨小梁的，称为"日光放射状"影像。

【病理变化】　肉眼观，病变区骨质膨隆，肿瘤常穿破骨密质，进入软组织形成包块。剖面呈灰白或灰黄色，质地较坚实或鱼肉状，可有出血、坏死及囊性变。

　　光镜观察,肿瘤细胞形态多样,可呈梭形、卵圆形、多边形等,细胞异型性明显,核分裂多见。瘤细胞之间可见均质红染骨样基质,是诊断骨肉瘤的重要依据(图14-11)。骨样基质中也可出现钙化形成不规则骨小梁。

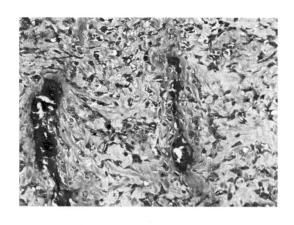

图14-11　骨肉瘤的病理表现,肿瘤细胞异型性明显,形成骨样基质及钙化的骨样组织

　　【生物学行为】　骨肉瘤常通过血行转移,恶性度高,预后差,但颌骨骨肉瘤相对比长骨的骨肉瘤预后较好。

六、浆细胞瘤

　　浆细胞瘤(plasmacytoma)也称为骨髓瘤(myeloma),是骨髓原发性肿瘤,主要特点是异常浆细胞弥漫性增殖,并侵犯骨及软组织。

　　【临床表现】　好发年龄为50～70岁,男性多见。多发性浆细胞瘤较常见,单发者少见且可发展成为多发性病损。好发于扁骨,如颅骨、椎骨、肋骨等。颌骨浆细胞瘤主要见于下颌磨牙区骨体、下颌角、下颌升支等部位。局部表现有疼痛、麻木、肿胀、牙松动、病理性骨折等症状。患者常因血小板减少和高球蛋白血症导致鼻及牙龈出血,还可伴有贫血和舌淀粉样变性等疾病。X线表现为境界清楚的圆形穿凿样(punched out appearance)透射影,也可见弥漫性骨破坏。

　　【病理变化】　镜下观肿瘤细胞多聚集成片,其间缺乏间质。分化良好的浆细胞似正常浆细胞,呈圆形或卵圆形,大小形态较一致,细胞质丰富,细胞核偏位,具有车轮状染色质,偶见怪形多核巨细胞(图14-12)。分化不良的肿瘤细胞大小不一,核异型性明显,巨细胞多

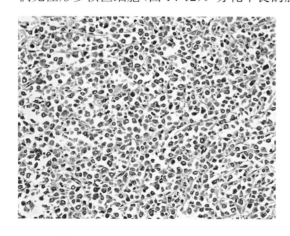

图14-12　浆细胞瘤的病理表现,镜下瘤细胞大小形态较一致,呈圆形或卵圆形,类似浆细胞

见,核仁明显,核分裂象多见。浆细胞瘤内有时可见卢梭体(Russell's body),或出现浅蓝色球形小体,可呈 PAS 阳性反应,目前认为这些小体是细胞内的变性蛋白,与异型免疫球蛋白有关。孤立性(单发性)浆细胞瘤预后较好,而多发性浆细胞瘤预后差。

思考题

1. 颌骨骨髓炎有哪些常见类型?其基本病变是什么?
2. 简述朗格汉斯细胞增生症的临床分型和基本病理变化。
3. 简述巨细胞肉芽肿的病理变化。
4. 简述纤维结构不良的病理特点。
5. 简述巨颌症的临床病理特点。

(徐 欣)

第十五章　口腔颌面部囊肿

学习目标

1. 掌握：牙源性囊肿的概念；常见牙源性囊肿的临床病理表现；面颈部软组织囊肿的临床病理特点。

2. 熟悉：口腔颌面部囊肿的分类；颌骨非牙源性囊肿的临床病理特点。

3. 了解：各类囊肿的组织起源；假性骨囊肿的基本概念。

囊肿是一种病理性腔隙，腔内含有液体或半流体物质，周围有囊壁包绕。口腔颌面部绝大多数囊肿的囊壁都由两层组织构成，靠近腔面的内层为上皮衬里，外层为纤维结缔组织。少数发生在颌骨内无上皮衬里的囊肿称为假性骨囊肿。根据发生部位的不同，口腔颌面部囊肿一般可分为颌骨囊肿和软组织囊肿两大类，颌骨囊肿根据其衬里上皮组织来源的不同分为牙源性囊肿和非牙源性囊肿，根据其发生机制又可进一步划分为发育性囊肿和炎症性囊肿。以下为口腔颌面部囊肿的最新分类。本章节仅对其中口腔临床较为常见的一些病种进行介绍。

口腔颌面部囊肿的分类

一、颌骨上皮性囊肿

（一）牙源性发育性囊肿

　1. 含牙囊肿（dentigerous cyst）

　2. 牙源性角化囊肿（odontogenic keratocyst）

　3. 发育性根侧囊肿（lateral periodontal cyst）

　4. 龈囊肿（gingival cyst）

　5. 腺牙源性囊肿（glandular odontogenic cyst）

　6. 牙源性钙化囊肿（calcifying odontogenic cyst）

　7. 正角化牙源性囊肿（orthokeratinized odontogenic cyst）

（二）牙源性炎症性囊肿

　1. 根尖囊肿（radicular cyst）

　2. 炎症性根侧囊肿（inflammatory collateral cyst）

（三）非牙源性发育性囊肿

　1. 鼻腭管（切牙管）囊肿 [nasopalatine duct（incisive canal）cyst]

　2. 鼻唇（鼻牙槽）囊肿 [nasolabial（nasoalveolar）cyst]

　3. 球状上颌囊肿（globulomaxillary cyst）

二、口腔、面颈部软组织囊肿

　1. 皮样和表皮样囊肿（dermoid and epidermoid cyst）

　2. 鳃裂囊肿（branchial cleft cyst）

　3. 甲状舌管囊肿（thyroglossal tract cyst）

　4. 畸胎样囊肿（teratoid cyst）

　5. 黏液囊肿（mucocele）

　6. 舌下囊肿（ranula）

牙源性囊肿（odontogenic cyst）是指由成牙器官的上皮或上皮剩余所发生的一组囊肿，包括发育性囊肿和炎症性囊肿。发育性的通常由牙发育和／或萌出过程中的某些异常所致，但确切的发生机制尚未完全明了。炎症性的则与颌骨内长期存在牙源性感染病灶有关，如牙髓炎症坏死经根尖孔导致根尖周的慢性炎症，囊肿形成。下颌阻生磨牙冠周炎反复发作引发根侧炎症性囊肿等。目前认为，牙源性囊肿的衬里上皮主要来源于牙源性上皮剩余，不同囊肿的上皮来源可不同：①牙板上皮剩余或 Serres 上皮剩余可发生发育性根侧囊肿和牙龈囊肿；②缩余釉上皮可发生含牙囊肿、萌出囊肿以及炎症性牙旁囊肿；③ Malassez 上皮剩余可发生根尖周囊肿、残余囊肿和炎症性根侧囊肿。牙源性囊肿基本上都发生在颌骨内，极少数发生在牙龈中。组织学上各种类型的牙源性囊肿可有一定相似性，因此，对其诊断需根据临床表现、X 线片和组织病理综合考虑。

第一节　牙源性发育性囊肿

一、含牙囊肿

含牙囊肿（dentigerous cyst）又称滤泡囊肿（follicular cyst），是指包含一个未萌牙牙冠的囊肿，囊壁包绕牙冠并附着于该牙牙颈部即釉牙骨质界处。它是颌骨囊肿中第二位多见的囊肿，约占所有牙源性囊肿的 20%。

【临床表现】　发病高峰年龄 10～39 岁，男性多于女性。发生部位以下颌第三磨牙最常见（约 75%），其次为上颌尖牙、上颌第三磨牙和下颌前磨牙，可能与这些部位的牙易阻生有关。含牙囊肿很少发生于乳牙。囊肿内所含牙齿多为正常牙列中的恒牙，少数为额外牙。囊肿早期通常无明显临床症状，常因牙齿未正常萌出或其他原因行影像学检查时偶然发现。囊肿长大后可引起颌骨膨隆，面部不对称。若继发感染则可出现局部肿胀和疼痛。X 线检查：典型表现为一境界清楚的单囊性透光影，内含一个未萌牙的牙冠（图 15-1），周围常有硬化带。但这种影像学改变并非含牙囊肿所特有，单囊型成釉细胞瘤、牙源性角化囊肿等囊性病损也可具有类似的表现。

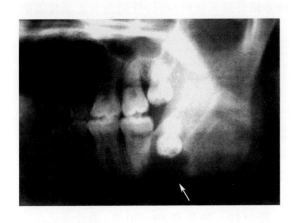

图 15-1　含牙囊肿 X 线片，下颌第二磨牙远中见一包含牙冠的囊性透射影（箭头所示）

【病理变化】　肉眼观，病变呈单囊，囊腔内有一牙冠突入，囊壁较薄，附着于牙颈部釉牙骨质界。光镜下见疏松纤维组织囊壁表面为厚薄均匀的复层上皮，衬里上皮较薄类似于缩余釉上皮，由2～5层扁平细胞或矮立方状细胞构成，一般无角化，无上皮钉突（图15-2）。部分囊肿衬里上皮可发生黏液细胞化生，或出现纤毛柱状细胞，偶尔还可见皮脂腺细胞。纤维囊壁中有时可见数量不等的小团块或条索状牙源性上皮岛。含牙囊肿常伴继发感染，此时囊壁组织内有大量炎症细胞浸润，有的可见胆固醇结晶，衬里上皮受刺激增生形成明显的钉突。

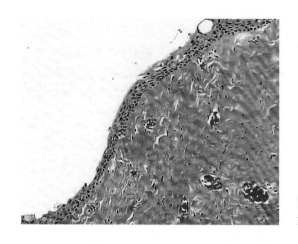

图15-2 含牙囊肿，囊壁衬里上皮较薄而均匀，无角化及上皮钉突

萌出囊肿（eruption cyst）是含牙囊肿的一种特殊类型，位于正在萌出的牙牙冠表面的软组织内。囊肿发生于儿童，下颌乳切牙、上颌第一磨牙多见。表现为正在萌出的牙表面牙龈肿胀隆起，质软光滑，外观常呈透明状或紫蓝色，有波动感。肉眼观，囊腔内含清亮液体或血性液体，血性囊液可使囊肿临床呈紫蓝色外观。光镜下，囊壁衬里上皮为薄的无角化复层鳞状上皮或立方上皮，继发炎症时上皮可增生变厚，纤维囊壁中慢性炎症细胞浸润。囊肿通常与表面牙龈黏膜一并切除，因而镜下可见囊肿顶部覆盖有黏膜组织。

【生物学特性及预后】 含牙囊肿手术切除后很少复发，预后较好。极少数病例的囊壁上皮可发生肿瘤性增生转化为成釉细胞瘤。因此，对肉眼观囊壁有局灶性增厚的，应仔细镜检以排除肿瘤性病变。

【组织发生】 一般认为含牙囊肿的发生是在牙冠形成后，缩余釉上皮和尚未萌出的牙冠之间有液体潴留聚集。萌出囊肿是在牙突破牙槽骨进入软组织后，牙冠与其表面覆盖的缩余釉上皮之间液体聚积形成。

二、牙源性角化囊肿

牙源性角化囊肿（odontogenic keratocyst，OKC）是发生在颌骨内的单囊或多囊性病损。它是第三位常见的颌骨囊肿，约占牙源性囊肿的10%～20%。该病不同于一般的颌骨囊肿，其衬里上皮具有独特的组织学表现以及较高的增殖活性，生长方式具有潜在侵袭性，临床上有较高复发率。2005年WHO的分类中将其归为牙源性良性肿瘤，并命名为牙源性角化囊性瘤（keratocystic odontogenic tumour）。最新的WHO分类又重新考虑了其病变性质，恢复了牙源性角化囊肿的命名和分类。

【临床表现】 患者年龄分布广，发病高峰年龄为10～29岁和50～70岁，男性多见。病变常累及下颌骨（80%），尤其是磨牙区和升支部。病损可单发或多发，多发者约占10%，其中部分伴有痣样基底细胞癌综合征，这部分患者病损多位于上颌后部。囊肿倾向于沿下颌骨长径前后向扩展,导致病损较大而肿胀不明显。早期无明显症状,病变增大后可引起骨质膨隆,牙齿移位,甚至穿破骨皮质。继发感染时出现疼痛、肿胀、瘘管形成及流脓。X线表现无特异性,可类似成釉细胞瘤或牙源性囊肿,呈单房或多房性透射影,边缘可有切迹,也可累及未萌牙(图15-3)。

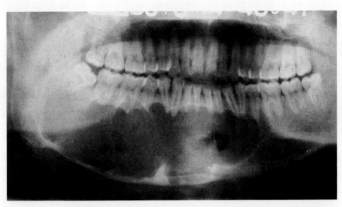

图 15-3 牙源性角化囊肿 X 线片,沿下颌骨长轴分布的多房性透射影,病变内牙根无明显吸收

【病理变化】 肉眼观,囊壁薄而易碎,囊腔内可含干酪样物或稀薄淡黄色液体。镜下观,典型的牙源性角化囊肿具有下列特征:①衬里上皮为厚薄一致的复层鳞状上皮,表层为波纹状不全角化。②衬里上皮较薄(5～8层细胞),通常无上皮钉突,但有时可见基底细胞蕾状增殖。上皮与下方结缔组织交界平坦,且两者常分离形成裂隙。③上皮棘层细胞常出现细胞内水肿,胞浆呈空泡状。④上皮基底细胞排列整齐呈栅栏状,细胞核浓染且远离基底膜呈极性倒置(图15-4A)。这些特征是与其他颌骨囊肿的鉴别要点。角化囊肿的纤维性囊壁较薄,一般无炎症。继发感染时囊壁可增厚,有大量炎症细胞浸润,上皮增生,出现上皮钉。纤维性囊壁中有时可见子囊或牙源性上皮岛(图15-4B)。

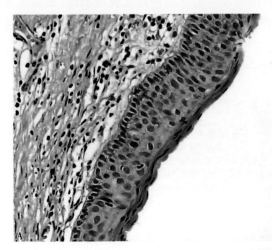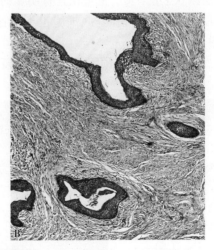

图 15-4 牙源性角化囊肿

A. 衬里上皮厚薄一致,表层不全角化,基底细胞栅栏状排列,细胞核极性倒置 B. 主囊的纤维组织囊壁中有微小囊肿(子囊)

【生物学特性及预后】 角化囊肿具有明显复发倾向，多数文献报道其复发率大于 20%。关于复发原因有下列解释：①囊壁薄，易破碎，手术难以完整摘除；②肿瘤生长方式特殊，倾向沿抗力较小的骨小梁间隙呈指状突样生长，单纯刮治不易彻底切除；③纤维囊壁中存在子囊，手术中如残留可继续生长形成复发病灶；④衬里上皮可来源于口腔黏膜上皮的基底细胞增殖，若手术未将与囊肿粘连的口腔黏膜一并切除，这种具有较高增殖活性的上皮残留后也可引起复发。

【组织发生】 关于该瘤的组织起源，大多认为来自牙板上皮剩余，也可来源于口腔黏膜上皮。其发生与 *PTCH1* 基因变异有关。

多发性牙源性角化囊肿可为痣样基底细胞癌综合征（nevoidbasal cell carcinoma syndrome）的表现之一。该综合征又称 Gorlin 综合征，为常染色体显性遗传性疾病，由 *PTCH1* 基因突变所致，该基因定位于人染色体 9q22.3-q31。患者较年轻，通常有家族史。其表现主要包括：①多发性皮肤基底细胞癌；②颌骨多发性角化囊肿；③骨骼异常，如肋骨分叉，脊椎异常等；④额及颞顶部隆起，眼距过宽和下颌前凸；⑤钙磷代谢异常，脑膜钙化等。该综合征患者中 65%～75% 出现颌骨多发性囊肿，研究显示这类患者的囊壁内有较多子囊和上皮岛，衬里上皮分裂活性和增殖指数明显高于非综合征性牙源性角化囊肿。

三、正角化牙源性囊肿

正角化牙源性囊肿（orthokeratinized odontogenic cyst，OOC）过去认为是牙源性角化囊肿的变异型，现在研究表明两者在组织学表现和临床预后上均有不同。新分类中将其作为一种独立的病种。正角化牙源性囊肿约占所有牙源性囊肿的 1%。

【临床表现】 发病高峰年龄为 30～40 岁，男性较多。90% 发生在下颌，大多位于下颌后部，可双侧发病。表现为无痛性颌骨肿胀。X 线片示界限清楚，常有硬化边缘的单房性透射影。偶尔呈多房性改变。约半数病例与阻生牙相关，导致病损类似含牙囊肿。

【病理变化】 肉眼观，囊腔内常可见干酪样物质。组织学上，衬里上皮为薄而规则的复层鳞状上皮，表层正角化且有明显的颗粒细胞层。与牙源性角化囊肿不同，正角化表层较厚且常层层剥脱，基底细胞也不具备牙源性角化囊肿特征性的细胞核浓染和极性排列（图 15-5）。

【生物学特性及预后】 术后极少复发（<2%），且为独立病损不伴有综合征。

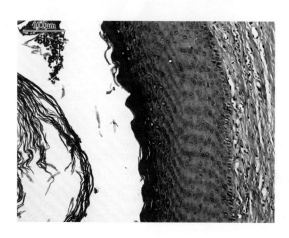

图 15-5 正角化牙源性囊肿，衬里上皮表层正角化，部分剥脱至囊腔，下方有明显的颗粒细胞层

四、牙源性钙化囊肿

牙源性钙化囊肿（calcifying odontogenic cyst，COC）以往曾称牙源性钙化囊性瘤（calcifying cystic odontogenic tumour），与牙本质生成性影细胞瘤、牙源性影细胞癌为一组具有影细胞的疾病。该病少见，占所有牙源性囊肿1%以下。

【临床表现】 患者年龄分布广，平均年龄为30岁。无明显性别差异。病损主要发生在颌骨内，上下颌均可发生。前牙区多见。少数（10%）发生在骨外，表现为牙龈肿胀，有时伴有疼痛。X线表现为边界清楚的单囊性透射影，常见牙齿移位和牙根吸收，约半数病例伴有阻射物质或牙瘤改变。

【病理变化】 病变呈单囊性，衬里上皮厚薄不等。基底层柱状或立方细胞呈栅栏状排列，细胞核远离基膜似成釉细胞。浅层细胞呈星形或梭形，排列疏松似成釉器的星网层。特征性表现是上皮中可见数量不等的影细胞（ghost cell）。这种细胞呈圆形，体积较大，细胞质丰富红染，细胞核消失仅显示空白的核轮廓。影细胞可发生钙化形成不规则钙化团块（图15-6）。影细胞和成釉细胞瘤样上皮增生常突入囊腔内。邻近上皮的纤维囊壁中可见淡红色牙本质样物质。有的病例纤维囊壁中有类似牙瘤的硬组织成分。偶尔伴有成釉细胞瘤或牙源性腺样瘤的病变。

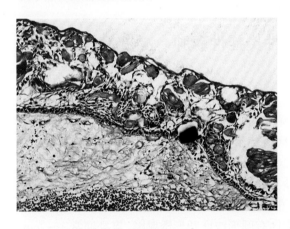

图15-6 牙源性钙化囊肿，衬里上皮中可见细胞质红染，细胞核消失呈空泡状的影细胞，并见一小团钙化灶

【生物学特性及预后】 牙源性钙化囊肿预后较好，很少复发（<5%）。

五、腺牙源性囊肿

腺牙源性囊肿（glandular odontogenic cyst，GOC）又称唾液腺牙源性囊肿（sialo-odontogenic cyst），是一种罕见的牙源性囊肿，发病率小于牙源性囊肿的0.5%。病因尚不明确，通常认为其起源于牙板上皮剩余。它的组织学表现不同于其他颌骨囊肿，且具有一定的侵袭性和复发倾向。

【临床表现】 患者的年龄分布广泛，通常发生于中年人。男女性别无差异。约75%发生于下颌骨。囊肿生长缓慢，大小不等，较大时可导致颌骨膨胀，甚至出现疼痛、麻木。X线表现为颌骨内边界清楚的单囊或多囊透射影，通常可见牙齿移位或牙根吸收。

【病理变化】 组织学所见：①衬里上皮厚薄不等，从2~3层扁平或立方细胞到较厚的复层鳞状上皮。上皮与结缔组织界面平坦；②衬里上皮表层为嗜伊红立方或矮柱状细胞，排列不规则常形成乳头状突起,含不等量的纤毛细胞和产黏液细胞;③上皮层内有腺管样微小囊腔,周边为嗜伊红立方状细胞环绕,腔内含黏液;④衬里上皮灶性增生形成上皮斑结构;⑤纤维组织囊壁内可见不规则钙化物,通常无炎症细胞浸润(图15-7)。

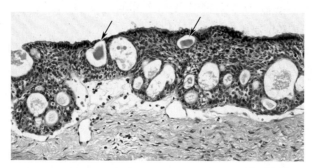

图15-7 腺牙源性囊肿,衬里上皮中可见腺管样微小囊腔,有的腔内含有黏液(箭头示)

【生物学特性及预后】 该囊肿单纯摘除有较高的复发率(30%～50%),特别是较大或多囊性病变更易复发。

第二节 牙源性炎症性囊肿

一、根尖周囊肿

根尖周囊肿(radicular cyst)是最常见的颌骨囊肿,占牙源性囊肿的55%,通常与死髓牙相关。如根尖囊肿相关病灶牙拔除后,根尖区炎症组织未彻底清除而残留的囊肿病变,则称残余囊肿(residual cyst)。

【临床表现】 根尖周囊肿多见于成年人,男性稍多于女性。好发部位为前牙区,约60%发生于上颌。囊肿位于深龋、残根或死髓牙根尖部,大小不等,较大的囊肿可引起颌骨膨隆,骨质受压吸收变薄。X线片示病灶牙根尖区有圆形或卵圆形透射影,直径通常1～2cm,边缘整齐,周围常有薄层阻射白线为骨反应线(图15-8)。

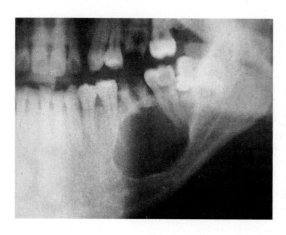

图15-8 根尖周囊肿X线片,两残根下方有边界清楚的圆形透射影,边缘可见阻射白线

【病理变化】 肉眼观囊肿大小不一，较小者常随患牙一同拔出，囊壁组织附于患牙根尖部，颜色暗红或灰黄。光镜下见囊壁由肉芽组织或富含炎症细胞的纤维组织构成，表面衬里无角化复层鳞状上皮，因炎症刺激，上皮常不规则增生，钉突伸长并连接呈网状（图15-9A）。炎症明显时衬里上皮可出现溃疡、断裂。纤维囊壁中血管增生扩张，淋巴细胞、浆细胞、中性粒细胞、泡沫状吞噬细胞等炎症细胞密集浸润，可伴有出血及含铁血黄素沉积。有时囊壁内可见裂隙状胆固醇结晶，周围常伴有反应性多核巨细胞。少数病例上皮层内可见弓形线状或发夹状、均质红染的小体，称透明小体（Rushton body），该小体可能是血液中的渗出物形成（图15-9B）。残余囊肿的囊壁中炎症细胞较少，衬里上皮薄而规则。

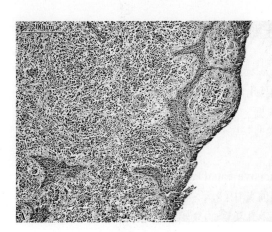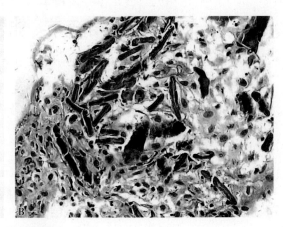

图15-9　根尖周囊肿

A. 衬里上皮网状增生，纤维组织中大量炎症细胞浸润　B. 衬里上皮中可见透明小体

【生物学特性及预后】 根尖囊肿常随病灶牙拔除或根尖切除术而摘除。病变去除不彻底可以形成残余囊肿，但复发罕见。

【组织发生】 根尖周囊肿的衬里上皮主要来源于Malassez上皮剩余，也可来自上颌窦黏膜上皮或局部瘘管上皮。通常由于牙髓炎症坏死，感染经根尖孔刺激根尖周组织，引发根尖周组织慢性炎症，牙周膜中的Malassez上皮剩余增生，增生的上皮团中央变性液化或被覆已有的脓腔表面而形成。根据这一发生机制，以往根尖周囊肿多归类在慢性根尖周炎中。

二、炎症性根侧囊肿

炎症性根侧囊肿（inflammatory collateral cyst，ICC）是发生于部分萌出牙或初萌牙的牙根颊侧，由于冠周炎症导致的囊肿，占全部牙源性囊肿的5%。炎症性根侧囊肿包含两种主要类型：牙旁囊肿（paradental cyst，PC）和下颌颊分叉囊肿（mandibular buccal bifurcation cyst，MBBC）。

【临床表现】 炎症性根侧囊肿中超过60%是牙旁囊肿，其余大部分是下颌颊分叉囊肿。牙旁囊肿发生于阻生下颌第三磨牙的颊侧或远中颊侧，患者常有反复发作的冠周炎病史，相关牙为活髓牙。X线片显示从远中围绕阻生牙，边界清楚的滤泡状透射影。下颌颊分叉囊肿主要发生于初萌的下颌第一和第二磨牙颊侧，相关牙通常颊侧倾斜并伴有深牙周袋。X线片示下颌颊侧界限清楚的透射影，可见层板状新骨形成的骨膜反应。

【病理变化】 镜下两种类型的囊肿具有相同的病理改变，囊壁内衬无角化复层鳞状上皮，结缔组织囊壁内大量炎症细胞浸润，可有胆固醇结晶和异物巨细胞反应。衬里上皮附着于相关牙的釉牙骨质界或与其冠周组织的上皮相延续。

炎症性根侧囊肿的镜下表现虽类似于根尖周囊肿，但根尖周囊肿的患牙常为死髓牙，而炎症性根侧囊肿伴随的是活髓牙。

【组织发生】 炎症性根侧囊肿的发生与冠周炎症有关，可能是由缩余釉上皮增殖形成，但新近的研究提示其来源于龈沟上皮或结合上皮。

第三节 非牙源性囊肿

颌骨非牙源性囊肿的起源与成牙器官和组织无关，但与面部发育有一定相关性，囊肿衬里上皮通常来源于面突融合线处残留上皮，因此，以往曾称其为面裂囊肿。临床上这类囊肿有特定部位，诊断需以部位作为重要参考依据。

一、鼻腭管（切牙管）囊肿

鼻腭管（切牙管）囊肿 [nasopalatine duct（incisive canal）cyst] 是最常见的非牙源性发育性囊肿，约占所有颌骨囊肿的5%。病变位于腭前部中线区，可分为鼻腭管囊肿和切牙乳头囊肿，前者发生于深部的骨内，后者位于浅表切牙乳头区的软组织内。

【临床表现】 可发生于任何年龄，以30～59岁高发，男性多见，男女之比约3∶1。大部分病例表现为腭乳头处肿胀，通常无明显症状，仅在X线检查或戴义齿时偶然被发现。X线表现为硬腭前部两中切牙牙根之间有界限清楚的卵圆形或心形的透射区（图15-10）。但较小的鼻腭管囊肿常难以与较大的切牙窝（incisive fossa）相区别。X线片上的正常切牙窝的宽度应在6mm以下，因此，如无其他症状，不超过6mm透射影可视为正常，仅需拍片随访。

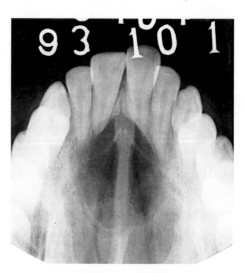

图15-10 鼻腭管囊肿X线片，两中切牙后方腭部正中卵圆形透射影

【病理变化】 鼻腭管囊肿的衬里上皮变异较大，可以是复层鳞状上皮、假复层纤毛柱状上皮、单层柱状或立方上皮，一个囊肿内常可见一种以上的上皮。近口腔的囊肿常内衬复层鳞状上皮，近鼻腔者常为呼吸性上皮。有时衬里上皮中出现黏液细胞分化。纤维囊壁中多含有较大的血管神经束，为通过切牙管的鼻腭神经和血管（图15-11）。偶尔还可见小灶性黏液腺或软骨。囊壁内常有不同程度的炎症反应。

【组织发生】 鼻腭管囊肿起源于切牙管内上皮剩余，确切的发生机制还不清楚，可能是发育期残留上皮的囊性退变。

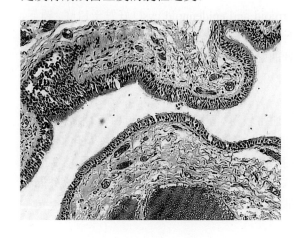

图 15-11 鼻腭管囊肿，衬里上皮为假复层纤毛柱状上皮，纤维囊壁中可见丰富的血管

二、鼻唇（鼻牙槽）囊肿

【临床表现】 鼻唇（鼻牙槽）囊肿［nasolabial（nasoalveolar）cyst］是一种少见的发育性囊肿，位于鼻翼基底部的上唇软组织内。30～49岁多见，女性多于男性。临床主要表现为局部肿胀，囊肿增大可致鼻唇沟消失，鼻翼抬高，鼻孔变形。此囊肿可双侧发生。X线片无明显异常，偶可见下方骨表面有浅表性骨吸收。

【病理变化】 囊壁多呈皱折状，衬里上皮多为无纤毛的假复层柱状上皮，可含黏液杯状细胞，也可见立方上皮或复层鳞状上皮。继发感染时纤维囊壁中有炎症细胞浸润。

【组织发生】 鼻唇囊肿可能来源于胚胎性鼻泪管残余上皮，或上颌突与中鼻突及侧鼻突融合处内陷的上皮剩余。

三、球状上颌囊肿

【临床表现】 球状上颌囊肿（globlomaxillary cyst）较为少见，位于上颌侧切牙和单尖牙牙根之间，相邻两牙通常为活髓牙，借此可与根尖周囊肿鉴别。囊肿X线表现呈倒置的梨形放射透光区，边界清楚，相邻牙牙根常有移位。

【病理变化】 球状上颌囊肿衬里上皮多为复层鳞状上皮，少数可合并或仅为纤毛柱状上皮衬里，并发感染时纤维囊壁中可见慢性炎症细胞浸润。

【组织发生】 以往认为该囊肿是球状突和上颌突融合处的上皮残余所发生，属于面裂囊肿，但目前的研究显示，球状上颌囊肿并非一种独立的囊肿，有可能是发生在该部位的牙源性囊肿。因此认为诊断该囊肿除具有上述典型的临床和X线表现外，组织学上须排除其他牙源性囊肿。

第四节 口腔面颈部软组织囊肿

口腔面颈部软组织囊肿一部分是由邻近组织胚胎发育性上皮残余或外伤植入的上皮发展而来，另一部分是由唾液腺分泌物外溢或滞留而形成。

一、皮样和表皮样囊肿

【临床表现】 皮样囊肿和表皮样囊肿（dermoid and epidennoid cyst）好发于口底、颏下、颏、颞等部位。发生于口底的有舌下位和颏下位之分，前者较表浅，位于颏舌骨肌与口底黏膜之间；后者较深，位于颏舌骨肌与下颌舌骨肌之间。囊肿为圆形或卵圆形包块，表面光滑，界限清楚，与周围组织无粘连。舌下位囊肿可向口腔内膨出，颏下位囊肿则向颏下区膨隆，扪诊柔韧有生面团感，压迫可出现凹陷。

【病理变化】 肉眼观囊肿大小不一，囊壁通常较薄，囊腔内包含大量白色豆渣样物质。镜下见囊壁内衬正角化的复层鳞状上皮，粒层明显。囊腔内可见脱落的嗜伊红角化物质，偶见钙化。纤维囊壁内若含有毛囊、皮脂腺、汗腺等皮肤附属器，称为皮样囊肿（图 15-12A），无皮肤附属器者称为表皮样囊肿（图 15-12B）。有时衬里上皮断裂缺损，由于角化物外漏刺激，纤维囊壁内可见肉芽组织形成和多核巨细胞反应。

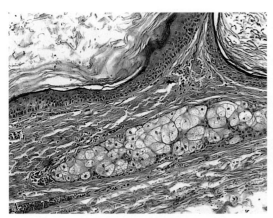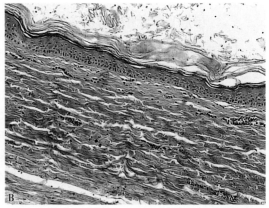

图 15-12 囊壁内衬角化的复层鳞状上皮，皮样囊肿纤维囊壁内见皮脂腺，表皮囊肿中不含皮肤附件
A. 皮样囊肿 B. 表皮样囊肿

【组织发生】 多数人认为皮样和表皮样囊肿发生于胚胎发育时遗留的上皮剩余，发生于口底者可能是由第一、第二对鳃弓融合时残留的上皮所发生。也可是异位上皮或外伤植入上皮所引起。

二、鳃裂（淋巴上皮）囊肿

【临床表现】 鳃裂囊肿（branchial cleft cyst）是位于颈侧部的发育性囊肿，又称颈部淋巴上皮囊肿（cervical lymphoepithelial cyst）。好发于年轻人，来自第一鳃裂者，年龄常更小。囊肿多位于一侧颈部下颌角附近，胸锁乳突肌上 1/3 前缘，表现为质地较软，有波动感的包块，直径 1～10cm 不等，界限清楚，可活动，继发感染时可有触痛或疼痛。有报道左颈发病多于右颈，偶尔可双侧发病。

【病理变化】　囊肿内容物为黄绿或棕色清亮液体，或含浓稠的胶冻样物。组织学上，绝大多数囊肿（>90%）内衬复层鳞状上皮，可伴或不伴有角化，少数可内衬假复层柱状上皮。纤维囊壁内含有大量淋巴组织并可形成淋巴滤泡（图 15-13）。

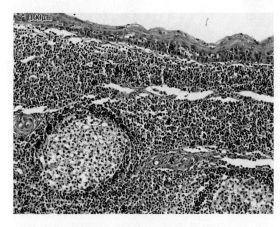

图 15-13　鳃裂囊肿，囊壁内衬复层鳞状上皮，纤维囊壁内有大量淋巴细胞并见淋巴滤泡

【组织发生】　根据发生部位，一般认为鳃裂囊肿起源于鳃裂或咽囊的残留上皮。约95% 的鳃裂囊肿为第二鳃裂来源，位置相当于下颌角以下到肩胛舌骨肌以上。也有人认为鳃裂囊肿是胚胎期陷入颈淋巴结内的唾液腺上皮囊性变而形成。口腔内如口底、舌、软腭等处也可发生一些与鳃裂囊肿有相似组织学特点的病变，统称为口腔淋巴上皮囊肿（oral lymphoepithelial cyst）。这些囊肿与口腔及咽部淋巴组织形成的 Waldeyer's 淋巴环有关，可能来源于该区黏膜下淋巴组织内陷入的唾液腺上皮或表面黏膜上皮。

鳃裂囊肿手术切除后极少复发。文献中有少数囊肿上皮癌变的报道，但确定鳃裂癌需要先排除鼻咽或口咽部的转移癌。

三、甲状舌管囊肿

【临床表现】　甲状舌管囊肿（thyroglossal tract cyst）可发生于任何年龄，以青少年较多见，男性多发，男女之比为 2:1。囊肿位于颈部中线或中线附近，从舌盲孔到甲状腺之间的任何部位，即胚胎期甲状舌管经过的区域，以舌骨以下部位多见（图 15-14）。囊肿直径一般为 2～3cm，表面光滑，边界清楚，能随吞咽上下活动。触之可有波动感，囊肿常因感染而破溃形成瘘管。

【病理变化】　囊内容物为清亮液体或黏液，如继发感染则为脓性黏液。囊壁衬里上皮为假复层纤毛柱状上皮或复层鳞状上皮，常见二者的过渡并存。邻近口腔处的囊肿多为复层鳞状上皮衬里，而位置靠近颈下方者多为纤毛柱状上皮衬里。纤维囊壁内可见甲状腺或黏液腺组织（图 15-15）。

【组织发生】　甲状舌管囊肿是由甲状舌导管残余上皮发生的囊肿，发生原因可能为炎症刺激所致。

甲状舌管囊肿的复发率与手术方式有关，连同部分舌骨和周围软组织一并切除可减少复发。甲状舌管囊肿恶变少于 1%，主要为甲状腺乳头状癌。

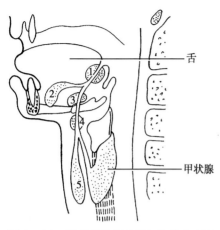

图 15-14 甲状舌管囊肿发生部位示意图
1～5. 囊肿发生的部位。

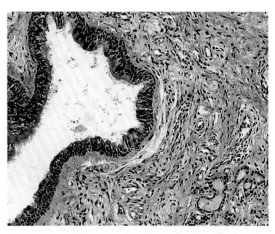

图 15-15 甲状舌管囊肿，囊壁衬里纤毛柱状上皮，
纤维组织中见甲状腺滤泡

四、黏液囊肿

黏液囊肿（mucocele）是由小唾腺导管破裂或阻塞，导致黏液外渗或潴留而发生的软组织囊肿，分为外渗性黏液囊肿（mucous extravasation cyst）和潴留性黏液囊肿（mucous retention cyst）两种类型，是口腔内最常见的软组织囊肿。

【临床表现】 下唇是黏液囊肿最好发的部位，其次为颊、口底、舌和腭部。儿童和年轻人多见。囊肿大小不等，直径可由数毫米至 1cm。表浅者呈淡蓝色透明状隆起，易破裂；深在者表面黏膜颜色正常。囊肿可自行消退或破溃，但随黏液持续溢出，再次蓄积，囊肿又复发。浅在性黏液囊肿更易复发。患者通常有反复肿胀史。

【病理变化】 外渗性黏液囊肿临床多见，通常是由机械性外伤致唾液腺导管破裂，黏液外溢进入结缔组织中形成黏液池，周围被炎性肉芽组织或纤维组织包绕而形成。镜下所见，结缔组织内局限性黏液聚积，常伴有多量泡沫样细胞，这些细胞为吞噬了黏液的组织细胞。黏液池周围仅有炎性肉芽组织或纤维组织囊壁包绕，无上皮衬里（图 15-16）。邻近的小唾腺组织中可见慢性炎症反应。

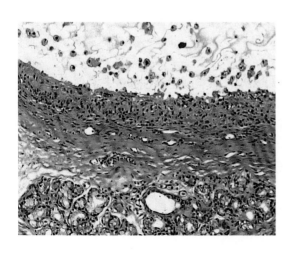

图 15-16 外渗性黏液囊肿，纤维结缔组织包绕黏液池，其中有泡沫细胞

潴留性黏液囊肿又称唾液腺导管囊肿，是唾液腺导管阻塞，唾液潴留致导管扩张而形成。该型囊肿相对少见，患者年龄通常较大，以口底、腭、颊和上颌窦部位常见。镜下特征是囊腔内含浓稠黏液物质，囊壁有上皮衬里。衬里上皮类型多样，可为假复层或双层柱状、立方状上皮，也可是萎缩的鳞状上皮（图15-17）。

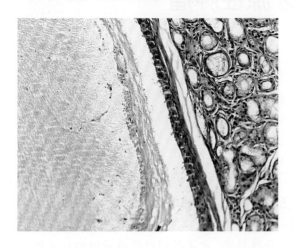

图15-17　潴留性黏液囊肿，囊壁为立方上皮，周围紧邻唾液腺组织

五、舌下囊肿

舌下囊肿（ranula）特指一种发生在口底的黏液囊肿，蓄积的黏液大多来自舌下腺，少数可来自下颌下腺导管。

【临床表现】　好发于青少年，男性稍多。大多数舌下囊肿位置表浅，常偏于口底一侧。较大的囊肿表面黏膜隆起变薄，呈蓝白色透明状，与青蛙肚子相似，故称"蛤蟆肿"。少数深在的囊肿表现为下颌下或颏下柔软、无痛性肿物，口内可无肿胀。

【病理变化】　组织学上舌下囊肿可以是外渗性黏液囊肿，也可以是潴留性黏液囊肿，以外渗性者多见。外渗性者囊壁无上皮衬里，由纤维组织或炎性肉芽组织构成；潴留性囊肿可内衬各种类型的上皮。邻近的舌下腺组织中可见慢性炎症及导管扩张。

思考题

1. 什么是牙源性囊肿？它有哪些上皮来源？
2. 含牙囊肿和根尖囊肿在临床、病理和发生机制上有哪些不同？
3. 牙源性角化囊肿的组织学和生物学特征是什么？
4. 从临床和病理上如何鉴别颏下区皮样囊肿和甲状舌管囊肿？
5. 最常见的口腔软组织囊肿有哪些？其发生机制和组织学表现有何关联？
6. 颈侧方近下颌角处肿物，质软有波动感，首先应考虑什么诊断？组织学上要证实该诊断应具备哪些表现？

（宋晓陵）

第十六章　牙源性肿瘤

学习目标

1. 掌握：牙源性肿瘤的概念；牙源性上皮性肿瘤的临床特征、病理变化和生物学行为。

2. 熟悉：牙源性肿瘤的分类；牙源性混合性肿瘤、牙源性间叶性肿瘤的临床病理特征和生物学行为。

3. 了解：恶性牙源性肿瘤的病理特征。

牙源性肿瘤（odontogenic tumor）是指由成牙组织，即牙源性上皮、牙源性间叶或牙源性上皮和间叶共同发生的一类肿瘤。它们的一般特点是：多见于青少年或青壮年；主要发生在颌骨内，少数可发生在牙龈并统称为外周性肿瘤；肿瘤细胞和组织学形态常有成牙组织如成釉器、牙乳头的某些特征，并可含有类似牙齿硬组织的成分；绝大多数为良性肿瘤，但生物学行为可有不同，部分肿瘤有局部侵袭性并易复发。世界卫生组织（WHO）对牙源性肿瘤的分类主要是依据肿瘤的性质和组织来源划分的。最新版（第4版，2017年）的分类对一些病种进行了修正，如将牙源性角化囊瘤和牙源性钙化囊性瘤重新更名为牙源性角化囊肿和牙源性钙化囊肿，归为牙源性囊肿。以下为牙源性肿瘤组织学分类名称。本章依据这一分类，详细介绍其中较常见的良性肿瘤、恶性肿瘤进行简要说明。

WHO牙源性肿瘤的组织学分类（2017年）

一、牙源性癌	四、良性上皮性牙源性肿瘤
1. 成釉细胞癌	1. 成釉细胞瘤
2. 非特异性原发性骨内癌	成釉细胞瘤，单囊型
3. 牙源性硬化性癌	成釉细胞瘤，骨外/外周型
4. 牙源性透明细胞癌	转移性成釉细胞瘤
5. 牙源性影细胞癌	2. 牙源性鳞状细胞瘤
二、牙源性癌肉瘤	3. 牙源性钙化上皮瘤
三、牙源性肉瘤	4. 牙源性腺样瘤

续表

五、良性牙源性上皮和间充质组织混合性肿瘤	七、纤维 - 骨性和骨软骨瘤性病变
1. 成釉细胞纤维瘤	1. 骨化纤维瘤
2. 牙源性始基瘤	2. 家族性巨大性牙骨质瘤
3. 牙瘤（odontoma）	3. 纤维异常增殖症
（1）牙瘤，混合型	4. 牙骨质 - 骨异常增殖症
（2）牙瘤，组合型	5. 骨软骨瘤
4. 牙本质生成性影细胞瘤	八、巨细胞病变和骨囊肿
六、良性牙源性间充质性肿瘤	1. 中心性巨细胞肉芽肿
1. 牙源性纤维瘤	2. 外周型巨细胞肉芽肿
2. 牙源性黏液瘤 / 黏液纤维瘤	3. 巨颌症
3. 成牙骨质细胞瘤	4. 动脉瘤性骨囊肿
4. 牙骨质 - 骨化纤维瘤	5. 单纯性骨囊肿

第一节　良性上皮性牙源性肿瘤

一、成釉细胞瘤

　　成釉细胞瘤（ameloblastoma）是除牙瘤外最常见的牙源性肿瘤，以往称经典骨内型成釉细胞瘤（classic intraosseous ameloblastoma），实性 / 多囊型成釉细胞瘤（solid/multicystic ameloblastoma）。肿瘤虽为良性但呈局部侵袭性生长，切除不彻底易复发。肿瘤组织学上的特征性表现是具有成釉器样结构，且形态学变异较大，故可将其分为若干组织学亚型。目前 WHO 分类中除上述经典的成釉细胞瘤外，还列出了另两种临床类型，即成釉细胞瘤，单囊型；成釉细胞瘤，骨外 / 外周型，它们在临床表现、治疗和预后方面与经典成釉细胞瘤有一定差别。

　　【临床表现】　多见于青壮年，平均年龄约 40 岁。无明显性别差异。80% 发生于下颌骨，尤以下颌后部最常见，但促纤维增生性成釉细胞瘤好发于上颌前部。肿瘤生长缓慢，早期无明显临床症状，渐进性长大后表现为无痛性颌骨膨隆，多呈颊舌向膨胀，较大时可致面部畸形。骨质受压吸收变薄，按之有乒乓球感，严重的可穿破骨皮质，侵犯周围软组织。牙齿受压后可出现松动、移位，咬合紊乱。X 线检查多数呈边界清楚，有硬化带环绕的多房性透射影（图 16-1），少数呈单房性透射影，可见受累牙牙根吸收。有的病灶内含有未萌牙。促结缔组织增生性成釉细胞瘤 X 线常表现为透射和阻射混合影像。影像学检查虽可提示成釉细胞瘤，但并无特异性，其他牙源性病变也可有类似改变。

　　【病理变化】　肉眼观，病损区颌骨颊舌向梭形膨大，骨皮质变薄，有的甚至穿破骨皮质，扩展到周围软组织中。剖面观，肿瘤通常实性区与囊性区相间，实性区呈白色或灰白色；囊性区有多个囊腔，囊内可含黄褐色液体（图 16-2）。促结缔组织增生性成釉细胞瘤大体观病变为实性，质韧，有沙砾感。

　　组织学上，肿瘤的基本病变是纤维间质中散在分布着增生的滤泡状上皮岛。上皮岛细胞的形态和排列类似于成釉器，周边为立方或柱状细胞，细胞核浓染，排成栅栏状，且远离

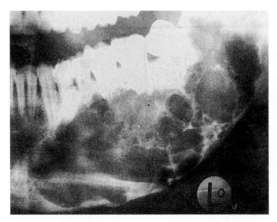

图 16-1 成釉细胞瘤 X 线片，下颌骨体部多房性透射影，边缘有硬化带

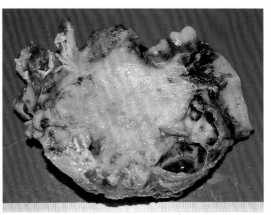

图 16-2 成釉细胞瘤大体标本，肿瘤剖面见实性区与囊性区并存

基膜呈极性倒置（reversed polarity），似成釉细胞；中央为多角形或梭形细胞，疏松排列，似星网状层细胞（图 16-3）。肿瘤性上皮岛可出现下列变异：①囊性变，中央瘤细胞变性液化形成大小不等的囊腔，周边细胞可受压呈扁平状；②鳞状化生，中央瘤细胞胞浆增多变红，细胞密集呈漩涡状排列，并可形成角化珠；③颗粒细胞变性，瘤细胞体积变大呈圆形或多边形，胞浆丰富且充满嗜酸性颗粒，电镜下这些颗粒类似于溶酶体。

成釉细胞瘤的组织学形态结构变异较大，通常分为以下组织学类型，但每例肿瘤并非单一类型，多呈各型混合的组织学表现。

1. 滤泡型（follicular pattern） 最常见的基本类型。类似于成釉器的孤立性上皮岛，散在分布于成熟的纤维结缔组织间质中。上皮岛中央星网状区常出现囊性变（图 16-4）。此型代表成釉细胞瘤的基本病变，是明确诊断该瘤的主要依据。

2. 丛状型（plexiform patten） 增生的肿瘤细胞构成网状连结的上皮条索，条索中央星网状细胞不明显。纤维间质疏松，常发生水样变性形成间质囊肿（图 16-5）。此型也较多见，仅次于滤泡型。

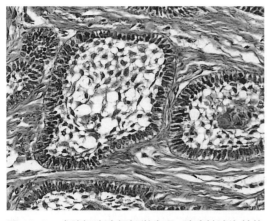

图 16-3 成釉细胞瘤组织学表现，肿瘤性滤泡结构细胞形态与排列似成釉器

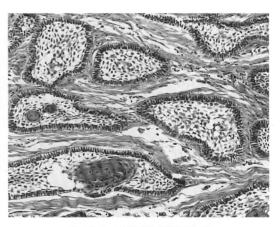

图 16-4 滤泡型成釉细胞瘤

3. 棘皮瘤型（acanthomatous type）　此型的特征是在滤泡型的基础上，上皮岛发生了广泛的鳞状化生，形成大量漩涡状排列的鳞状细胞团，中心常有角化珠。

4. 颗粒细胞型（granular cell type）　肿瘤细胞发生颗粒细胞变性，这种变性的细胞可部分或全部取代上皮岛中央的星网状细胞，甚至取代周边细胞。

5. 基底细胞型（basal cell type）　肿瘤细胞体积小且细胞质少，似基底细胞，密集排成小团块或树枝状条索，其中央无星网状细胞。此型少见。

6. 促结缔组织增生型（desmoplastic ameloblastoma）　肿瘤性上皮岛较少且形态不规则，周边细胞可变扁平，中心细胞梭形，较密集呈漩涡状排列。肿瘤间质丰富呈致密纤维组织，有时可见骨化。上皮岛周边间质常发生黏液变性（图16-6）。

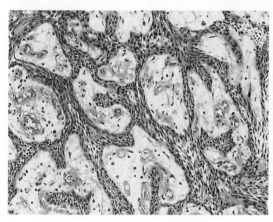

图 16-5　丛状型成釉细胞瘤

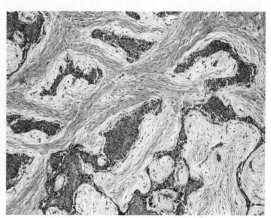

图 16-6　促结缔组织增生型成釉细胞瘤

【生物学行为及预后】　成釉细胞瘤虽属良性肿瘤，但呈局部浸润性生长，肿瘤倾向于沿骨松质骨小梁间隙扩展，手术不彻底常易复发，WHO 报道超过 50% 的患者在初次手术后5年内复发。也有极少数恶变报道。其预后与组织学类型无相关性。

成釉细胞瘤，单囊型（ameloblastoma, unicystic type）：该型呈骨内单囊性病损，占成釉细胞瘤的 5%～22%。临床及 X 线表现似颌骨囊肿。患者多为 10～29 岁青年人，最常发生的部位是下颌磨牙区和升支部，可见于牙根之间或根尖周区。X 线表现为边界清楚的单囊性透射影，周边可呈扇贝样轮廓，常伴有牙根吸收。组织学上表现为两种类型：第Ⅰ型单纯囊肿型，囊壁衬里上皮的基底层细胞呈栅栏状排列，细胞核深染且远离基底膜似成釉细胞，浅层细胞排列疏松似星网层（图16-7A）；第Ⅱ型囊腔内瘤结节增生型，囊壁局部衬里上皮结节状增生突入囊腔，增生的瘤结节多为丛状型改变（图16-7B）。单囊型成釉细胞瘤一般不浸润周围骨质，单纯摘除后较少复发，但需长期随访，复发有可能发生在 10 年或更长时间以后。

成釉细胞瘤，骨外 / 外周型（ameloblastoma, extraosseous/peripheral type）：指发生在颌骨外牙龈软组织中的成釉细胞瘤，占成釉细胞瘤的 1%～10%。该型患者平均年龄为 50～54岁，约 2/3 的病例发生于 50～70 岁年龄组，明显高于骨内成釉细胞瘤。男女比例为 1.4∶1。最常见的发病部位是下颌磨牙后区。病变呈无蒂的外生性肿物，表面平滑或有乳头状 / 颗粒状突起，邻近的牙齿可受压倾斜。X 线片示下方骨质有压迫形成的浅表性骨吸收，但很

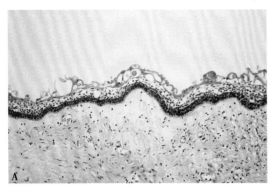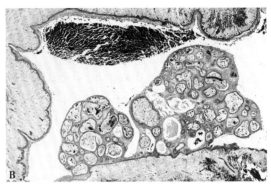

图 16-7　单囊型成釉细胞瘤

A. 单纯囊肿型　B. 囊腔内瘤结节增生型

少侵袭骨组织。大体观肿瘤呈实性，偶尔有微小囊腔。组织学表现同骨内型成釉细胞瘤。由于肿瘤部位表浅，易于早期发现，及时治疗，保守性切除很少复发。

转移性成釉细胞瘤（metastasizing ameloblastoma）：以往归在恶性牙源性肿瘤中。该瘤罕见，其特征是组织学表现良性，但已发生转移，多转移到肺部，其次是淋巴结和骨。组织学上，原发瘤通常是实性 / 多囊性成釉细胞瘤，且原发瘤和转移灶都呈良性成釉细胞瘤的组织学特点，应与成釉细胞癌（细胞学有恶性表现）鉴别。该瘤的诊断是在发现转移以后才能做出，确诊的依据是临床行为而非组织学表现。

【组织发生】　成釉细胞瘤的成因尚未明确，一般认为其上皮有三个来源：①残留的牙源性上皮，包括成釉器、Serres 上皮剩余、Malassez 上皮剩余等；②牙源性囊肿上皮，如含牙囊肿衬里上皮；③口腔黏膜上皮，可形成外周型成釉细胞瘤。

二、牙源性钙化上皮瘤

牙源性钙化上皮瘤（calcifying epithelial odontogenic tumor，CEOT）又称 Pindborg 瘤，1956 年由丹麦学者 Pindborg 首先报告并命名。该瘤少见，约占牙源性肿瘤的 1%。

【临床表现】　患者年龄分布较广，平均 40 岁左右，性别无明显差异，但男性发病高峰较女性早 10 年。下颌发病通常是上颌的 2 倍，骨内病变常见于后牙区。约 6% 发生在骨外，多见于前牙区。患者无明显症状，肿瘤缓慢生长导致颌骨渐进性肿大。X 线片示，病变呈单囊或多囊（1/4），2/3 为透射与阻射混合影像，1/3 为透射影，约一半病例与埋伏牙相关（图 16-8）。

【病理变化】　肉眼观，肿瘤实性，灰白或灰黄色，伴有数量不等的钙化。镜下观，肿瘤由多边形上皮细胞构成，排列呈片状、岛状或筛状。瘤细胞边界清楚，细胞质丰富，常可见明显细胞间桥。细胞核圆或卵圆形，值得注意的是，瘤细胞核可有多形性，大小不一，核仁明显，可见巨核或双核细胞，但核分裂象罕见。肿瘤细胞间或筛状结构的孔隙中有团块状嗜酸性均质样物，研究表明该物质是肿瘤细胞分泌的一种特殊牙源性类淀粉样蛋白质，目前称其为 AODAM。随着肿瘤淀粉样物分泌增多，团块趋向融合成片并发生同心圆状钙化（图 16-9）。肿瘤可侵袭邻近骨组织。

【生物学行为及预后】　属良性肿瘤但有较明显的局部侵袭性。采用局部手术切除术后可复发，文献报道的复发率约为 15%。

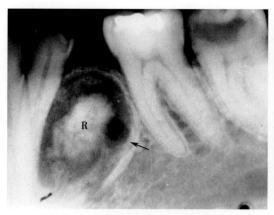

图 16-8 牙源性钙化上皮瘤 X 线片

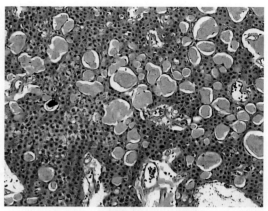

图 16-9 牙源性钙化上皮瘤组织学

三、牙源性腺样瘤

牙源性腺样瘤（adenomatoid odontogenic tumor，AOT）是含有腺管样结构的上皮性肿瘤，占牙源性肿瘤的5%以下。

【临床表现】 主要发生在青少年，2/3 患者处于 10～19 岁年龄段。女性多见，男女之比为 1∶2。绝大多数（95%）位于骨内，上颌多于下颌（2∶1），尤以上颌尖牙区最常见。极少数可发生在牙龈（外周型）。肿瘤一般较小，无症状或仅引起局部骨质膨隆。3/4 的病例伴有埋伏牙，多为尖牙。含牙者称滤泡型，X 线表现似含牙囊肿，为边界清楚的单囊性透射影，内含埋伏牙牙冠。大部分病损中有细小的阻射斑点，借此可与含牙囊肿鉴别。不含牙者称滤泡外型。

【病理变化】 肉眼观，肿瘤直径通常小于 3cm，表面光滑，剖面囊性或实性，分切时有沙砾感，常含有埋伏牙。囊性者壁较厚，表面可见结节状突起，腔内含淡黄色胶冻状物或血性液体。镜下观，肿瘤有完整包膜。细胞形态和结构多样（图 16-10A）：①玫瑰花样结构（rosette-like structure），此乃该瘤的特征性结构，为梭形细胞呈内外两层围合成盘状团块，中央区或两层细胞间有嗜伊红物质沉积（图 16-10B）；②腺管样结构，由柱状或立方细胞围成，

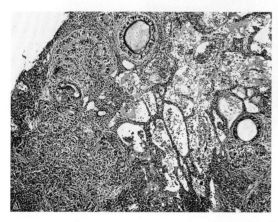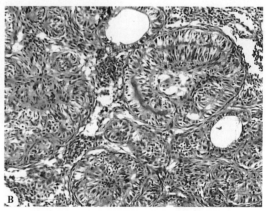

图 16-10 牙源性腺样瘤

A. 组织结构多样　B. 瘤细胞排成玫瑰花样结构

细胞核远离腔面,腔内可含有嗜伊红均质样物质;③结节状团块,梭形或多边形细胞漩涡状排列构成实性细胞巢,细胞间可见不规则嗜伊红物质沉积;④梁状或丛状结构,多见于肿瘤周边部,细胞排列成条索并互相吻合呈网状。上述结构相互混杂。其中的嗜伊红物质可发生钙化而呈紫蓝色,其性质可能是发育不良的牙齿硬组织。肿瘤间质较少,间质中血管丰富且常扩张充血。其他一些牙源性肿瘤如牙瘤、钙化上皮瘤等有时会伴有牙源性腺样瘤的成分。

【生物学行为及预后】 肿瘤生长局限且包膜完整,易摘除而不复发。

第二节 良性牙源性上皮和间充质组织混合性肿瘤

一、成釉细胞纤维瘤

成釉细胞纤维瘤(ameloblastic fibroma, AF)是一种较少见的牙源性混合性肿瘤,占牙源性肿瘤的 1.5%~6.5%。

【临床表现】 好发于青少年,平均年龄 15 岁。男女比例为 1.4∶1。好发部位为下颌前磨牙区(74%)。肿瘤生长缓慢,除颌骨膨大外,无特殊症状。X 线表现呈边界清楚的囊性透射区,约 80% 的病例伴有阻生牙,通常是第一或第二前磨牙。

【病理变化】 肉眼观,肿瘤表面光滑,可有包膜,剖面实性,灰白色。镜下观,肿瘤由类似成釉器的上皮和类似牙乳头的间叶两种成分构成。上皮排成小团块或小条索,细胞形态及分布类似成釉细胞瘤,即周边为极性排列的柱状细胞,中央似星网层细胞,但这种星网状细胞较少,甚至完全缺乏。间叶为黏液状背景中有丰富的圆形或多角形细胞,纤维细少,邻近上皮处常可见均质红染无细胞区(图 16-11)。

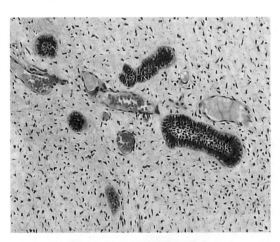

图 16-11 成釉细胞纤维瘤

【生物学行为及预后】 此瘤位于颌骨内呈膨胀性生长,易完整切除,较少复发。极少数可转化为肉瘤。

二、牙瘤

牙瘤(odontoma)为最常见的牙源性肿瘤。一般认为它是成牙组织的发育畸形而非真性肿瘤。肿物内含有各种分化良好的牙齿组织，根据这些组织排列结构的不同，分为混合性牙瘤和组合性牙瘤两类。

（一）混合性牙瘤（complex odontoma）

多见于儿童和青年，上下颌骨均可发生，部位以下颌后牙区多见。通常无症状，较大的可以引起颌骨膨隆。X线表现为境界清楚的结节状阻射团块（图 16-12A），常位于牙根之间或阻生牙牙冠表面。肉眼观，肿物为类圆形或无定形钙化团块，剖面淡黄色，可有放射状条纹。镜下观，以管状牙本质为主的各种分化成熟的牙齿组织互相混杂，紊乱排列（图 16-12B），有时可见形成牙釉质的上皮。肿物生长有自限性，预后良好。

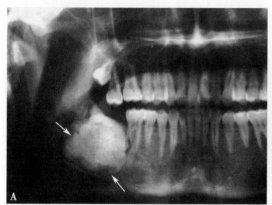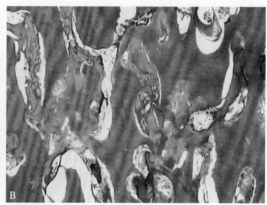

图 16-12 混合性牙瘤
A. X 线片　B. 镜下观

（二）组合性牙瘤（compound odontoma）

患者年龄较小，部位以上颌前牙区多见。X线片示病灶中含有多个牙样阻射物（图 16-13A）。肉眼观，组合性牙瘤常有包膜，剖开后可见数量不等、大小形态各异的牙样小体。这些牙样小体虽无正常牙齿形态，但镜下观其中各种牙体组织的形态及分布与正常牙齿相同（图 16-13B）。

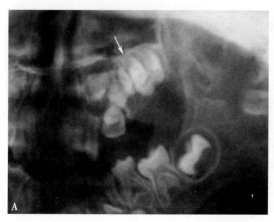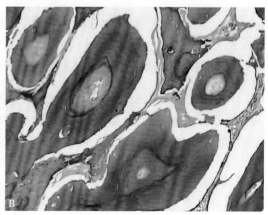

图 16-13 组合性牙瘤
A. X 线片（箭头示）　B. 镜下观

三、牙本质生成性影细胞瘤

牙本质生成性影细胞瘤（dentinogenic ghost cell tumor，DGCT）是一种罕见的具有局部侵袭性的良性肿瘤。

【临床表现】 多见于男性，男女比为 2:1。发病高峰年龄是 40～60 岁。最常见的发生部位是上下颌后牙区。肿瘤进行性肿大常导致颌骨膨隆。约一半病例出现疼痛。X 线片示大部分是单囊，少数为多囊，呈透射与阻射混合影或透射影，边界通常较清楚。

【病理变化】 肉眼观，肿瘤实性伴有钙化。镜下观，肿瘤大部分是成釉细胞瘤样上皮片块，其中有数量不等的影细胞，其形态与牙源性钙化囊肿中者相同。影细胞也可发生钙化。上皮巢周围可见类牙本质或骨样牙本质形成（图 16-14）。影细胞和类牙本质是诊断DGCT 的重要特征。

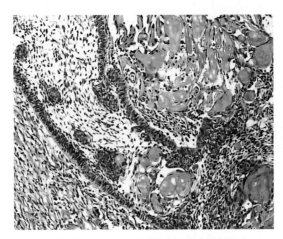

图 16-14 牙本质生成性影细胞瘤

【生物学行为及预后】 肿瘤生长方式类似成釉细胞瘤，术后易复发。极少数可恶变为牙源性影细胞癌。

第三节 良性牙源性间充质性肿瘤

一、牙源性黏液瘤 / 黏液纤维瘤

牙源性黏液瘤（odontogenic myxoma）来源于牙源性外胚间充质。大多数研究显示其仅次于牙瘤和成釉细胞瘤，是第三位常见的牙源性肿瘤。其组织学特征是含大量黏液样间质，细胞成分少，如间质中胶原纤维明显增多则称黏液纤维瘤（myxofibroma）。

【临床表现】 好发于青壮年，无明显性别差异。2/3 发生在下颌骨，1/3 发生在上颌，磨牙区最多见，偶尔有发生在骨外牙龈的报道。肿瘤进行性生长可引起无痛性骨质膨隆，甚至穿破骨皮质。上颌病变可致鼻窦堵塞，下颌病变可伴有下唇麻木，牙齿松动、移位。X 线表现为单囊或多囊透射区，可呈"蜂窝"或"肥皂泡"状阴影（图 16-15），较大的肿瘤有骨膜反应骨带形成。

【病理变化】 肉眼观,肿瘤边界不清,剖面灰白色,半透明胶冻状,富于黏液,质脆或坚实(含纤维成分较多时)。镜下观,在淡蓝色的黏液基质背景中散布着少量星形或梭形细胞。细胞核卵圆形,染色深,细胞质伸出细长突起。细胞可出现双核、轻度多形性和少量核分裂象(图 16-16)。约 5% 的病变中可见微小的牙源性上皮岛。少数病例中间质胶原纤维明显增多,并可出现玻璃样变(黏液纤维瘤)。

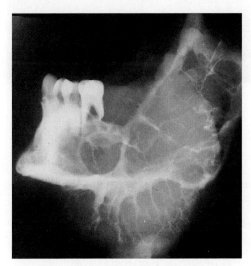

图 16-15 牙源性黏液瘤 X 线片

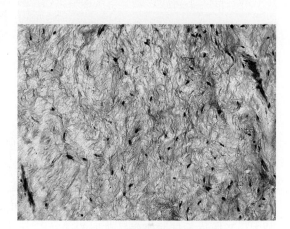

图 16-16 牙源性黏液瘤组织学

【生物学行为及预后】 此瘤呈局部侵袭性生长,常浸润周围骨组织,甚至穿破骨皮质进入邻近软组织,加之肿瘤本身质脆,手术易破碎残留,因而容易复发,文献报道的平均复发率为 25%,复发通常发生在术后 2 年内,但不转移。

二、成牙骨质细胞瘤

成牙骨质细胞瘤(cementoblastoma)又称良性牙骨质母细胞瘤、真性牙骨质瘤,约占牙源性肿瘤的 1%～6%。特征是肿瘤中有大量牙骨质样物质形成,并与正常牙牙根相连。

【临床表现】 好发于 10～29 岁,男性较多。肿物多见于下颌前磨牙及磨牙区(>75%),可累及颊、舌/腭侧皮质骨板。肿瘤常围绕牙根生长,患者可有类似于牙疼的剧烈疼痛,但相关牙一般无龋坏。X 线表现具有特征性,为边界清楚并与牙根融合的阻射团块,外周常有一层薄而均匀的透射带环绕(图 16-17)。

【病理变化】 肉眼观,肿物为附着于牙根的结节状钙化团块,剖面淡黄色,与牙根融合,常有纤维包膜。镜下观,肿瘤主要由小梁状排列的牙骨质样组织组成,部分或完全与已吸收的牙根融合在一起,这些矿化组织含强嗜碱性反折线。在牙骨质小梁周边和生长活跃区,可见淡红色未钙化的类牙骨质沉积,并有丰富的大小不一、细胞核深染的成牙骨质细胞,偶可见成簇破骨细胞(图 16-18)。小梁之间为血管性疏松结缔组织,肿瘤周围可见纤维包膜。

【生物学行为及预后】 良性肿瘤,但切除不彻底可复发。

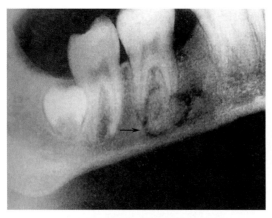

图 16-17　成牙骨质细胞瘤 X 线片（箭头示）

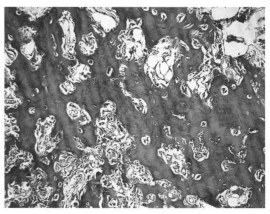

图 16-18　成牙骨质细胞瘤组织学

三、牙骨质 - 骨化纤维瘤

牙骨质 - 骨化纤维瘤（cemento-ossifying fibroma，COF）是骨化纤维瘤的一种特殊类型，发生在颌骨承牙区，为成牙组织起源的良性骨纤维病损。

【临床表现】　发病高峰年龄为 30～40 岁。女性多见，男女之比为 1:5。肿瘤均发生于上下颌承牙区，下颌远多于上颌，下颌磨牙和前磨牙区最常见。表现为无痛性颊舌向颌骨肿大。X 线片示早期病变呈典型的透射影，后期随矿化成分的增多渐成阻射影像。

【病理变化】　肉眼观，肿瘤界限清楚，实性，灰黄色。镜下观，肿瘤由富含成纤维细胞的间质和数量不等的钙化成分构成。成纤维细胞分化良好无异形。钙化成分多样，有骨样组织或成熟骨小梁，牙骨质样嗜碱性团块（图 16-19）。骨小梁边缘有成骨细胞分布，病变与周围骨质有明确分界，据此可与纤维结构不良鉴别。

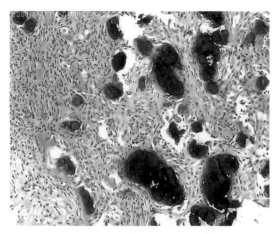

图 16-19　牙骨质 - 骨化纤维瘤

【生物学行为及预后】　肿瘤生长缓慢，边界清楚，切除后一般不复发。

第四节 恶性牙源性肿瘤

一、牙源性癌

恶性牙源性肿瘤非常少见,一些有相对应的良性牙源性肿瘤。牙源性癌是指原发于颌骨内,起源于牙源性上皮的恶性肿瘤。有以下类型:

(一)成釉细胞癌(ameloblastic carcinoma)

成釉细胞癌是成釉细胞瘤对应的恶性型,大部分为原发恶性,少数前期有成釉细胞瘤病史(继发性成釉细胞癌)。X线表现为边界不清的透射影,常穿破骨皮质,浸润邻近软组织。组织学上既有成釉细胞瘤的结构特征,如滤泡状或丛状上皮巢周边细胞呈栅栏状排列,细胞核极性倒置,又有细胞异形、核浆比增大、异常核分裂、坏死、血管和神经浸润等细胞学恶性表现(图16-20)。肿瘤呈明显侵袭性生长,破坏周围组织。继发性成釉细胞癌临床多见于老年人,常有局部复发或放疗史。组织学上可见成釉细胞瘤向成釉细胞癌转变的过渡性病变。文献报道约1/3成釉细胞癌患者发生肺转移而颈淋巴结转移不常见。根治术后局部复发率为28%。

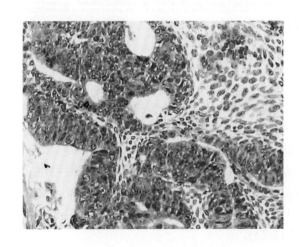

图16-20 成釉细胞癌,肿瘤细胞排列似成釉细胞瘤,但细胞异形,细胞核深染,核浆比增大,可见核分裂

(二)非特异性原发性骨内癌(primary intraosseous carcinoma,NOS)

非特异性原发性骨内癌指原发于颌骨内无法归类的癌,以往称原发性骨内鳞形细胞癌、原发性牙源性癌等。由牙源性上皮剩余起源,一些病例起源于牙源性囊肿或其他良性病变。此癌临床少见,多发生在45岁以上中老年人,男性多于女性,下颌后部多见,表现为颌骨肿大、疼痛,牙齿松动、移位,晚期可穿破骨密质侵犯软组织,形成黏膜溃疡。X线片显示颌骨弥漫性破坏的透射影像,常伴有牙根吸收和骨皮质破坏。组织学上一般为无角化的鳞状细胞癌,由肿瘤性鳞状上皮巢构成,常有坏死,有的有牙源性肿瘤特点,即癌巢周边细胞呈栅栏状,细胞核极性倒置。原发性骨内癌的诊断是排除性的,需要组织学、影像学、临床表现相结合以排除转移癌和其他牙源性恶性肿瘤。非特异性原发性骨内癌预后差,文献报道局部复发率约60%,5年生存率低于50%。

(三)牙源性影细胞癌(odontogenic ghost cell carcinoma, GCOC)

牙源性影细胞癌为牙源性钙化囊肿或牙本质生成性影细胞瘤的恶性型。发病男性多于女性,上颌多于下颌。约40%起源于牙源性钙化囊肿或牙本质生成性影细胞瘤。临床上有一般恶性肿瘤的症状。X线表现为边界不清的透射影,约一半病例在透射影中有阻射物质。组织学特征是具有影细胞和牙本质样沉积物,组织结构似影细胞瘤,但细胞学表现恶性,细胞异形,细胞核大深染,核分裂多见以及细胞坏死等(图16-21)。肿瘤浸润性生长,可复发转移。

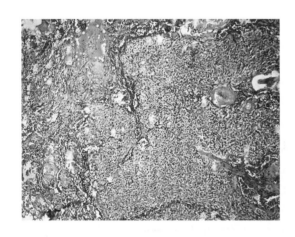

图16-21 牙源性影细胞癌,密集成片的肿瘤细胞,少量影细胞和类牙本质,肿瘤细胞异形,细胞核大深染

二、牙源性肉瘤

牙源性肉瘤包括一组混合性牙源性肿瘤,这些肿瘤中上皮成分为良性但间叶成分呈细胞学恶性。

(一)成釉细胞纤维肉瘤(ameloblastic fibrosarcoma, AFS)

成釉细胞纤维肉瘤为牙源性肉瘤中最多的类型,是成釉细胞纤维瘤相对应的恶性肿瘤。好发于中青年人,肿瘤生长较快,常伴有疼痛。X线表现为边界不清的透射影。镜下观与成釉细胞纤维瘤有相似的组织学结构,其中上皮成分分化良好,但间叶成分显示肉瘤的特点:细胞丰富,异形性明显,核分裂象多见(图16-22)。

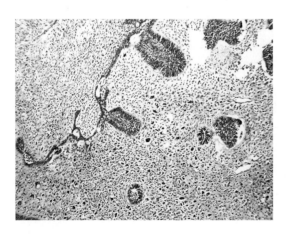

图16-22 成釉细胞纤维肉瘤组织学表现,上皮细胞排列似成釉细胞瘤,间叶细胞明显异形,细胞核深染,有较多核分裂

（二）成釉细胞纤维牙本质肉瘤（ameloblastic fibrodentinsarcoma）和成釉细胞纤维牙肉瘤（ameloblastic odontosarcoma）

这两类肿瘤很少见。X线片示边界不清的透射影中有不透光物。镜下基本病变类似于成釉细胞纤维肉瘤，所不同的是，肿瘤中可见发育不良的牙本质。在牙肉瘤中，还可见釉质沉积。

三、牙源性癌肉瘤

牙源性癌肉瘤极其罕见。肿瘤一般较大，多结节状。组织学表现类似成釉细胞纤维瘤，但上皮和间叶成分均呈细胞学恶性表现。基本病变为富含成纤维细胞的间质中散在分布着分枝状上皮巢。间质细胞明显异形，具有大而奇异的细胞核，偶见多核及核分裂。上皮成分可失去成釉细胞的特征，细胞核大而深染，核浆比增加。

思考题

1. 什么是牙源性上皮性肿瘤？它的组织来源有哪些？
2. 成釉细胞瘤的临床病理特征是什么？组织学上可分为哪几型？
3. 牙源性钙化上皮瘤、牙本质生成性影细胞瘤组织学上有哪些特征性表现？
4. 哪些良性牙源性肿瘤容易复发？其复发原因是什么？
5. 转移性成釉细胞瘤和成釉细胞癌有什么不同？各自的诊断依据是什么？

（宋晓陵）

第十七章 唾液腺疾病

学习目标

1. 掌握：多形性腺瘤、腺样囊性癌、黏液表皮样癌的临床病理表现及生物学行为特征。

2. 熟悉：唾液腺炎症、舍格伦综合征的临床病理表现；Warthin 瘤、肌上皮瘤、恶性多形性腺瘤、腺泡细胞癌的临床病理表现及生物学行为。

3. 了解：其他唾液腺肿瘤的临床病理特点及生物学行为特征。

第一节 唾液腺非肿瘤性疾病

一、唾液腺炎症

唾液腺炎（sialadenitis）主要发生在腮腺、下颌下腺、舌下腺，小唾液腺较少见。若炎症局限于导管，称为导管炎；如腺体本身同时发炎，则称为唾液腺炎。其病因主要由细菌或病毒感染引起，少数可由变态反应所致。

（一）急性唾液腺炎

急性唾液腺炎（acute sialadenitis）少见，通常是指急性化脓性腮腺炎（acute pyogenic parotitis），致病菌主要是金黄色葡萄球菌、溶血性链球菌等从导管进入腮腺，发生逆行感染。常由于外伤、全身感染性疾病、代谢性疾病和恶性肿瘤等导致机体抵抗力极度低下的情况下发生。腹部大手术等引起反射性腮腺分泌功能降低，唾液分泌减少，机械冲洗作用减弱，多在 1 周内发生术后性腮腺炎。此外，唾液腺结石、异物阻塞导管也可诱发。血源性感染少见，与败血症或脓毒血症有关，多见于新生儿。

【临床表现】 主要发生于腮腺，常累及一侧腺体，双侧受累者少见，老年人多见。早期表现为腮腺区肿胀、疼痛，腮腺导管口红肿，有脓汁自导管口溢出。严重者可形成脓肿，致唾液分泌减少。炎症扩散到腮腺周围组织可伴发蜂窝织炎。患者多有体温升高，外周血白细胞增多，唾液涂片可见中性粒细胞及细菌。

【病理变化】 腮腺导管扩张，管腔内有大量中性粒细胞聚集，导管周围及腺实质内有密集的中性粒细胞浸润。唾液腺组织广泛破坏和坏死,形成多个化脓灶(图 17-1)。晚期急性炎症消退,形成纤维性愈合。

(二)慢性唾液腺炎

慢性唾液腺炎(chronic sialadenitis)多为慢性化脓性唾液腺炎,多发生于下颌下腺及腮腺,舌下腺少见,常因结石、异物、瘢痕挛缩或肿瘤压迫等造成导管狭窄、堵塞和放射线损伤后继发感染而发病;也可由急性唾液腺炎转为慢性。口腔内长期压力过高,如口吹乐器等,可逆行感染发生慢性唾液腺炎。也有学者认为此病的发生与自身免疫功能异常相关。

【临床表现】 常单侧发病,表现为唾液腺局部肿大,有酸胀感,进食时加剧。挤压患侧唾液腺,导管口有少量黏稠而带咸味的液体溢出。唾液腺造影见主导管部分狭窄,部分扩张呈腊肠样状,末梢导管呈点状或球状扩张。

【病理变化】 唾液腺导管扩张,导管内有炎症细胞,小叶内导管上皮增生并可出现鳞状化生。腺泡萎缩、消失,被增生的纤维结缔组织所取代。导管周围及纤维间质中有淋巴细胞、浆细胞浸润,有时可形成淋巴滤泡(图 17-2)。

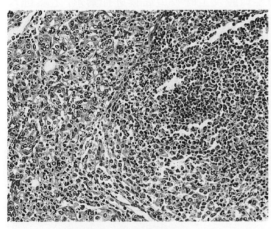 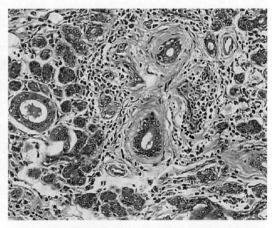

图 17-1 急性唾液腺炎,唾液腺组织广泛破坏,腺实质内密集的中性粒细胞浸润　　图 17-2 慢性唾液腺炎,导管周围纤维化及淋巴细胞、浆细胞浸润

(三)慢性复发性腮腺炎

慢性复发性腮腺炎(chronic recurrent parotitis)以前称为慢性化脓性腮腺炎,临床表现为腮腺反复肿胀。病因不明,可能与自身免疫病有关,先天性、广泛性导管扩张可为本病的发病诱因。

【临床表现】 儿童以 3～6 岁多见,无性别差异;成人以中年女性为多。单侧或双侧腮腺反复肿胀,伴不适,唾液混浊黏稠,挤压腺体可见导管口有脓液或胶冻状液体溢出。发生于儿童者青春期后可逐渐自愈,少数延至成人期痊愈。唾液腺造影可见末梢导管呈点状或斑片状扩张。

【病理变化】 小叶内导管呈囊状扩张,导管上皮增生,囊壁为一至数层扁平上皮,囊腔可融合;导管周围有淋巴细胞浸润并可形成淋巴滤泡(图 17-3),腺泡细胞萎缩。

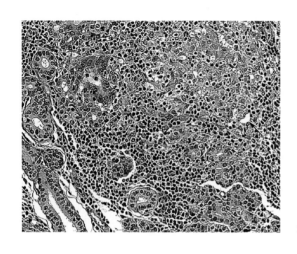

图 17-3 儿童复发性腮腺炎,导管周围有淋巴滤泡形成(箭头示)

(四)流行性腮腺炎

流行性腮腺炎(epidemic parotitis, mumps)是病毒感染引起的一种急性传染病。感染源是一种副黏病毒,通过唾液飞沫经呼吸道传播至口腔及上呼吸道黏膜进行繁殖,之后进入血液引起病毒血症,也可经血液到达腮腺和其他器官而发病。该病常见于儿童,成年人也可发病,病后可获得终生免疫。

【临床表现】 多为双侧腮腺同时发病,有时下颌下腺、舌下腺被侵犯,也可伴有其他器官的侵犯,如累及睾丸、卵巢、脑膜等部位引起相应的炎症。起病时有发热、头痛、呕吐等全身症状。局部症状为腮腺肿大、疼痛,进食时疼痛加剧。腮腺导管口常有红肿,但分泌物清亮。局部皮肤紧张发亮但不红,皮表温度升高。由于腮腺主导管可被炎症渗出物堵塞,导致唾液淀粉酶无法排出,唾液淀粉酶进入血液后,能经尿排出,故患者血液及尿中可出现淀粉酶升高表现。

【病理变化】 腮腺表现为非化脓性渗出性炎症。腺泡细胞内含空泡,可见包涵体,部分腺泡细胞坏死。导管上皮细胞水肿,管腔内充满坏死细胞和渗出物。腺体被膜充血,间质水肿。淋巴细胞、浆细胞和巨噬细胞浸润。

二、涎石病

涎石病(sialolithiasis)又名唾液腺导管结石(salivary duct stone),以下颌下腺居多,由于下颌下腺分泌黏液多,导管长而不规则,导管开口于口底,异物容易进入,导致结石形成。其次为腮腺、舌下腺和小唾液腺,小唾液腺主要见于上唇和颊黏膜。

【临床表现】 结石可发生于导管中或腺体内,以导管中为主,结石以脱落的上皮细胞、细菌、异物或细菌分解产物为核心,钙盐沉积于核心周围而形成。身体其他器官也可同时发生结石,可能与全身代谢有关。男性略多见。结石可无症状;若发生阻塞,进食时腺体可出现肿胀、疼痛,进食完成后逐渐消失。挤压时可见分泌物自导管口排出。X线表现为结石所在部位呈现不透光区。

【病理变化】 结石为单个或多个,呈圆形、椭圆形或长柱形,直径 0.1~2.0cm 不等,或坚硬,或松软呈泥沙样。颜色为浅黄色或褐色,剖面呈同心圆层板状,有一至多个核心。

结石所在部位的导管呈增生扩张,可出现鳞状化生,导管上皮脱落形成糜烂或溃疡。

导管周围形成炎性肉芽组织，腺体其他部位导管也出现扩张，管腔内含有黏液和炎性细胞。腺泡变性、萎缩、消失，代之以纤维结缔组织增生和炎症细胞浸润。

三、慢性硬化性唾液腺炎

慢性硬化性唾液腺炎（chronic sclerosing sialadenitis）是一种伴有纤维化和无痛性肿胀的慢性进行性唾液腺炎症性疾病，病因不清。1986 年，由 Küttner 最先报道，临床表现类似肿瘤，故又称 Küttner 瘤。目前许多学者认为是一种 IgG4 相关性疾病。

【临床表现】　常见于中年或中年以上男性，好发于下颌下腺，其次为腮腺，单双侧均可发生，病程可从数月迁延至数年，无自觉症状或轻度不适。唾液腺肿大变硬，质地坚实，硬性肿块与深层组织有粘连，但同皮肤不粘连。可有轻压痛，需与肿瘤进行区分。挤压腺体，导管口有黏稠的脓性分泌物溢出。造影检查可见腺泡消失和导管扩张。

【病理变化】　小叶内导管周围可见明显纤维化及玻璃样变，小叶间结缔组织显著增生，淋巴细胞浸润，可见形成淋巴滤泡；导管扩张，导管上皮可增生及鳞状上皮化生；腺泡萎缩消失，被淋巴细胞取代（图 17-4）。

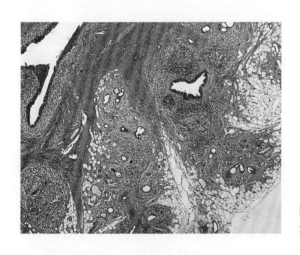

图 17-4　慢性硬化性唾液腺炎，小叶间结缔组织增生、玻璃样变性，导管扩张和腺泡萎缩

四、坏死性唾液腺化生

坏死性唾液腺化生（necrotizing sialometaplasia）是一种病因不明、有自愈倾向的唾液腺良性病变，但临床和病理上易误诊为恶性肿瘤。病变本质可能系受物理、化学或生物性损伤，使局部缺血而发生腺泡细胞坏死性炎症。

【临床表现】　本病多发生于硬软腭交界处，可单侧或双侧，少数也可见于唇、颊及磨牙后腺。临床特征为黏膜表面形成火山口样溃疡，溃疡直径不等，可深达骨面，但不破坏骨组织，溃疡中心坏死，周围黏膜充血。亦有少数可不出现溃疡，仅表面黏膜发红肿胀。一般无痛或偶有刺激痛，6～8 周可自行愈合。

【病理变化】　溃疡周围上皮呈假上皮瘤样增生，腺小叶坏死，腺泡壁溶解消失，黏液外溢形成黏液池。导管上皮明显的鳞状化生，形成大小不等的上皮岛或上皮条索（图 17-5）。这种鳞状上皮岛可完全取代腺小叶，易被误认为分化好的鳞状细胞癌或黏液表皮样癌，但化生的鳞状细胞形态一致，无核异形性或间变。腺体内有弥散的中性粒细胞、淋巴细胞及浆细胞浸润。

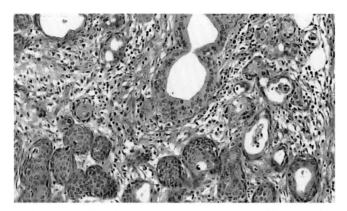

图 17-5 坏死性唾液腺化生，腺导管上皮鳞状化生形成大小不等的上皮岛

五、舍格伦综合征

舍格伦综合征（Sjögren syndrome）是一种自身免疫性疾病，主要临床表现为慢性唾液腺炎、干燥性角膜炎和口干症，可同时伴有全身性红斑狼疮与类风湿性关节炎等全身性结缔组织病。临床上可区分为原发性舍格伦综合征和继发性舍格伦综合征，原发性舍格伦综合征只表现为干燥综合征（sicca syndrome, SS），即唾液腺、泪腺等外分泌腺功能障碍；继发性舍格伦综合征合并有其他自身免疫性疾病。

该病于 1933 年由 Sjögren 首先报道。一般认为本病兼有脏器特异性自身免疫性疾病和系统性自身免疫性疾病特点。本病的病因及发病机制尚未明确，一般认为此疾病是遗传因素和环境因素等多因素作用所致，性激素也可能参与了本病的发生。

【临床表现】 本病好发于 40 岁以上的中年女性，女性发病约为男性的 4～5 倍。主要临床表现为患者唾液分泌量减少，致严重口渴和龋齿增多，且常为猖獗龋，并影响咀嚼、吞咽和言语功能。口腔黏膜干燥、潮红、裂纹甚至形成溃疡，有疼痛、烧灼感或味觉异常。舌背丝状乳头萎缩致舌面光滑潮红，呈"镜面舌"。泪液分泌减少引起干燥性角膜、结膜炎，患者有异物感、视物疲劳、畏光、少泪或无泪等症状。可用 schirmer 试验检查泪液的分泌量。

唾液腺肿大以腮腺多见，亦可伴下颌下腺、舌下腺以及小唾液腺肿大，多为双侧，少数也可单侧。腺体肿大呈弥漫性，边界不清，表面光滑，与周围组织无粘连，触诊质地坚实无压痛。挤压腺体导管口唾液分泌量少或无唾液。少数病例在腺体内可触及结节样肿块，一个或多个，质地中等偏软。

大多数患者可同时伴有类风湿性关节炎、系统性红斑狼疮等结缔组织病。血液检查可有贫血、血小板减少、血沉加快、巨球蛋白血症、免疫球蛋白增高。自身抗体如抗导管抗体、抗核抗体，类风湿因子等可为阳性。

唾液腺造影显示主导管不均匀扩张，边缘不整齐，似花边状或羽毛状。末梢唾液腺导管扩张呈点状、球状或腔状，重者因周围导管系统被破坏而不显示。

【病理变化】 肉眼观察，腺体弥漫性肿大或呈结节状包块，剖面灰白色，弥漫性者腺小叶境界清楚，结节状包块者腺小叶不明显，但仔细观察仍可辨认。

光镜观察，腺体内淋巴细胞和组织细胞浸润。病变从小叶中心开始，早期沿腺泡之间浸润，使腺泡逐渐萎缩、破坏、消失，而为密集的淋巴细胞所取代，并可形成淋巴滤泡，致使唾液分泌量急剧减少，引起口干症。病变严重时，小叶内腺泡为淋巴细胞、组织细胞所取代，但小叶外形轮廓仍保留。腺小叶内缺乏纤维结缔组织修复，此表现可区别于腺体其他慢性炎症。小叶内导管上皮增生形成实性上皮团即上皮肌上皮岛，细胞呈圆形或多边形，细胞核呈泡状（图17-6），上皮岛内可有嗜伊红无定形物质。小叶内导管增生扩张，有的形成囊腔，衬里上皮呈扁平状或坏死液化而残缺不全。

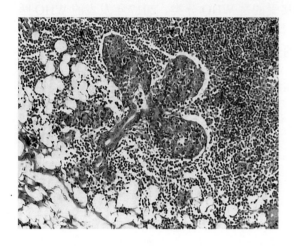

图 17-6　舍格伦综合征，腺泡破坏消失，大量淋巴细胞浸润，并形成淋巴滤泡，上皮肌上皮岛形成

唇腺也有类似的组织学改变，且严重程度与大唾液腺平行，因此临床多取唇腺组织进行病理检查。组织学诊断主要依据是小叶内导管周围局灶性淋巴细胞的浸润程度，其评价标准为：在4个腺小叶的区域内（4mm²），以50个以上淋巴细胞局灶性浸润作为1个灶，将淋巴细胞浸润程度分成4度（表17-1）。一般认为，存在1灶/4mm²以上的淋巴细胞对诊断舍格伦综合征有意义，舍格伦综合征多表现为3度或4度。老年人和某些病毒感染时，唾液腺组织内也可出现淋巴细胞浸润灶，因此，舍格伦综合征的最终诊断需要组织病理学结合临床症状和血清学检查综合判断。

表 17-1　唇腺活检定度表

度数	每4mm²浸润淋巴细胞数
0	无淋巴细胞浸润
1	轻度淋巴细胞浸润
2	中度浸润但不足1个灶
3	1个浸润灶
4	1个以上浸润灶

舍格伦综合征一般呈良性过程，少数患者可发生恶变，其淋巴细胞和组织细胞异常增生可发展为恶性淋巴瘤。

第二节　唾液腺肿瘤概述

一、唾液腺肿瘤的组织学分类

唾液腺肿瘤是口腔颌面部常见的肿瘤，在我国约占全身肿瘤的 2.3%，发病部位以大唾液腺居多，其中以腮腺最多见。肿瘤大多数来源于上皮，间叶源性少见。由于正常唾液腺发生过程及形态结构较复杂，同时唾液腺肿瘤具有细胞增殖、分化和凋亡的异常，导致唾液腺肿瘤细胞形态、组织结构和生物学行为复杂，因此唾液腺肿瘤具有多样性和复杂性。唾液腺肿瘤有多种组织学分类，目前各国广为接受的是 WHO 分类。2017 年发表的 WHO 唾液腺肿瘤组织学分类是目前最新的 WHO 分类，其中间叶性肿瘤与身体其他部位的肿瘤相似，本章不作介绍。现将唾液腺上皮性肿瘤的分类目录列表如下。

WHO 唾液腺肿瘤组织学分类(2017 年)

1. 恶性上皮性肿瘤
   （1）黏液表皮样癌（mucoepidermoid carcinoma）
   （2）腺样囊性癌（adenoid cystic carcinoma）
   （3）腺泡细胞癌（acinic cell carcinoma）
   （4）多形性腺癌（polymorphous adenocarcinoma）
   （5）透明细胞癌（clear cell carcinoma）
   （6）基底细胞腺癌（basal cell adenocarcinoma）
   （7）导管内癌（intraductal carcinoma）
   （8）非特异性腺癌（adenocarcinoma，NOS）
   （9）唾液腺导管癌（salivary duct carcinoma）
   （10）肌上皮癌（myoepithelial carcinoma）
   （11）上皮 - 肌上皮癌（epithelial-myoepithelial carcinoma）
   （12）多形性腺瘤癌变（carcinoma ex pleomorphic adenoma）
   （13）分泌癌（secretory carcinoma）
   （14）皮脂腺癌（sebaceous adenocarcinoma）
   （15）癌肉瘤（carcinosarcoma）
   （16）低分化癌（poorly differentiated carcinoma）
   （17）淋巴上皮癌（lymphoepithelial carcinoma）
   （18）鳞状细胞癌（squamous cell carcinoma）
   （19）嗜酸性腺癌（oncocytic carcinoma）
   （20）成涎细胞瘤（sialoblastoma）
2. 良性上皮性肿瘤
   （1）多形性腺瘤（pleomorphic adenoma）
   （2）肌上皮瘤（myoepithelioma）
   （3）基底细胞腺瘤（basal cell adenoma）
   （4）Warthin 瘤（Warthin tumor）
   （5）嗜酸性腺瘤（oxyphilic adenoma）
   （6）淋巴腺瘤（lymphadenoma）
   　　皮脂腺型
   　　非皮脂腺型

续表

　　（7）囊腺瘤（cystadenoma）

　　（8）乳头状唾液腺瘤（sialadenoma papilliferum）

　　（9）导管乳头状瘤（ductal papillomas）

　　　　内翻性导管乳头状瘤

　　　　导管内乳头状瘤

　　（10）皮脂腺腺瘤（sebaceous adenoma）

　　（11）小管状腺瘤和其他导管状腺瘤（canalicular adenoma and other ductal adenomas）

3. 非肿瘤性上皮病损

　　（1）硬化性多囊性腺病（sclerosing polycystic adenosis）

　　（2）结节性嗜酸细胞增生（nodular oncocytic hyperplasia）

　　（3）淋巴上皮性唾液腺炎（lymphoepithelial sialadenitis）

　　（4）闰管增生（intercalated duct hyperplasia）

4. 良性软组织肿瘤

　　（1）血管瘤（haemangioma）

　　（2）脂肪瘤/唾液腺脂肪瘤（lipoma/sialolipoma）

　　（3）结节性筋膜炎（nodular fasciitis）

5. 淋巴造血系统肿瘤

　　黏膜相关淋巴组织结外边缘区淋巴瘤（MALT淋巴瘤，extranodal marginal zone lymphoma of mucosaassociated lymphoid tissue，MALT lymphoma）

二、唾液腺肿瘤的组织发生学

　　肿瘤的发生是多步骤、多阶段的复杂过程，肿瘤细胞是来自于正常细胞的瘤变，瘤变后即获得了不同于正常细胞的异常形态结构、代谢和功能。由于增生瘤变的细胞处于不同的分化方向及分化阶段，导致唾液腺肿瘤组织学形态的多样性，但无论分化程度如何，瘤细胞仍然不同程度保留着起源细胞的某些特征。因此，了解唾液腺肿瘤的组织发生，对于辨认细胞分化、区分细胞来源、鉴别结构性质、指导病理学诊断和预测生物学行为，进而指导临床治疗具有重要意义。

　　唾液腺肿瘤发生的机制是由于唾液腺组织新生或再生过程中，癌基因被激活、抑癌基因失活，使唾液腺组织在形态发生和细胞分化时发生变异所致。唾液腺肿瘤的组织发生有很多理论，归纳起来有以下四种理论：

　　1. 基底储备细胞理论（basal reserve cell theory）　该理论认为排泄管和闰管的基底细胞都具有分裂、增殖能力，是所有唾液腺上皮性肿瘤的起源细胞。

　　2. 多能单储备细胞理论（pluripotential unicellular reserve cell theory）　该理论认为排泄管的基底细胞是具有多潜能的储备细胞，可增殖和分化为多种细胞，是唾液腺组织所有上皮细胞和上皮性肿瘤的来源。

　　3. 半多能双储备细胞理论（semipluripotential bicellular reserve cell theory）　该理论认为排泄管的基底细胞和闰管细胞为半多能储备细胞或干细胞，前者可分化形成排泄管的柱状细胞和鳞状细胞，后者分化形成腺泡细胞、闰管细胞、纹管细胞和肌上皮细胞。由这两种细胞起源，可形成不同的唾液腺肿瘤（图17-7）。

　　4. 多细胞理论（multicellular therory）　该理论认为有增殖能力的细胞并非仅限于排泄

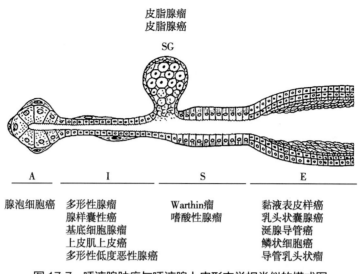

图 17-7　唾液腺肿瘤与唾液腺上皮形态学相类似的模式图
A. 腺泡；I. 闰管；SG. 皮脂腺；S. 纹管；E. 排泄管。

管的基底细胞及闰管细胞，正常唾液腺的各类细胞均具有增殖能力，可在不同唾液腺肿瘤的发生中起相应的作用。

上述四种理论中，最具代表性的是半多能双储备细胞理论和多细胞理论。

组织学上，通常把唾液腺的腺泡、闰管和纹管合称为导管腺泡单位（ductal acinar unit），它在唾液腺肿瘤的发生中起重要作用，由这些细胞的增殖可形成唾液腺的三大类肿瘤：①单纯由腺泡或导管内衬细胞增殖形成的肿瘤，如腺瘤、腺癌、腺泡细胞癌等；②由导管内衬细胞和肌上皮细胞共同增殖形成的肿瘤，如多形性腺瘤、腺样囊性癌等；③仅由肌上皮细胞增殖形成的肿瘤，如肌上皮瘤或肌上皮癌。

三、唾液腺肿瘤的组织化学和免疫组织化学

（一）唾液腺肿瘤的组织化学

通过 PAS 染色、阿辛蓝染色、黏液卡红染色和甲苯胺蓝染色，可以检测肿瘤细胞所含黏多糖的性质，对于腺泡细胞癌、黏液表皮样癌和非特异性透明细胞癌等肿瘤的鉴别有帮助。通过磷钨酸苏木素（PTAH）染色，可以检测肿瘤细胞是否含有线粒体，从而对于含大嗜酸粒细胞等肿瘤的鉴别诊断有帮助。通过脂肪染色，可有助于含皮脂腺细胞肿瘤的鉴别等。

（二）唾液腺肿瘤的免疫组织化学

免疫组织化学技术是利用抗原与抗体的特异性结合反应，研究抗原或抗体在细胞和组织内的时空分布技术。它特异性强、灵敏度高、结果客观，广泛用于肿瘤的诊断和鉴别诊断，尤其在判断肿瘤的组织来源方面更有其突出的优点。

免疫组织化学染色方法根据标记物不同，可分为免疫荧光法和免疫标记法两类，最常用的为免疫标记法。唾液腺上皮细胞主要有三类标记物可用于肿瘤细胞的标记。

免疫组织化学技术常用于唾液腺肿瘤的鉴别诊断：淀粉酶用于腺泡细胞癌与其他透明细胞性肿瘤的鉴别；S-100 蛋白、肌动蛋白、肌球蛋白等用于肌上皮细胞的肿瘤，细胞角蛋白用于未分化癌与恶性淋巴瘤和其他肉瘤的鉴别；癌胚抗原（CEA）和甲状腺球蛋白用于鉴别

原发腮腺腺癌和转移性甲状腺癌。但是，目前并无唾液腺肿瘤的特异性标记物，因此应用免疫组织化学技术对唾液腺肿瘤的鉴别价值有限。

第三节 唾液腺上皮性良性肿瘤

一、多形性腺瘤

多形性腺瘤（pleomorphic adenoma）是一种以结构多形性为特征的肿瘤，通常上皮和变异肌上皮成分与黏液、黏液样组织或软骨样组织混合存在，故又称混合瘤（benign mixed tumor）。

【临床表现】 多形性腺瘤是最常见的唾液腺肿瘤，占唾液腺上皮性肿瘤的 45.2%，占其良性肿瘤 71.6%。可发生于任何年龄，以 30～60 岁最多见，女性略多于男性。约 80% 发生于腮腺，其次为下颌下腺，舌下腺少见，小唾液腺以腭部最多见，上唇、磨牙后腺、颊腺和舌均可发生。肿瘤为无痛性肿块，生长缓慢，病程可长达数年至数十年。肿块大小不等，表面有结节，境界清楚，质地软硬不一，能活动，与皮肤及深部组织无粘连。发生于腭部和多次复发者一般不活动，腭部肿物较大时黏膜表面可形成创伤性溃疡。当生长加快并伴有疼痛时应考虑恶变。

【病理变化】 肉眼观察，肿瘤呈不规则结节状，大小不一，直径多在 2～5cm。剖面多为实性，灰白或黄色，可见半透明胶冻样或淡蓝色软骨样区，有时有黄色的角化物，偶见出血及钙化。肿瘤发生囊性变时，可见大小不等的囊腔，内含透明黏液。肿瘤周围有厚薄不一的包膜，与周围正常腺体分界清楚，但是以黏液样结构为主的肿瘤或发生于小唾液腺者包膜可不完整或无包膜。

镜下观察，肿瘤具有组织结构的多形性或"混合性"特点，基本结构为腺上皮、肌上皮、黏液样组织和软骨样组织（图 17-8）。

腺管样结构：腺上皮呈立方形或矮柱状，核圆形或卵圆形，细胞质微嗜伊红染色，主要为导管样结构形成细胞。外周细胞为梭形的肌上皮细胞或柱状的基底细胞，细胞质少，细胞核染色深，细胞边界不清，以单层或多层呈鞘状包绕管腔。管腔内有粉染均质样黏液，PAS 染色阳性（图 17-9）。有的管腔可扩张形成囊腔，囊壁为扁平细胞。

肌上皮结构：肿瘤性肌上皮是多形性腺瘤内的常见成分，有时甚至是主要成分。从形态上分可出现浆细胞样细胞、梭形细胞、上皮样细胞和透明肌上皮细胞四种，其中浆细胞样细胞多见。瘤细胞形成不规则实性片块、条索或弥漫散在分布。梭形细胞类似于平滑肌细胞，常排列成束。偶见细胞质透明的肌上皮细胞和上皮样肌上皮细胞，肌上皮结构中可见巢状鳞状上皮化生，鳞状细胞团中心可形成角化珠，角化脱落可形成囊腔（图 17-10）。

黏液样组织和软骨样组织：黏液样组织的细胞呈星形或梭形，排列疏松，细胞质突彼此相连成网状，PAS 呈弱阳性，阿辛蓝染色呈阳性，甲苯胺蓝呈 γ 易染性，经透明质酸酶消化易染性消失，显示为结缔组织黏液。软骨样组织与黏液样组织相移行，形态上酷似透明软骨，软骨样细胞大小不一，胞质呈空泡状，有的细胞位于软骨样陷窝中，周围基质嗜伊红（图 17-11）。

肿瘤间质较少，为纤维结缔组织，可见玻璃样变，偶有钙化或骨化。肿瘤包膜大多完整，但厚薄不一，部分病例可见包膜内有瘤细胞侵入，少数部分包膜消失。

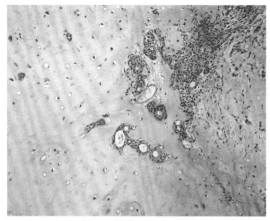

图 17-8　多形性腺瘤,腺管样结构、肌上皮结构和黏液软骨样组织

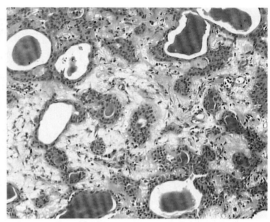

图 17-9　多形性腺瘤,腺管样结构,管腔内含嗜伊红均质样物质

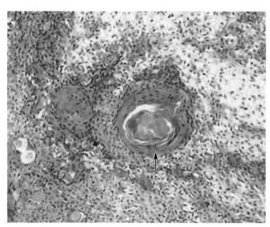

图 17-10　多形性腺瘤,肿瘤上皮发生鳞状化生

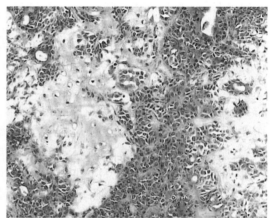

图 17-11　多形性腺瘤,肿瘤细胞形成黏液样组织与软骨样组织

【生物学特性】　良性肿瘤,但其包膜可不完整,瘤细胞常侵入包膜内甚至包膜外。此外,肿瘤含较多黏液成分时质地较脆,手术时若切破包膜易造成瘤细胞种植。因此,多形性腺瘤术后容易复发,复发瘤常呈多结节状。肿瘤也可发生恶变,一般来说,病程越长、复发次数越多、细胞越丰富者,恶变的危险性就越高。病期5~10年,直径超过4cm的多形性腺瘤,需仔细观察是否存在局灶性恶变和包膜外浸润

【组织发生】　目前认为此瘤来自闰管或闰管储备细胞,它既可向腺上皮分化,又可向肌上皮分化,肿瘤性肌上皮细胞又可进一步形成黏液软骨样组织,从而构成肿瘤的多形性结构。

二、Warthin 瘤

Warthin 瘤是一种由腺上皮构成的肿瘤,常呈囊性,内层为柱状嗜酸细胞或大嗜酸粒细胞,外层为小的基底细胞,排列成特征性双层腺上皮结构。其同义名有腺淋巴瘤

（adenolymphoma）、淋巴乳头状囊腺瘤（papillary cystadenoma lymphomatosum）。其发病与吸烟、辐射或自身免疫有关。

【临床表现】　发病率在唾液腺良性肿瘤中仅次于多形性腺瘤，占唾液腺上皮性肿瘤的9.5%。男性明显多于女性，好发于中老年人，发病高峰年龄是 50～70 岁，平均年龄 62 岁。肿瘤绝大多数发生在腮腺和腮腺的淋巴结，多数位于腮腺下极，偶见于下颌下腺及小唾液腺。有的发生于双侧，有的为单侧多发性。肿瘤生长缓慢，表面光滑，边界清楚，触之较软，时大时小，有消长史。放射性核素成像表现为热结节。

【病理变化】　肉眼观察，肿瘤平均直径 2～4cm，呈圆形或卵圆形，表面光滑有完整包膜。剖面常有大小不等的囊腔，囊腔内可有乳头状突起，囊内容物为透明的黏液样、乳白色或褐色液体。少数为实性，呈灰褐色或暗红色。

镜下观察，肿瘤由上皮和淋巴组织组成。肿瘤上皮细胞形成不规则腺管或囊腔样结构，囊壁有乳头状突起。囊腔内衬上皮细胞排列成特征性双层结构，腔面侧细胞呈高柱状，细胞质丰富呈嗜酸性颗粒状，细胞核卵圆形，排列整齐呈栅栏状，腺腔面可有纤毛。基底侧细胞较小，呈扁平状或立方状，细胞质较少，细胞核空泡状，排列参差不齐。肿瘤上皮细胞之间偶见鳞状上皮细胞灶、杯状细胞和皮脂腺细胞。囊腔内含嗜伊红分泌物，偶有胆固醇结晶、变性的上皮细胞和淋巴细胞。肿瘤间质为不同程度的反应性淋巴样组织，其中可见浆细胞、嗜酸性粒细胞，常可见淋巴滤泡形成（图 17-12）。

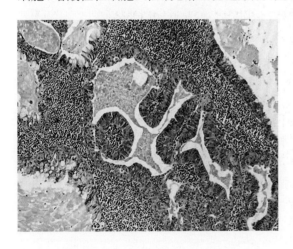

图 17-12　Warthin 瘤，双层细胞形成囊状结构，并见杯状细胞和乳头形成，肿瘤间质主要为淋巴细胞

【生物学特性】　良性肿瘤，肿瘤体积较小，境界清楚且多位于腮腺浅表部位，手术易于剥离，很少复发。恶变罕见。

【组织发生】　关于此瘤的组织发生尚无定论，多数人认为其可能来源于腮腺内或腮腺周围淋巴结内异位唾液腺导管的纹管。也有人认为此瘤并非真性肿瘤，是类似于桥本甲状腺炎的迟发性过敏反应。

三、嗜酸性腺瘤

嗜酸性腺瘤（oxyphilic adenoma）是由细胞质内含大量特征鲜明的嗜伊红颗粒的上皮细胞构成的唾液腺良性肿瘤，又称嗜酸细胞瘤（oncocytoma）、嗜酸细胞腺瘤（oncocytic adenoma）。

【临床表现】　少见的唾液腺肿瘤，多见于老年人，平均年龄 58 岁。无性别分布差异。

肿瘤主要发生于大唾液腺，以腮腺最多见，其次为下颌下腺。肿块无痛，生长缓慢，有时呈多结节性肿块，可双侧腮腺发病。

【病理变化】 肉眼观察，肿物圆形或类圆形，表面光滑，有时呈结节状，直径一般3～5cm，包膜完整，界限清楚。剖面淡黄或褐色，均质实性，偶见小囊腔。

镜下观察，肿瘤细胞主要为嗜酸性粒细胞，细胞体积较大，圆形或多边形，细胞膜清晰，细胞质丰富，含大量的伊红色颗粒，细胞核圆形，空泡状，有一个或多个核仁，偶见双核，称为明细胞（light cell）。另见一些细胞其细胞质呈深嗜伊红染色，细胞核小而深染，称为暗细胞（dark cell）。肿瘤细胞磷钨酸苏木素（PTAH）染色阳性。瘤细胞排列成实性片状（图17-13）或小梁状结构，也可形成腺管样结构。肿瘤间质为稀疏的纤维结缔组织，但血管丰富，近包膜处常见数量不等的淋巴细胞，但不形成淋巴滤泡。

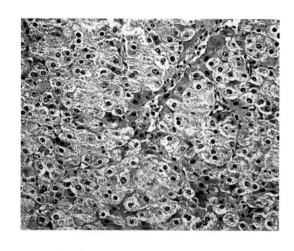

图17-13 嗜酸性腺瘤，含有嗜伊红颗粒的明细胞和暗细胞排列成片状

【生物学特性】 良性肿瘤，切除后一般不复发。发生于小唾液腺者，常呈局部浸润性生长，虽组织学表现良性，也应视为低度恶性肿瘤。

【组织发生】 嗜酸细胞化生常见于老年人的腮腺导管系统，特别是纹管，而此瘤也多发生在老年患者，故推测其可能来源于唾液腺导管上皮细胞，也可来自失去酶原颗粒的腺泡细胞。

四、基底细胞腺瘤

基底细胞腺瘤（basal cell adenoma）是一种少见的良性肿瘤，以基底细胞样形态的肿瘤细胞为特征，缺乏多形性腺瘤中的黏液软骨样成分。

【临床表现】 该瘤多见于60～70岁老年人，男女之比为1:2。约75%发生于腮腺，5%发生于颌下腺，小唾液腺中以上唇多见。肿物缓慢生长，界限清楚，表面光滑或呈结节状，可活动，常有局部囊性感。膜性型者可为多发性，常伴皮肤圆柱瘤或毛发上皮瘤同时发生。

【病理变化】 肉眼观察，肿瘤圆形或卵圆形，直径1～3cm，表面光滑，境界清楚，包膜完整。膜性型基底细胞腺瘤可呈结节状或多灶性。肿瘤剖面多呈实性，灰白色或黄褐色，有时可有囊性变形成大小不等的囊腔，内含褐色黏液样物质。

光镜观察，肿瘤由形态较一致的基底样细胞构成，细胞呈柱状或立方形，边界不清，细胞质少，嗜伊红，细胞核较大，圆形或卵圆形。肿瘤细胞排列成多种结构，在上皮结构基底

部还存在肌上皮细胞。根据肿瘤细胞排列方式不同,可将其分为四种组织学类型,同一肿瘤内常以某一型为主:

1. 实性型　肿瘤细胞排列成大小不等的片状或岛状结构,周边部细胞呈柱状或立方形,呈栅栏状排列,中央细胞较大,为多边形,排列较疏松,有的团块中可见不规则囊腔样裂隙。肿瘤细胞岛由致密的胶原纤维束分隔。

2. 小梁型　肿瘤细胞排列成实性小梁状或条索状结构,粗细不等,孤立存在或彼此连接形成网状或假性腺腔,常混有管状结构,管腔内含 PAS 阳性的嗜伊红均质性黏液。纤维结缔组织间质富含细胞和血管(图 17-14)。

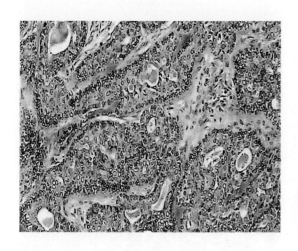

图 17-14　基底细胞腺瘤,小梁型,肿瘤细胞排列成条索状或小梁状结构

3. 膜性型　较少见,肿瘤细胞团周边部为矮柱状细胞,排列成栅栏状,中央细胞较大,为多边形。肿瘤细胞团周围有明显增厚的基底膜样物质包绕,表现为玻璃样均质带,也可位于肿瘤细胞之间或间质中的毛细血管周围,PAS 染色阳性。患者可有家族史,一般认为是常染色体显性遗传性疾病。

4. 管状型　瘤细胞形成导管结构,由双层立方或柱状细胞排列成管状结构,管腔大小不等,有时扩张呈囊状,管腔内含嗜伊红黏液样,PAS 染色阳性。肿瘤间质疏松。

【生物学特性】　此瘤为良性肿瘤,区域切除后很少复发。膜性型者有多中心性生长,可复发,偶有恶变情况。

【组织发生】　此瘤来源于闰管或闰管储备细胞。

五、肌上皮瘤

肌上皮瘤(myoepithelioma)是一种良性唾液腺肿瘤,几乎全部由片状、岛状或条索状的肌上皮细胞排列而成,这些细胞可以呈梭形、浆细胞样、上皮样或细胞质透明等特点。同义词有肌上皮腺瘤(myoepithelial adenoma)、肌上皮细胞瘤(myoepithelial cell tumour)、单形性腺瘤(monomorphic adenoma)。

【临床表现】　唾液腺肌上皮瘤少见,发病率占唾液腺上皮性肿瘤的 4.1%。约 40% 患者发生于腮腺,小唾液腺以腭部多见。无显著性别差异。发病年龄可见 9～85 岁,多见于40～50 岁。临床表现为生长缓慢的无痛性肿块,与周围组织无粘连。临床表现与多形性腺瘤相似。

【**病理变化**】　肉眼观察，肿瘤为圆形或结节状，直径为 1.5～5cm，一般小于 3cm。包膜完整或不完整。剖面实性，黄褐色，有时含半透明胶冻状物，偶见出血灶。

光镜观察，肿瘤细胞形态多样，包括梭形细胞、浆细胞样细胞、上皮样细胞与透明细胞。多数肿瘤由一种形态肌上皮细胞构成，也可由几种形态的肌上皮细胞混合构成。梭形细胞呈长梭形，细胞核居中，核膜薄，染色质细，核两端细胞质内含嗜伊红微小颗粒或原纤维样物质，排列呈束状或旋涡状，类似于平滑肌（图 17-15）。

浆细胞样细胞为椭圆形或多边形，胞质丰富，充满嗜伊红均质样物，细胞核多偏心位，大而圆，染色较深，类似于肿瘤性浆细胞或横纹肌样细胞，排列成片块状结构或散在分布，发生于小唾液腺者常见（图 17-16）。

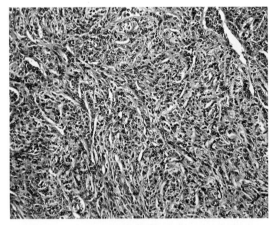

图 17-15　肌上皮瘤，梭形肿瘤性肌上皮细胞　　　　图 17-16　肌上皮瘤，浆细胞样肿瘤性肌上皮细胞

上皮样细胞呈立方形或圆形，细胞核位于细胞中央，含不等量的嗜伊红细胞质，排列成巢或条索，偶见假性腺腔，腺腔内为黏液样组织（图 17-17）。

有些肌上皮瘤可由透明的多边形细胞构成，细胞界限清楚，细胞质丰富透明，内含大量糖原，细胞之间可见微囊腔隙（图 17-18）。

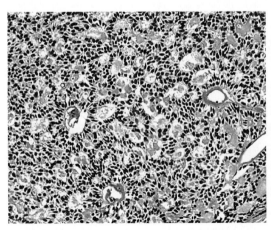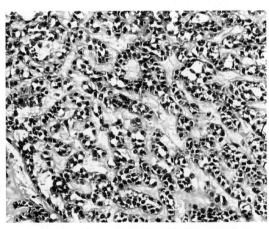

图 17-17　肌上皮瘤，上皮样肿瘤性肌上皮细胞，形成假腺腔　　　　图 17-18　肌上皮瘤，透明肿瘤性肌上皮细胞

肌上皮瘤各组织结构中,肿瘤细胞之间可见微囊腔隙或灶状粉染的玻璃样物质,偶见导管结构,有的部位细胞疏松形成黏液样基质和黏液样结构,与多形性腺瘤中的黏液样结构相似。有时肿瘤细胞可形成互相连接的网状结构。肿瘤周围的间质为纤维性结缔组织,有的部位呈黏液样改变。

免疫组织化学染色,肌上皮瘤对 CK、S-100 蛋白、GFAP、波形蛋白、SMA 呈现阳性表达。

【生物学行为】 肌上皮瘤为良性肿瘤,手术切除不彻底可复发。以透明细胞为主的肌上皮瘤应属恶性肿瘤。肌上皮瘤病期长或多次复发可恶变。

【组织发生】 与多形性腺瘤同源,来源于闰管储备细胞或导管腺泡复合体的干细胞。

六、囊腺瘤

囊腺瘤(cystadenoma)是一种少见的良性唾液腺上皮性肿瘤,以多囊性生长为主要特征,内衬上皮呈乳头状增生,常见嗜酸粒细胞分化。也称为单形性腺瘤(monomorphic adenoma)、囊性导管腺瘤(cystic duct adenoma)、无淋巴样间质的 Warthin 瘤(Warthin tumour without lymphoid stroma)、导管内乳头状增生(intraductal papillary hyperplasia)、嗜酸粒细胞囊腺瘤(oncocytic cystadenoma)。

【临床表现】 囊腺瘤约占唾液腺上皮性肿瘤的 1.0%。患者的平均年龄为 40~70 岁,大小唾液腺均可发生,腮腺与腭部好发。女性较男性多见。发生于大唾液腺的囊腺瘤生长缓慢,呈无痛性肿物,界限清楚;发生于小唾液腺的囊腺瘤表现为光滑的瘤结节,与黏液囊肿类似,瘤体表面可有溃疡。影像学检查大多为良性压迫性改变,部分病例具有侵袭现象。

【病理变化】 肉眼观察,肿瘤为圆形或结节状,大小不等,中等硬度,局部有囊性感,包膜常不完整。剖面为灰白色或淡黄色,可见多个大小不一的囊腔,囊腔内有白色胶冻状物,可见乳头状突起。

光镜观察,肿瘤细胞为立方状、柱状的腺上皮细胞和黏液细胞,一般无异型性。立方细胞的细胞质嗜伊红,细胞核较大,圆形或椭圆形,位于细胞中央,核仁清晰。柱状细胞的核近腺腔面,类似于 Warthin 瘤中的柱状细胞。黏液细胞呈柱状、立方状或不规则的圆形,细胞较大,胞质着色浅,呈小空泡状,胞核较小,大多位于细胞的基部。以上三种细胞排列成大小不等的腺管样、团块状和乳头状囊性结构。囊腔内面和乳头表面大多被覆有黏液细胞或柱状细胞,深面为立方细胞,有时出现局灶性嗜酸性粒细胞、黏液细胞、表皮样细胞和顶浆分泌细胞,甚至以这些细胞为主。部分囊腔上皮衬里消失,形成纤维结缔组织环绕的黏液池。囊腔内常含嗜伊红黏液、变性脱落的瘤细胞、炎症细胞和泡沫细胞,偶见砂粒体(psammoma bodies)和晶样体(crystalloids)。纤维结缔组织乳头内有丰富的血管,囊与囊之间有少量间质。以嗜酸性粒细胞为主的囊腺瘤由于单层或双层嗜酸性粒细胞呈乳头状排列。肿瘤间质数量不等,无淋巴样组织,可发生玻璃样变性。根据构成细胞,囊腺瘤主要分为两种亚型:

1. 乳头状囊腺瘤 以立方细胞为主,排列成大的单囊性或多囊性的团片,囊腔内有许多乳头状突起,其中可夹杂少量黏液细胞或嗜酸粒细胞(图 17-19)。

2. 黏液性囊腺瘤 以黏液细胞为主,排列成大小不等的多个囊腔样结构(图 17-20),很少形成团块和导管结构。内衬黏液细胞厚度比较一致,乳头状生长有限,囊腔内含丰富的 PAS 阳性黏液。囊腺瘤有时包膜不完整,包膜内可见瘤细胞浸润。

【生物学行为】 囊腺瘤为良性肿瘤,界限清楚,单纯切除复发少见。

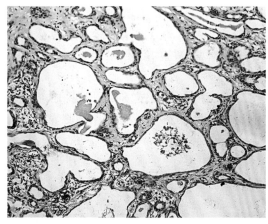

图 17-19 乳头状囊腺瘤，立方细胞排列成多囊性结构

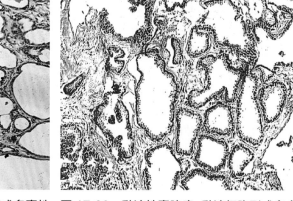

图 17-20 黏液性囊腺瘤，黏液细胞形成多个囊腔样结构

【组织发生】 构成肿瘤的立方细胞或柱状细胞类似导管上皮细胞，黏液细胞是导管细胞向不同方向分化所致所形成，故推测此肿瘤可能来源于导管上皮。

第四节 唾液腺上皮性恶性肿瘤

一、恶性多形性腺瘤

恶性多形性腺瘤（malignant pleomorphic adenoma）是与良性多形性腺瘤相对应的恶性肿瘤，约占唾液腺上皮性肿瘤的 2%～6%。分为三种类型：多形性腺瘤癌变（carcinoma ex pleomorphic adenoma）、癌肉瘤（carcinosarcoma）和转移性多形性腺瘤（metastasizing pleomorphic adenoma），其中以多形性腺瘤癌变最常见，以良性多形性腺瘤上皮成分的恶性转化为特征，以下主要介绍多形性腺瘤癌变。

【临床表现】 多形性腺瘤癌变约占唾液腺上皮性肿瘤的 3.3%，占其恶性肿瘤的 9.0%。常见于 50～70 岁的老人，男性多于女性。50%～80% 发生于腮腺，其次为下颌下腺、腭及上唇。一般认为，有 3%～4% 的多形性腺瘤可发生恶性转化，尤其长期存在的多形性腺瘤，其癌变风险更高。多形性腺瘤癌变的典型表现是长期缓慢生长的肿块突然生长加速，局部出现疼痛、麻木等症状。触诊肿块质硬、固定，发生于腭部者常形成溃疡，腮腺区肿瘤则易侵犯面神经引起面瘫。

【病理变化】 肉眼观察，肿瘤直径 1.5～25cm，形状不规则，表面结节状，部分有包膜。剖面良性部分可呈乳白色或灰白色，组织致密，富有弹性。癌变部分组织呈污灰色或鱼肉状，组织松软易碎，常见出血及大片坏死，通常界限不清，并有广泛浸润。

镜下观察，表现为良性多形性腺瘤组织中有多少不等的恶变组织成分（图 17-21），常见为未分化癌或低分化腺癌，也可为黏液表皮样癌、肌上皮癌和腺样囊性癌等其他任何类型的癌，有时同一肿瘤中可出现两种类型的癌成分。瘤组织可见良恶性之间的过渡区域（图 17-22）。可疑癌变的组织学表现还可出现出血、坏死、玻璃样变性、营养不良性钙化、骨化及侵袭性生长的特点。

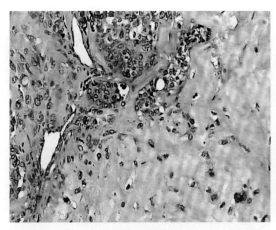

图 17-21 恶性多形性腺瘤,癌变成分为腺癌

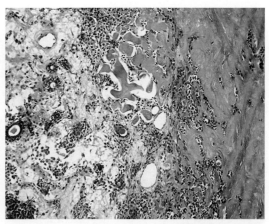

图 17-22 多形性腺瘤癌变,肌上皮癌变区及其周围移行区

多形性腺瘤癌变最早期的变化是癌细胞取代导管内层细胞,而外周的肌上皮细胞仍完整。根据癌组织侵犯范围不同,多形性腺瘤癌变包括非侵袭性癌(癌变成分限于多形性腺瘤内)、微侵袭性癌(癌组织侵犯到多形性腺瘤包膜外≤1.5mm)和侵袭性癌(癌组织侵入邻近周围组织深度>1.5mm)三个亚型,这种分型对于预后具有意义。

【生物学特性】 肿瘤的预后与癌变部分的组织学类型和浸润程度有关。非侵袭性癌或微侵袭性癌,肿瘤完整切除预后良好,转移或扩散少见。侵袭性癌预后差,常有复发及局部淋巴结转移和远处转移。未分化癌、鳞癌及低分化腺癌预后差,而黏液表皮样癌、多形性低度恶性腺癌等预后较好。

二、腺样囊性癌

腺样囊性癌(adenoid cystic carcinoma)是一种基底细胞样肿瘤,肿瘤细胞排列成管状、筛状和实性巢状等不同的形态结构。腺样囊性癌又称为圆柱瘤(cylindroma)。

【临床表现】 腺样囊性癌是常见的唾液腺恶性肿瘤,占唾液腺上皮性肿瘤的10.3%,占唾液腺上皮恶性肿瘤的28.0%。多见于40~60岁的中老年人。性别无明显差异。以腮腺和腭部最常见,其次是下颌下腺,舌、口底、唇部也可发生。此瘤生长缓慢,病程较长,但易早期侵犯神经,出现疼痛、麻木、神经麻痹等症状。扪诊肿块呈圆形或结节状,质地中等硬度,与周围组织粘连,一般不活动,向表面突出不明显。在腭部,覆盖肿物的黏膜可发生溃疡或腭骨穿孔。

【病理变化】 肉眼观察,肿瘤呈圆形或结节状,平均直径3cm,无包膜,呈浸润性生长,质地较硬。剖面实性,灰白色或浅褐色,可见透明条索、出血及囊性变。

光镜观察,肿瘤实质细胞主要为导管内衬上皮细胞和变异肌上皮细胞。前者呈立方状,卵圆形,细胞质少,通常透明,细胞核较大,圆形或卵圆形,深染;后者呈扁平状、梭形或不规则形,细胞核染色深。瘤细胞排列成筛状、管状和实性结构,同一肿瘤中可见两种以上的结构混合存在,但常以某一种结构为主。根据肿瘤细胞类型和排列方式可分为三种组织学类型:

1.腺性(筛状)型[glandular(cribriform)type] 瘤细胞形成团块状,其中含许多大小不一的筛孔状囊腔,很像莲藕的横断面,这是腺样囊性癌最常见且最具特征性的结构(图 17-23)。筛孔充满嗜酸或嗜碱性黏液样物质,不均匀,呈网状,PAS 染色弱阳性,阿辛蓝染色强阳性。有的囊腔内为粉染的玻璃样变性间质,周围有基底膜样结构。筛状结构为此癌最典型和最常见的结构。

2. 管状型(tubular type)　肿瘤细胞形成小管状或条索状结构为主,管状结构内层为导管上皮细胞,外层为肌上皮细胞,中央为管腔,腔内含 PAS 染色阳性的黏液(图 17-24)。

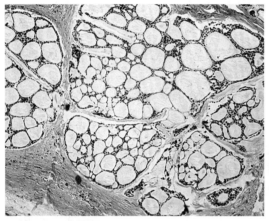

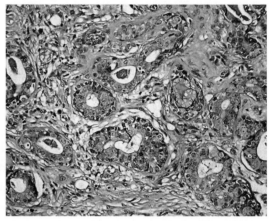

图 17-23　腺样囊性癌,肿瘤上皮团内有大小不一的囊腔,呈筛孔样结构

图 17-24　腺样囊性癌,肿瘤细胞形成腺管状结构

3. 实性型(solid type)　瘤细胞较小,排列成大小不等实性上皮巢,大的团块中心组织可出现变性、坏死(图 17-25)。管状和筛孔状结构较少。

肿瘤间质常伴有玻璃样变,呈均质红染表现。常见肿瘤细胞侵犯神经(图 17-26),甚至沿神经扩散到较远的距离,而无法确定浸润范围。

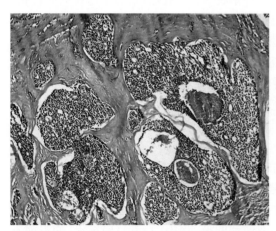

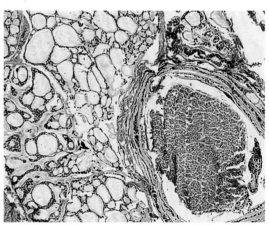

图 17-25　腺样囊性癌,肿瘤细胞排列成团块状结构,中心坏死

图 17-26　腺样囊性癌,肿瘤细胞浸润神经

【生物学特性】　此癌无包膜,侵袭力强,肿瘤易向神经和血管呈浸润和破坏性生长,浸润范围常超过手术时肉眼所见肿瘤范围,因此术后常有复发。局部淋巴结转移相对少见,

可发生肺、骨、脑和肝等远处转移。

【组织发生】 多数人认为其来源于唾液腺闰管的储备细胞或闰管、排泄管的基底细胞。

三、黏液表皮样癌

黏液表皮样癌（mucoepidermoid carcinoma）是由黏液细胞、中间细胞和表皮样细胞构成的恶性唾液腺上皮性肿瘤，也称为混合性表皮样和黏液分泌性癌（mixed epidermoid and mucus secreting carcinoma）、黏液表皮样瘤（mucoepidermoid tumor）。

【临床表现】 黏液表皮样癌为儿童和成人常见的唾液腺恶性肿瘤，占唾液腺上皮性肿瘤的 9.6%，占其恶性肿瘤的 26.1%。患者年龄分布广，发病高峰是中年或中年以上。女性较多见，约占 2/3。发病部位大唾液腺中 90% 发生于腮腺，下颌下腺及舌下腺少见。腭部小唾液腺多见，其次是磨牙后腺、舌腺、唇腺和颊腺，偶可见于颌骨内。肿瘤的临床表现与其分化程度相关，高分化者与多形性腺瘤相似，为生长缓慢的无痛性肿块，可长达 10 年以上，肿物直径 2～4cm，形态不规则，活动度差，质地中等硬度，部分区域有囊性感。发生在口内小唾液腺者，因位置表浅常呈淡蓝色，质软，表面黏膜光滑，类似黏液囊肿样外观。低分化黏液表皮样癌生长迅速，瘤体较大，直径常大于 4cm，境界不清，活动性差，常出现疼痛及面瘫，可见局部淋巴结转移和远处转移至肺、肝、骨和脑，预后不良。

【病理变化】 肉眼观察，高分化者与多形性腺瘤相似，但常无包膜，切面呈灰白或浅粉红色，可见散在小囊腔，内含透明黏液；低分化者与癌相似，无包膜，与周围组织分界不清，质地较硬，剖面实性，呈灰白色，常见出血和坏死。

镜下观察，肿瘤实质由黏液细胞、表皮样细胞和中间细胞组成。黏液细胞较大，呈柱状或杯状，胞质呈泡沫状或网状，细胞核小深染，位于细胞基底部。表皮样细胞类似鳞状上皮细胞，多边形或类圆形，细胞核大居中，分化成熟者可见细胞间桥，但角化罕见。中间细胞似上皮基底细胞，立方状，体积小，细胞质少，细胞核圆形染色深。根据三种主要细胞成分的比例及细胞分化程度，将黏液表皮样癌分为三种类型：

1. 高分化（低度恶性）型 黏液细胞和表皮样细胞为主，占肿瘤细胞的 50% 以上，中间细胞少，细胞分化较好，无明显异形及核分裂（图 17-27）。肿瘤细胞多形成大小不等的囊腔，囊腔内衬黏液细胞，可见乳头状突入，外周为表皮样细胞和中间细胞。腔内含有黏液，如果囊壁破裂，黏液外溢至间质中形成黏液湖，并诱发炎症反应。肿瘤间质较多，常见结缔组织发生玻璃样变性。5 年生存率大于 90%。

2. 低分化（高度恶性）型 以表皮样细胞和中间细胞为主，黏液细胞不到 10%。瘤细胞常形成实性团块，缺乏囊腔或腺腔结构，细胞具有显著异型性（图 17-28），核分裂象多，并浸润周围组织，易误诊为鳞状细胞癌，用黏液染色证明含少数的黏液细胞即可进行鉴别诊断。肿瘤间质中黏液湖较少，缺乏淋巴细胞。

3. 中分化（中度恶性）型 组织学表现介于上两者之间，黏液细胞大于 10%，中间细胞和表皮样细胞构成实性团块，囊腔少，细胞异型性小，核分裂少。

【生物学特性】 高分化黏液表皮样癌属低度恶性肿瘤，手术切除后复发和转移率较低，预后较好。低分化黏液表皮样癌为高度恶性，手术切除后常复发和发生转移，预后差。

【组织发生】 一般认为该瘤来源于排泄管储备细胞，口内发生者也可来源于口腔黏膜上皮细胞。发生于颌骨内者可能来自囊肿上皮。

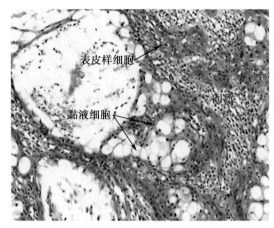

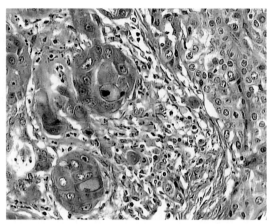

图 17-27 高分化黏液表皮样癌,以黏液细胞和表皮样细胞为主,细胞分化好,异型性小

图 17-28 低分化黏液表皮样癌,以表皮样细胞和中间细胞为主,形成实性团块,细胞异型性明显

四、腺泡细胞癌

腺泡细胞癌(acinic cell carcinoma)又称浆液细胞腺癌(serous cell adenocarcinoma),是较少见的唾液腺低度恶性肿瘤,构成肿瘤的细胞中至少部分肿瘤细胞含有酶原颗粒,呈浆液性腺泡细胞分化。

【临床表现】 腺泡细胞癌占唾液腺上皮性肿瘤的 2.1%,占其恶性肿瘤的 5.6%。任何年龄均可发病,中年以后常见,女性略多于男性。绝大多数发生在腮腺,其次为小唾液腺、下颌下腺和舌下腺。肿瘤生长缓慢,实质性,一般可活动,大多无自觉症状。少数肿瘤生长较快,与皮肤或肌组织粘连而不活动,可出现局部疼痛、面瘫。可发生局部淋巴结转移或远处转移。

【病理变化】 肉眼观察,肿瘤呈圆形或卵圆形,质地较软,直径多在 1～3cm,可有不完整包膜。剖面多呈实性分叶状,褐色或红色。

光镜观察,肿瘤细胞由腺泡样细胞、闰管样细胞、空泡样细胞、透明细胞和非特异性腺样细胞组成。腺泡样细胞呈圆形或多边形,胞质内含嗜碱性酶原颗粒,核小而圆,与正常浆液性腺泡细胞相似,PAS 染色阳性、抗淀粉酶消化。闰管样细胞呈立方或矮柱状,细胞核居中。空泡样细胞圆形或卵圆形,大小不一,细胞质内含多少不等的空泡,细胞核固缩,PAS 染色阴性。非特异性腺样细胞呈圆形或多边形,细胞质双嗜性,细胞界限不清呈合胞体样。

根据肿瘤细胞类型和排列方式的不同,可将其分为四种组织类型。

1. 实体型 此型最常见,约占 50%,分化良好的腺泡样细胞排列成实性片状或腺泡状,可出现微腔隙、坏死、出血和钙化小体(图 17-29)。

2. 微囊型 约占 30%,由分化好的腺泡样细胞、空泡细胞和闰管细胞组成,细胞间因分泌物积聚而形成较多微小囊样间隙,微囊增多后可使肿瘤细胞呈条索状彼此间隔,形成网格状结构。

3. 滤泡型 约占 15%,瘤细胞排列成类似甲状腺滤泡结构,滤泡周围细胞为矮柱状或立方形,腔内含有嗜伊红均质样物质,似甲状腺的胶样物。

4. **乳头囊状型** 约占 5%，以闰管样细胞为主，形成单个或多个囊腔，腔内有上皮增生的乳头突起，囊腔之间的纤维间隔常发生玻璃样变。

肿瘤间质多少不一，常有不等量淋巴组织，甚至形成生发中心。包膜薄或不完整。

【生物学特性】 腺泡细胞癌属低度恶性肿瘤，生长缓慢，可带瘤生存多年，手术彻底切除预后良好，也可局部复发，颈淋巴结转移和远处转移。

【组织发生】 多数人认为此癌来自闰管储备细胞，也有人认为可能来自浆液性腺泡细胞。

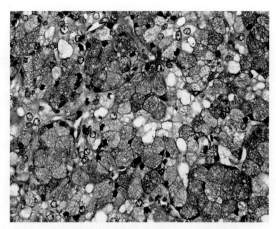

图 17-29　腺泡细胞癌（实体型），肿瘤细胞内含嗜碱性颗粒，排列成腺泡状

五、多形性腺癌

多形性腺癌（polymorphous adenocarcinoma）过去又称多形性低度恶性腺癌（polymorphous low-grade adenocarcinoma）、终末导管癌（terminal duct carcinoma）、小叶癌（lobular carcinoma）是以细胞形态的一致性、组织结构的多样性、浸润性生长和低转移潜能为特征的唾液腺上皮性恶性肿瘤。

【临床表现】 发病年龄多在中年以上，女性稍多见。主要发生于小唾液腺，60% 发生于腭部，也可见于颊黏膜、磨牙后区、上唇和舌根等部位。临床表现为缓慢生长的无痛性肿块，偶见表面黏膜毛细血管扩张、出血或溃疡。

【病理变化】 肉眼观察，肿物呈结节状，平均直径 2.2cm，界限清楚，但无包膜，浸润性生长。剖面为实性黄褐色分叶状。

光镜观察，瘤细胞主要由肿瘤性肌上皮细胞和肿瘤性导管上皮细胞构成，细胞较小，形态一致，细胞质微嗜酸，细胞核圆形或卵圆形，无明显异型性。肿瘤细胞常排列成条索状、筛孔状、梁状或小管状、乳头或乳头囊状、小叶状等多种形态结构（图 17-30），这些结构常以不同比例混合存在，以某种类型为主。肿瘤细胞向邻近组织浸润性生长，可侵犯颌骨、血管或神经，可见瘤细胞围绕血管或神经呈漩涡状或靶环状排列。

【生物学特性】 此瘤为低度恶性，尽管有浸润性生长和神经受累，但预后较好。偶有局部淋巴结转移，很少远处转移。

【组织发生】 该肿瘤可能来自向肌上皮细胞和导管细胞分化的多潜能细胞或储备细胞。

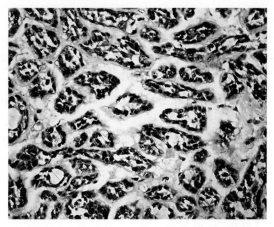

图 17-30　多形性腺癌，肿瘤细胞排列成条索状和小导管样结构

六、上皮-肌上皮癌

上皮-肌上皮癌（epithelial-myoepithelial carcinoma）是由两种以不同比例的细胞构成的恶性肿瘤，典型者形成导管样结构。

【临床表现】 此瘤少见，约占唾液腺上皮性肿瘤的 0.4%，占其恶性肿瘤的 1.2%。好发于中老年女性，主要发生于大唾液腺，以腮腺多见，也可发生于小唾液腺。临床上表现为生长缓慢的结节状肿块，部分病例可出现生长加快、疼痛和神经麻痹。发生于小唾液腺者常表现为溃疡性黏膜下结节，边界不清。

【病理变化】 肉眼观察，肿瘤大小不一，结节状或分叶状，可有不完整包膜。切面实性，灰黄或灰白，可见出血、坏死及囊性变。

光镜观察，肿瘤由两种细胞构成，常排列成典型的双层导管结构，内层为单层立方状闰管样上皮细胞，细胞质为致密细颗粒状，核圆形，位于细胞中心或基底部；外层为单层或多层的肌上皮细胞，呈多边形，边界清楚，胞质透明，胞核呈空泡状（图 17-31）。导管大小不等，形态不规则，约 20% 的病例见导管扩张成囊腔，囊腔内有乳头突入。有时肿瘤内很少或无导管结构，主要为透明肌上皮细胞形成的实性团块，其间夹杂少量腺管上皮细胞。导管或团块之间有 PAS 阳性的基底膜样物质环绕。肿瘤间质可发生玻璃样变性。偶见肿瘤细胞侵犯神经、血管或骨。

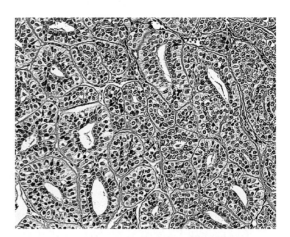

图 17-31 上皮-肌上皮癌，肿瘤细胞排列成双层管状结构

【生物学特性】 一般认为该瘤属低度恶性肿瘤，但呈浸润性生长，可局部复发和区域淋巴结转移，远处转移少见。

【组织发生】 该瘤来自唾液腺导管或闰管储备细胞。

七、唾液腺导管癌

唾液腺导管癌（salivary duct carcinoma）是一种侵袭性腺癌，与高度恶性的乳腺导管癌相似，又称为排泄管筛状唾液腺癌（cribriform salivary carcinoma of excretory ducts）、高度恶性唾液腺导管癌（high-grade salivary duct carcinoma）。

【临床表现】 唾液腺导管癌临床较少见，男性明显多于女性，男女之比为 3∶1。好发年龄大于 50 岁，平均年龄 64 岁。发病部位以腮腺最常见，下颌下腺、舌下腺和小唾液腺均有发生。临床表现为生长迅速的肿块，侵袭性强，常侵犯周围组织，可出现疼痛和面瘫等症状。早期易发生远处转移。

【病理变化】 肉眼观察，肿物为圆形或结节状，质地较硬，无包膜。剖面实性，呈灰白色或褐色，可见囊性变。

光镜观察，肿瘤细胞较大，呈立方状或多边形，异型性明显，细胞质丰富，内含嗜伊红颗粒。细胞核较大，核仁明显，常见核分裂象。该瘤的特征性表现为肿瘤细胞排列成实性上皮团,中央坏死形成"粉刺"样,类似于乳腺的粉刺状癌。此外,还可见扩张的导管样结构,或导管上皮形成乳头状突起。有的乳头状突起连接成筛状,由导管上皮形成(图17-32)。罕见情况下,肿瘤细胞可为梭形和肉瘤样,类似于乳腺的间变性导管癌。肿瘤间质为促结缔组织增生性间质,富含胶原纤维,也是该肿瘤的特征之一,常见玻璃样变性。

【生物学特性】　恶性程度高,常发生区域性淋巴结转移。据报道,有33%的患者术后复发,46%的患者发生远处转移。一般认为大多数患者3年以内死亡。

【组织发生】　一般认为来源于唾液腺排泄管储备细胞。

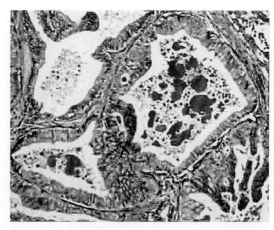

图17-32　唾液腺导管癌,肿瘤细胞形成导管样、筛状和乳头状结构

八、淋巴上皮癌

淋巴上皮癌(lymphoepithelial carcinoma)是一种伴有明显非肿瘤性淋巴细胞和浆细胞浸润的未分化癌,又称为淋巴上皮瘤样癌(lymphoeithelioma-like carcinoma)、恶性淋巴上皮病变(malignant lymphoepithelial lesion)、伴有淋巴样间质的未分化癌(undifferentiated carcinoma with lymphoid stroma)。

【临床表现】　此瘤罕见,发病学上有明显的地区和种族差异,以北极地区的因纽特人、中国南方人和日本人多见。研究表明,种族、地理学和病毒因素在唾液腺淋巴上皮癌的发生中具有作用。多发生于40~50岁,男性略多于女性。约80%发生于腮腺,其次是下颌下腺和小唾液腺。临床表现为存在长期的腮腺或下颌下腺肿胀史,近期生长加快,可伴有疼痛。进展期肿瘤可与深部组织或皮肤粘连,20%的患者出现面瘫。多数患者为原发性,少数为良性淋巴上皮病变的恶性变。淋巴上皮癌有局部淋巴结转移的倾向,远处转移可达到20%,易向肺、肝、骨和脑转移。

【病理变化】　肉眼观察,肿瘤平均直径2~3cm,边界清楚或直接侵犯周围腺体和软组织。剖面为实性鱼肉样。

光镜观察,肿瘤细胞呈卵圆形或梭性,边界清楚,细胞质微嗜伊红,细胞核呈椭圆形,大小不一,空泡状,核仁明显,坏死和核分裂象常见。肿瘤细胞排列成实性片块状、岛状和条索状结构,周围间质有丰富的淋巴细胞和浆细胞浸润,常形成淋巴滤泡(图17-33)。有时淋巴样成分特别丰富,肿瘤上皮较少而不易辨认。

唾液腺淋巴上皮癌在组织形态上与鼻

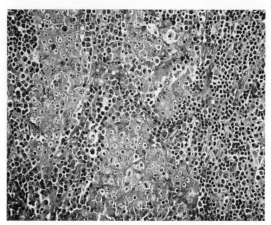

图17-33　淋巴上皮癌,肿瘤细胞细胞核空泡状,周围间质淋巴细胞丰富

咽癌不能区别,因此诊断该病之前应做鼻咽部检查以排除鼻咽癌转移。

【生物学特性】 有报道采用手术联合放疗,5 年生存率为 75%～86%。

九、透明细胞癌

透明细胞癌(clear cell carcinoma)是由一组形态单一、HE 染色细胞质透明的细胞构成的低度恶性唾液腺上皮性恶性肿瘤,可伴有玻璃样变性,具有鳞状细胞样表型。由于许多类型的唾液腺肿瘤常含透明细胞成分,透明细胞癌与这些肿瘤的区别是其透明细胞形态单一,且缺乏其他肿瘤的特征性结构,因此又称为玻璃样透明细胞癌(hyalinizing clear cell carcinoma)。

【临床表现】 此瘤较少见,40～70 岁常见,好发于女性。小唾液腺多见,最常见于腭,颊黏膜、舌、口底、唇和磨牙后区也可受累。大唾液腺仅占 12%,以腮腺为主,下颌下腺也可发生。

临床多表现为无痛性肿块,发生于小唾液腺者可发生溃疡和疼痛。目前资料显示病程可出现 1 个月至 15 年不等。

【病理变化】 肉眼观察,肿瘤直径一般小于 3cm,界限不清,包膜不明显。剖面为实性,呈灰白色或灰褐色。

光镜观察,肿瘤细胞由形态单一、大小不等、细胞质透明的多边形细胞构成,部分病例中少数细胞呈浅嗜伊红或嗜双色性胞质。细胞核圆形,偏中心位,常见小的核仁。核分裂象罕见,部分肿瘤有中等程度胞核的异型性。肿瘤细胞排列成片状、巢状或条索状,可见导管或腺样间隙。组织化学染色、肿瘤细胞 PAS 染色阳性,黏液卡红阴性,证实细胞质内含有糖原。肿瘤间质可表现为互相连接的纤细的纤维间隔,内含薄壁的血管,成纤维细胞丰富,胶原纤维疏松;也可表现为粗的胶原纤维束,伴有明显的玻璃样变性。透明细胞癌无包膜,侵袭性较强,常浸润邻近的唾液腺、软组织、骨和神经。

【生物学行为】 此瘤为低度恶性肿瘤,手术彻底切除预后良好。少数肿瘤局部淋巴结转移,远处转移少见。

【组织发生】 可能来源于闰管储备细胞。

十、非特异性腺癌

非特异性腺癌(adenocarcinoma, not otherwise specified)代表了一类形成导管和 / 或腺管结构的上皮性癌(伴有或不伴有囊腔形成),但需要排除已知类型的上皮性唾液腺癌,又称为不能分类腺癌(unclassified adenocarcinoma)、腺癌(adenocarcinoma)、囊腺癌(cystadenocarcinoma)、肠型腺癌(intestinal-type adenocarcinoma)等。

【临床表现】 非特异性腺癌约占所有唾液腺癌的 10%～15%。女性略多于男性,发病年龄多在 40 岁以上,平均年龄 58 岁。约 60% 患者发生于大唾液腺,40% 发生于小唾液腺。大唾液腺者主要为腮腺,小唾液腺常发生于腭、颊黏膜和唇。

病程 1～10 年不等。发生于大唾液腺者多为无症状实性或囊性肿块,偶有疼痛或面部不适,尤其常见于下颌下腺的非特异性腺癌。发生于小唾液腺者可表现为溃疡,约 25% 腭部肿瘤侵犯骨组织。

【病理变化】 肉眼观察,非特异性腺癌包膜不完整或无包膜。剖面呈棕褐色或黄色,可有坏死和出血。

光镜观察,肿瘤细胞呈立方形、柱状、多边形、透明、黏液样、嗜酸性粒细胞样和 / 或浆细胞样形态,异型性明显,核分裂象多见,可见到少量的嗜伊红物质沉积和细胞外黏液。肿瘤细胞排列成腺样或导管结构(图 17-34),有的伴有囊腔形成,向周围组织呈浸润性生长,但缺乏其他唾液腺癌的特征。肿瘤细胞生长方式多样,包括小的互相融合的肿瘤细胞巢或条索,或大的稀疏的细胞岛,细胞岛之间有纤维结缔组织间隔,或实性致密富于细胞的间质。根据细胞异型性,肿瘤分为低度、中度和高度恶性。低度和中度恶性者普遍有导管和腺样结构,但是在高度恶性非特异性腺癌中导管结构较少,或偶有导管样结构。

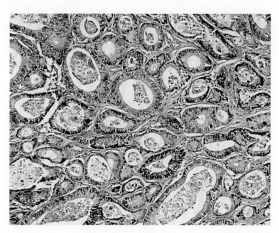

图 17-34 非特异性腺癌,肿瘤细胞排列成导管样结构

与其他类型唾液腺癌不同,细胞的多形性有助于非特异性腺癌的病理学分级。低度恶性者表现为细胞核大小、形态以及染色程度的一致性,有丝分裂象少,其恶性程度主要取决于浸润性生长程度;中度恶性者表现为细胞核大小不同,常见有丝分裂象;高度恶性者肿瘤细胞核较大,多形性明显,染色深,常见到异常核分裂象,并见局灶性坏死。

非特异性腺癌的诊断,应该首先排除常见的唾液腺导管癌、高度恶性黏液表皮样癌、多形性腺癌和转移性腺癌。CK18 和 DOG1 免疫组织化学染色可鉴别非特异性腺癌和腺泡细胞癌,Calponin、SMA、CK5/6 和 p63 可鉴别非特异性腺癌和含肌上皮细胞 / 基底细胞成分的肿瘤。

非特异性腺癌不常见的亚型包括伴有囊腔形成黏液腺癌(以前称为囊腺癌)和肠型腺癌(CK20 和 CDX2 阳性)。

【生物学行为】 临床分期、部位和肿瘤的恶性程度均影响该肿瘤预后。据报道,低度恶性、中度恶性和高度恶性非特异性腺癌(不包括囊腺癌和肠型腺癌)15 年生存率分别为54%、31% 和 3%。一般情况,伴有明显囊腔形成的腺癌采取恰当手术切除预后好,肠型腺癌具有侵袭性生物学行为。

【组织发生】 可能来自闰管或闰管储备细胞。

思考题

1. 简述慢性唾液腺炎的病理特点。

2. 简述舍格伦综合征的病理变化。

3. 简述多形性腺瘤镜下的基本细胞构成及病理学特点。

4. 简述腺样囊性癌的组织学类型及各类型的生物学特性。

5. 简述唾液腺黏液表皮样癌分化程度的鉴别要点。

（唐瑞平　王　姗）

第十八章　口腔颌面部其他组织来源的肿瘤和瘤样病变

　　发生于机体其他部位的肿瘤，绝大多数都可发生于口腔颌面部。本教材只选择在口腔颌面部多发并具有一定特征的肿瘤分良性（包括瘤样病变）和恶性来讲解。本章所述的肿瘤或者新生物是指一种异常的组织肿块，其生长超过了正常组织并与之不协调，诱因消除后仍然过度生长。瘤样病变是指具有肿瘤的某些特征，但其本质是炎症或增生性疾病。许多瘤样病变与刺激因素有关，病因消除有利于防止术后复发。

第一节　良性肿瘤和瘤样病变

一、鳞状细胞乳头状瘤

　　鳞状细胞乳头状瘤（squamous cell papilloma）为一种鳞状上皮局灶性的良性增生，常呈乳头状，故而得名。约占口腔颌面部肿瘤的 3.8%，其发病与人类乳头状瘤病毒感染、机械刺激及遗传等因素有关。

　　【临床表现】　任何年龄均可发病，男女比例相当。口腔任何部位均可发生，最常见的是腭、唇、舌和牙龈黏膜。肿物大小不等，常为单发，亦可多发，质软、有蒂，呈丛状的指状突形成结节、乳头状或疣状突起，或为无蒂的圆顶状皮损，表面白色（肿瘤表面角化明显）或淡红色（肿瘤表面角化少）。

　　【病理变化】　镜下观，病变为外生性，可见复层鳞状上皮增生呈指状突起，其中心为血管结缔组织支持（图 18-1）。上皮表层常有不全角化或正角化，棘层增生，基底层细胞有时可见核分裂，但无异常增生，故其常无恶变，亦非癌前病变。上皮下可见炎症细胞浸润。

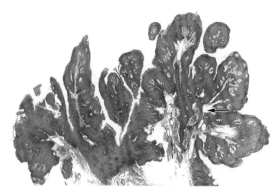

图 18-1 鳞状细胞乳头状瘤,鳞状上皮增生呈指状
突起,中间为血管结缔组织轴心(箭头所示)

二、纤维上皮息肉

纤维上皮息肉(fibro-epithelial polyp)是一种口腔常见病损,其本质属于一种修复性瘢痕组织的过度增生,轻微创伤可能是始发因素。

【临床表现】 病变多发生于颊部,特别是沿咬合线处,唇、舌也可见。肿物坚实、粉红色、有蒂或无蒂的息肉样肿物,表面通常无溃疡,直径几毫米至几厘米。当病损发生在腭部义齿基托下方时,可呈扁平分叶状。肿物可以维持多年无明显增大。

【病理变化】 镜下观,由致密的血管和细胞很少的纤维组织构成,类似瘢痕组织(图 18-2),其特点是粗大的胶原纤维束交错排列,且与邻近正常组织之间无明显分界,因此可与真性纤维瘤相区别。成纤维细胞较少见,卵圆形或多边形。多核型成纤维细胞偶见。通常无炎症细胞浸润,表面有复层鳞状上皮覆盖。

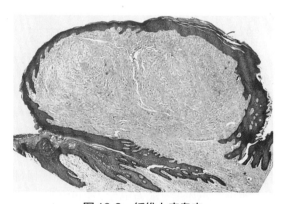

图 18-2 纤维上皮息肉

三、牙龈瘤

牙龈瘤(epulis)一词由希腊文而来,原意为"龈上包块"(on the gum)。这是一种临床名称,没有组织病理或病变性质的内涵。本节所讲的牙龈瘤特指牙龈局限性慢性炎性增生,而非真性肿瘤,一般多与创伤和局部慢性刺激如龈下菌斑、结石等因素有关,新生儿牙龈瘤除外,有些女性患者与内分泌改变关系密切。

【临床表现】　可发生于任何年龄，以中青年多见，女性多于男性。临床表现为牙龈局限性肿块，常发生于牙间组织，约 80% 的病例发生于前牙区，50% 以上发生在尖牙区，上颌与下颌之间无明显差异。肿物一般较小，直径多为数毫米至 1cm，呈圆形、椭圆形或分叶状，可有蒂或无蒂。牙龈瘤虽属炎性增生物，但局部菌斑和结石除去不全和 / 或手术切除不完全时可复发。

【病理变化】　牙龈瘤在组织病理学上可分为四型，即肉芽肿性龈瘤、血管性龈瘤、纤维性龈瘤和巨细胞龈瘤。有学者认为，肉芽肿性和血管性龈瘤在组织学上非常相似，难以区分，因此常合并为一种类型，统称为血管性龈瘤。

1. 血管性龈瘤（vascular epulis）　表现为质软、红紫色包块，常伴有溃疡和出血。牙龈部位的化脓性肉芽肿（pyogenic granuloma）和妊娠性牙龈瘤（pregnancy epulis）均属于此型，在组织学上，这两种病变是相似的。妊娠性龈瘤是妊娠期患者发生的化脓性肉芽肿，内分泌改变对此瘤有影响，以妊娠前 3 个月发生者多见。分娩之后，妊娠性龈瘤可以自发消退或缩小而表现为纤维性龈瘤，此瘤在手术治疗时容易出血且难以控制，术后易复发。

组织学上，此型的组织学特点是血管内皮细胞增生呈实性片块或条索（图 18-3），或表现为小血管或大的薄壁血管增多。间质常水肿，炎症细胞浸润多少不等，但溃疡下区炎症明显。

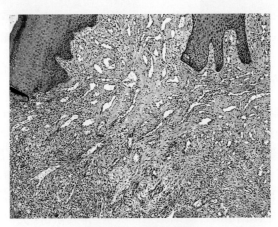

图 18-3　血管性龈瘤

2. 纤维性龈瘤（fibrous epulis）　为有蒂或无蒂、质地坚实的包块，颜色与邻近牙龈相同，如有炎症或者血管丰富则色泽较红，如表面存在溃疡可有黄色纤维素性渗出物覆盖。此型多由血管性龈瘤纤维化而形成。可发生于各年龄组，以 10～40 岁多见。

镜下观，纤维性龈瘤表现为富于细胞的肉芽组织和成熟的胶原纤维束组成，成纤维细胞和血管减少，胶原纤维增多。粗大的胶原纤维之间含有多少不等的炎性细胞（图 18-4），以浆细胞为主。出现钙盐沉积时，可见局灶性钙化或骨化。

3. 巨细胞性龈瘤（giant cell epulis）　此型牙龈瘤较少见，又称外周性巨细胞肉芽肿（peripheral giant cell granuloma）。多发生在前牙区，上颌较下颌多，位于牙龈或牙槽黏膜处。30～40 岁多见，亦见于青年人和老年人，女性多发。肿物有蒂或无蒂，呈暗红色，可发生溃疡。一般认为此型属于一种反应性增生，损伤可能是重要原因。

镜下观，富于血管和细胞的结缔组织内含有大量破骨细胞样多核巨细胞，巨细胞周界较清楚，大小和形态不一，呈灶性聚集，灶间有纤维间隔（图 18-5）。毛细血管丰富，常见出血灶、含铁血黄素沉着及炎症细胞浸润。病变内偶见少许骨小梁或骨样组织。病变区与覆盖的鳞状上皮之间亦有纤维组织间隔。

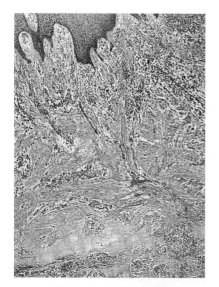

图 18-4　纤维性龈瘤

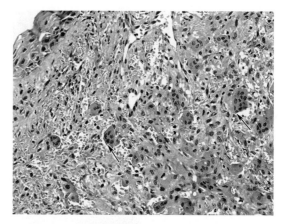

图 18-5　巨细胞性龈瘤（箭头所示为巨细胞）

四、先天性颗粒细胞龈瘤

先天性颗粒细胞龈瘤（congenital granular cell epulis，CGCE）是一种来源于新生儿牙槽嵴的良性肿瘤，曾称为新生儿先天性龈瘤。

【临床表现】　本瘤见于新生儿口腔中，发生率极低，女性多见。肿物发生于上、下颌的牙龈部，以上颌切牙区多见。肿块从几毫米至数厘米大小不等。肿瘤切除后不复发。

【病理变化】　镜下瘤细胞体积大，细胞质丰富，含嗜酸性颗粒，细胞核呈圆形或卵圆形，大小一致，无核分裂（图 18-6）。瘤细胞呈片块状，排列紧密，类似颗粒细胞瘤。间质少，但血管丰富。

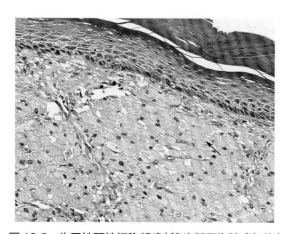

图 18-6　先天性颗粒细胞龈瘤（箭头所示为肿瘤细胞）

　　此瘤组织发生学不详，免疫组化 S-100 染色阴性提示其与先天性颗粒细胞瘤来源不同。该瘤可以自行消退，但由于对进食和呼吸的干扰，应首选外科切除。切除后无复发倾向。

五、血管瘤

　　血管瘤（hemangioma）是一种分化较成熟的血管构成的血管畸形或良性肿瘤，好发生于婴儿和儿童，女性较男性多见。该病在出生时或出生后不久就可以见到，起源于残存的胚胎成血管细胞，由于血管内皮细胞异常增生所致。本病好发于口腔颌面部，约占全身血管瘤的 60% 左右，以面颈部皮肤、皮下组织、口腔黏膜及肌内最常见。临床上，除有些血管瘤如婴儿血管瘤可自发性消退外，大多数血管瘤如不治疗，可持续存在，且切除不干净时可复发。

　　【临床及病理表现】　肿物一般无包膜，质地柔软，呈浸润性生长，切面粉红色或海绵状，其中充满血液。

　　血管瘤有多种分类方法，本书参考世界卫生组织 WHO（2002）软组织肿瘤和 WHO（2005）皮肤肿瘤病理和遗传学分类，将口腔颌面部常见的几种血管瘤进行介绍。

　　1．婴儿血管瘤（infancy hemangioma）　又称婴儿期血管瘤、幼年性血管瘤。是婴儿最常见的良性肿瘤，其特征是围生期或先天发病，有三个发展阶段：快速增生期（8～12 个月）、较长的退化期（1～12 年）和伴有不同程度的纤维脂肪残留的末期。临床病变的颜色与病变累及的深度有关，而非与增生血管的大小有关，病变位于真皮浅层者多为红色，位于皮下组织者可呈现蓝色至无色。

　　镜下观，增生期血管瘤以丰富的增生性内皮细胞构成明确的、无包膜的团块状小叶为特征，细胞团中央可形成含红细胞的小腔隙（图 18-7），表面发生溃疡者可伴发炎症反应。退化期管腔增大明显，虽然血管数量减少，但是此期血管的密度相对还是比较高的。在末期，整个病变均为纤维和 / 或脂肪性背景，肥大细胞数量相似于正常皮肤。

　　2．海绵状血管瘤（cavernous hemangioma）　多发生于婴幼儿，生长缓慢，不会自行消退，好发于唇、颊、舌及口底等部位，面颈部皮肤亦可发生。瘤内含静脉血，流动缓慢，易形成血栓，血栓钙化后可形成静脉石，此为该型血管瘤的特征性表现之一。肿块能随体位的变化而变化，称之为体位移动试验阳性，即低头时局部充血而膨大，复位后可恢复原状。根据肿瘤位置深浅的不同，局部颜色各异：深则表面颜色正常，浅则呈蓝色或紫色。触之柔软，可被压缩，有时可扪及静脉石。

　　镜下观，由大量血窦组成，形如海绵一样，大小不一，形状不规则。血窦衬有一层扁平的血管内皮细胞，其间有菲薄的纤维组织间隔，窦腔内充满血液（图 18-8），炎症细胞很少。当有血栓形成时，可发生钙化和 / 或机化。

　　3．分叶状毛细血管瘤（lobular capillary hemangioma）　又称肉芽肿型血管瘤（hemangioma of granulation tissue type）、化脓性肉芽肿（pyogenic granuloma），常发生于皮肤或口腔黏膜，多见于牙龈、口唇、面部，成人多见。肿物生长迅速，外生性呈息肉状，有蒂，表面可有溃疡。

　　镜下观，由较小的、多少不一的血管腔隙组成的毛细血管瘤，常有分叶结构（图 18-9）。肿物伴有明显炎症，表面上皮多受压萎缩，或有溃疡并形成炎性肉芽组织，纤维组织不断增加，最终可发展成纤维瘤。

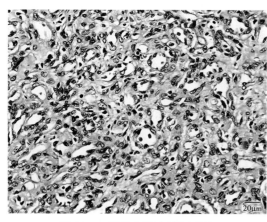

图18-7 婴儿血管瘤（增生期）

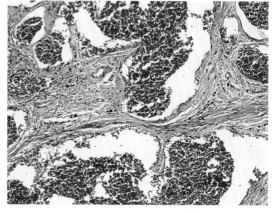

图18-8 海绵状血管瘤

4. 蔓状血管瘤（cirsoid hemangioma） 又称动静脉血管瘤、动静脉畸形、动静脉瘘、葡萄状血管瘤，它属于血管畸形而非真性肿瘤，多见于成人，好发于头颈部。其原因有两种：一种为先天性发育异常，另一种为外伤。肿物高起呈串珠状或葡萄状，可见搏动。

镜下观，由口径较大迂回扭曲的小静脉和小动脉构成，似由静脉和动脉异常交通形成的厚壁血管（图18-10）。

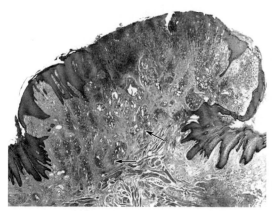

图18-9 分叶状毛细胞血管瘤（箭头示镜下呈分叶状）

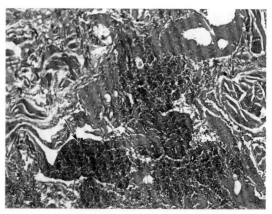

图18-10 蔓状血管瘤（黑色箭头所示为小静脉，白色箭头所示为小动脉）

六、淋巴管瘤

淋巴管瘤（lymphangioma）是一种良性的、由扩张的淋巴管构成的海绵状或囊性脉管病变，多为先天性，是淋巴管早期发育阶段所产生的组织畸形。

【临床表现】 常见于儿童及青少年，好发于舌、唇、颊及颈部，在皮肤或黏膜上可见孤立的或多发散在的小圆形结节。病变表现为边界清楚的无痛性隆起，触诊软且有波动感，可引起面部变形，发生在舌部者可呈"巨舌症"，发生于唇部者呈"巨唇症"。发生在颈部者常由少数大囊腔构成，其中含大量淋巴液称囊性水瘤，属于淋巴管瘤的一种变异。

【病理变化】 镜下肿物无包膜，由大小不等的淋巴管构成，管壁内衬单层的扁平内皮细胞，管腔内含均质红染的淋巴液和少量淋巴细胞（图18-11）。

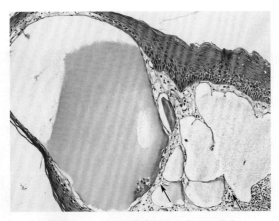

图 18-11　淋巴管瘤（箭头示淋巴管）

囊性水瘤又称囊性淋巴管瘤，是淋巴管瘤的一种变异，由囊状扩张的淋巴管构成，囊壁厚薄不一，壁内有时可见淋巴组织。

七、嗜酸性淋巴肉芽肿

1937 年，金显宅等首次报告嗜酸性细胞增生性淋巴肉芽肿。1948 年，日本学者 Kimura 报告类似的病例，称之为 Kimura 病。1964 年，林丛建议改称为"嗜酸性淋巴肉芽肿"。欧美国家多称为血管淋巴样增生伴嗜酸性粒细胞增多症（angiolymphoid hyperplasia with eosinophilia）。这些名称表示的是同一疾病还是互相有关的不同类型的疾病，意见不一。目前多数人认为可能是同一性质疾病，只是病损累及组织的深浅、浸润细胞的密度和血管增生的程度不同。

【临床表现】　本病好发于青壮年男性。腮腺区、耳后等为多发部位。病变可累及皮肤、皮下组织，深者累及肌肉、淋巴结和腺体。表现为缓慢增大的无痛性包块，可呈对称性。患处皮肤常有瘙痒和色素沉着。血液检查嗜酸性粒细胞增多。

【病理变化】　镜下表现为肉芽肿结构，其主要特征是：嗜酸性粒细胞和淋巴细胞灶性或弥漫性浸润伴有血管增生（图 18-12）。早期血管增生明显，随着病变的发展，嗜酸性粒细胞和淋巴细胞数量增加，血管壁增厚，可呈洋葱皮样外观。后期，纤维增生明显甚至呈瘢痕样，炎性细胞减少。

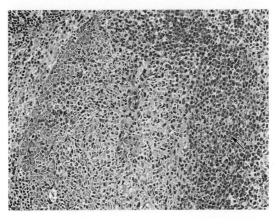

图 18-12　嗜酸性淋巴肉芽肿（箭头示嗜酸性粒细胞）

八、疣状黄瘤

疣状黄瘤是一种好发于口腔黏膜的无症状的良性病损，较少见。目前该病的病因及发病机制不清。

【临床表现】　疣状黄瘤多见于中年人，男女均可见，以牙龈及牙槽黏膜多见。病损可呈粉红色，乳头状、疣状外观，基部有蒂或无蒂，大小 0.1～1.5cm，界限清晰。多为单发，一般生长缓慢，无症状。

【病理变化】　黏膜上皮表面可被覆不全角化上皮并有角质栓塞。上皮钉突延长，增宽。上皮有不同程度中性粒细胞、淋巴细胞浸润。黏膜固有层内可见大量泡沫细胞，泡沫细胞位于毛细血管和胶原纤维之间呈片状聚集（图 18-13）。细胞胞体宽大，圆形或挤压呈多边形，胞质中含丰富脂质，细胞核小、固缩深染。

本病不是真性肿瘤，而是一种反应性疾病，外科手术切除后去除刺激病因，无复发。

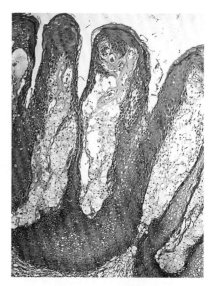

图 18-13　疣状黄瘤

九、神经鞘瘤

神经鞘瘤是来源于外周神经的施万细胞发生的良性肿瘤，又称施万瘤。可发生于脑神经根、脊神经和外周神经各部。常发生于头部、椎管和四肢。

【临床表现】　口腔的神经鞘瘤多见于成人，无明显性别差异，常发生于舌，一般无症状，少数患者可伴有疼痛。肿瘤多为圆形或卵圆形实性包块，质韧；可发生黏液变或囊性变，切面灰白色或灰黄色；有完整包膜，与周围组织界限清楚。可出现不同程度的受累神经支配区感觉运动异常。

【病理变化】　镜下观可见包膜内肿瘤组织有明显差异，通常可分为 Antont A 型及 B 型两种组织结构类型：① Antont A 型结构，瘤细胞胞核呈旋涡状或栅栏状排列（图 18-14）；② Antont B 型结构，较疏松，瘤细胞稀少排列紊乱，呈稀松网状结构，可见有扩张的血管丛。

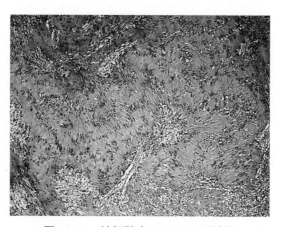

图 18-14　神经鞘瘤 Antont A 型结构

十、口腔黏膜色素痣

色素痣（pigmented naevus）又称黑色素细胞痣、痣细胞痣，是黑色素细胞的良性肿瘤。多发生于面颈部皮肤，口腔黏膜少见，属于口腔黏膜色素性病变之一。痣细胞可能来源于神经嵴细胞的迁移或残留的黑色素细胞。

【临床表现】　口腔黏膜色素痣，病变多单发，20% 表现为无色素性，常为不超过 0.5cm、隆起或不隆起黏膜的病变，可发生于任何年龄，最常累及牙龈、腭，其次为颊、唇、牙槽嵴和唇红部。

【病理变化】　痣细胞圆形或多角形、巢状分布，镜下根据痣细胞的部位，可分为三型，即黏膜内痣、交界痣和复合痣。以黏膜内痣最多见，交界痣和复合痣少见。

1. 黏膜内痣（intramucosal naevus）　或称皮内痣（intradermal naevus），为大痣细胞分化而来，是更成熟的小痣细胞，痣细胞位于结缔组织内（图 18-15），在表皮基底膜和真皮内小痣细胞之间有一浅层狭长的结缔组织区，把痣细胞和表皮层分开。

2. 交界痣（junctional naevus）　痣细胞在表皮和真皮层交界处，呈多个巢团状，边界清楚，分布距离均匀（图 18-16）。每一个巢团的上一半均在表皮的底层内，下一半则在真皮浅层内，这些痣细胞为大痣细胞，色素较深。

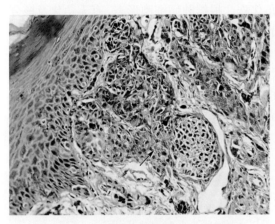

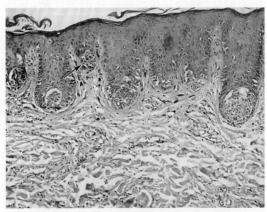

图 18-15　黏膜内痣（箭头所示为痣细胞）　　　　图 18-16　交界痣（箭头所示为痣细胞）

3. 复合痣（compound naevus）　在痣细胞进入真皮的过程中，常同时有皮内痣和残留的交界痣，为上述两型痣的混合形式。

第二节　恶　性　肿　瘤

一、口腔癌

口腔癌是指发生于口腔黏膜的鳞状细胞癌（squamous cell carcinoma），是口腔临床最常见的恶性肿瘤，约占整个口腔恶性肿瘤的 90%。

【病因】　口腔癌的确切发病原因仍不十分明了。现代研究表明，口腔癌最主要的危险因素是吸烟和酗酒，烟酒之间有很强的协同作用。在欧洲、美洲和日本，75% 的口腔和口咽癌患者有烟酒嗜好,而印度次大陆、东南亚、中国台湾省以及来自这些国家和地区的移民的口腔和口咽鳞状细胞癌的主要原因多是无烟烟草,尤其是用含槟榔壳和氢氧化钙的烟。目前研究表明,人类乳头状瘤病毒也与部分口腔癌的发生相关。

【临床表现】　口腔癌早期常无症状或症状不明显,因此对有烟酒嗜好的口腔小病损的诊断更应谨慎。患者黏膜面可出现红色、红白相间或者白色病损。然而,多数患者就诊时表现为黏膜增生、溃疡或菜花状肿块。晚期可出现疼痛、出血、张口和咀嚼困难,以及消瘦、颈部淋巴结肿大等症状和体征。口腔癌具体的临床表现与病变部位的不同有很大关系。由于口腔黏膜邻近颌骨,因此口腔癌易侵犯骨,特别是累及下颌神经管时,大多表现为神经症状而无其他明显表现。

口腔癌可发生于口腔各处黏膜,其中舌癌好发于舌侧缘和舌腹面;唇癌好发于下唇唇红缘,老年男性患者多见;颊癌好发于颊黏膜后部,常延伸至上下前庭沟;腭癌较少见,好发于硬腭中线的一侧;牙龈癌好发于磨牙区牙龈和牙槽突。

【病理变化】

1. 鳞状细胞癌(squamous cell carcinoma)　肉眼观,常呈菜花状肿物,边缘外翻;或黏膜溃疡,基底硬结,另外癌组织亦可向深处浸润性生长。镜下见鳞状上皮异型增生,呈团块或条索状侵入周围组织内,称为癌巢。癌巢的外周细胞为基底细胞,其中心为具有细胞间桥的鳞状细胞,并可出现层状的角化物,称为角化珠。根据肿瘤细胞形态、有无角化及核分裂,世界卫生组织(WHO,2005)将口腔鳞癌分为高、中、低分化三级。分化程度越低,肿瘤的恶性程度越高。

(1)高分化:形态学表现类似于正常鳞状上皮,细胞间桥较明显,角化珠多见,核分裂象少,非典型核分裂和多核细胞极少,细胞核和细胞多形性不明显(图18-17)。

(2)中分化:角化珠少见,细胞间桥不明显,核分裂象较多,可见异常核分裂,细胞核和细胞多形性较明显(图18-18)。

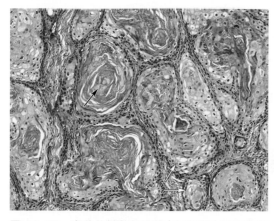

图18-17　高分化鳞状细胞癌(白色箭头所示为癌巢,黑色箭头所示为角化珠)

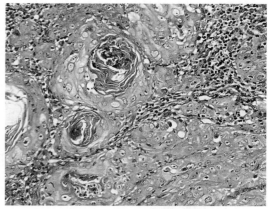

图18-18　中分化鳞状细胞癌

(3)低分化:以不成熟的细胞为主,细胞间桥几乎不能发现,罕见角化,有大量的正常或不正常的核分裂,细胞核和细胞多形性明显(图18-19)。

口腔鳞状细胞癌与身体他处的鳞状细胞癌相比,在浸润和转移方面没有明显差异。若增生癌变的上皮细胞未突破基底膜则称原位癌(carcinoma in situ)。

目前研究显示,口腔癌的预后与多种因素有关,如临床分期、颈部淋巴结状态、颈部淋巴结累及区域数等。口腔癌是否有淋巴结转移、淋巴结转移程度及淋巴结包膜外浸润等因素则在预测生存率、肿瘤复发、远处转移等方面具有重要意义。

2. 疣状癌(verrucous carcinoma) 1948年,首先由Ackerman作为一型独立的肿瘤加以描述。现已明确其是一种非转移性高分化鳞癌的亚型,以外生性、疣状缓慢生长和边缘推压为特征。吸烟可能是口腔疣状癌的主要病因,人类乳头状瘤病毒感染亦可导致疣状癌的发生。

好发于老年男性,75%的疣状癌发生在口腔,下唇最多见,颊、舌背、牙槽、牙龈黏膜均可发生。肉眼见癌组织呈白色刺状或乳头状突起,乳头之间有深裂隙,常为宽的基底或者无蒂,不出现溃疡和出血。镜下观,核分裂象少见,仅位于基底层。癌性上皮外生性过度增生伴有明显角化,同时向下呈局部推进式生长(图18-20),伴有膨大的球状上皮钉突,基底膜较完整。增生上皮形成的折叠式裂隙中有大量不全角化物质,细胞轻度多形性,核分裂少见。结缔组织内常有大量慢性炎症细胞浸润。

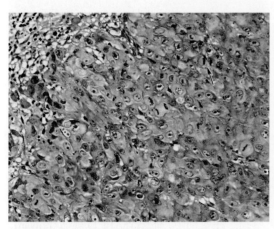 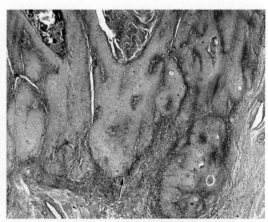

图 18-19　低分化鳞状细胞癌(箭头示核分裂)　　图 18-20　疣状癌(箭头示肿瘤细胞局部推进式生长)

单纯的疣状癌不转移,但是其具有缓慢局部侵袭性生长的特征,如不治疗,可引起局部广泛破坏。广泛的外科切除而不作颈部淋巴结清扫手术,5年生存率可达80%～90%。

二、基底细胞癌

基底细胞癌(basalcellcarcinoma,BCC),为常见的皮肤恶性肿瘤,比较偏向于良性发生,生长缓慢,转移率低。老年人发病率高,好发于头、面、颈及手背等处,尤其是面部较突出的部位。

【临床表现】 基底细胞癌的临床特点取决于病变类型和肿瘤发展阶段以及病变部位。一般具有珍珠样形态伴毛细血管扩张,可有糜烂或溃疡。色素性基底细胞癌貌似黑色素瘤,珍珠样形态的存在可进行鉴别诊断。

【病理变化】　基底细胞癌比较复杂多样，根据组织病理改变可分为多种亚型，但均有一些共同特征：肿瘤组织由基底样细胞构成，癌细胞细胞质少，细胞核深染，有一定异型性。周边部的细胞呈栅栏状排列。多种亚型中，结节型或实性型基底细胞癌为最常见的一型，

基底细胞癌是局部浸润性肿瘤，手术彻底切除，预后好。

三、恶性黑色素瘤

恶性黑色素瘤（malignant melanoma）又称黑色素瘤（melanoma），简称恶黑，是一种来源于黑色素细胞或黑色素前体细胞的恶性肿瘤。好发于皮肤，但在我国和东亚地区发生于口腔黏膜者反而比面部皮肤者多，约占80%以上。损伤、慢性刺激、不恰当的治疗等均常为该瘤的发生原因。此外，其与家族遗传、日光照射及内分泌也有关。

【临床表现】　口腔黏膜恶性黑色素瘤20～80岁均可发病，平均年龄为55岁，无明显性别差异，80%开始于腭部、上颌牙槽或牙龈黏膜。肿瘤多为无痛性，边界不规则，直径在1.5～4cm不等，表面黑色或灰褐色，斑点或呈结节状，无色素者罕见。典型病损呈多发性或广泛性不均匀色素沉着伴结节性生长，可有出血或溃疡形成。

【病理变化】　典型病理表现为上皮样黑色素细胞形成岛状或条索状，肿瘤细胞呈多边形、梭形、圆形或奇异形，细胞质染色浅，含有或不含有色素。细胞核异型性大，有畸形核或多核瘤巨细胞。核浆比例明显增加，核仁明显，可见核分裂。口腔黑色素瘤病理组织学分为三大类，即原位口腔黑色素瘤、侵袭性口腔黑色素瘤和混合性（图18-21），多数病例就诊时已表现为侵袭性或具有混合性的特点，完全属于原位病变者不超过20%。

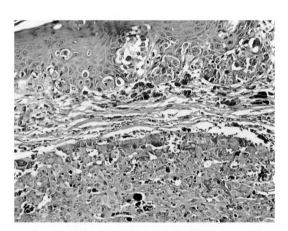

图18-21　混合性黑色素瘤

恶性黑色素瘤在临床上需与多种色素性损害鉴别。在鉴别中，有一个ABCD规律（howard，1991），A为损害不对称（asymmetry），B为边缘不规则（border irregularity），C为颜色不均匀（color variegation），D为直径大于0.6cm（diameter greater than 0.6cm）。符合这四条标准者临床上倾向于诊断为恶性黑色素瘤。

恶性黑色素瘤预后较差，易复发和转移，约70%早期即可转移至区域淋巴结，约40%可发生远处转移至肺、肝、脑等器官，平均存活时间为2年，5年生存率20%左右。

四、恶性淋巴瘤

恶性淋巴瘤（malignant lymphoma，ML）是一组起源于淋巴结和结外淋巴组织等处淋巴细胞及前体细胞的恶性肿瘤，简称淋巴瘤，种类繁多。在我国，恶性淋巴瘤的死亡率在恶性肿瘤中居第11位，以儿童和青中年所占比例较高，是儿童常见的恶性肿瘤之一。口腔颌面部恶性淋巴瘤常发生于牙龈、腭、舌根、颊及颌骨等处，其发生与多种因素有关，如免疫功能紊乱、长期抗原刺激以及病毒感染等。

　　根据瘤细胞的形态、免疫表型和分子生物学特点，可将恶性淋巴瘤分为霍奇金淋巴瘤（Hodgkin lymphoma，HL）和非霍奇金淋巴瘤（non-Hodgkin lymphoma，NHL）两大类。由于淋巴瘤的诊断及鉴别诊断比较困难，目前多结合肿瘤细胞的形态、免疫表型和基因水平改变等方面进行诊断。霍奇金淋巴瘤主要为淋巴结的病变，原发于淋巴结外的罕见，口内出现时常见于 Waldeyer 环，尤其是腭扁桃体。口咽部淋巴瘤中大多数为非霍奇金淋巴瘤，其中 85% 以上是成熟的 B 细胞肿瘤，如大 B 细胞淋巴瘤、滤泡性淋巴瘤等。

（一）霍奇金淋巴瘤

　　霍奇金淋巴瘤，亦称霍奇金病（Hodgkin's disease，HD）是一种独特的淋巴瘤类型，约占所有淋巴瘤的 10%～20%。

　　【临床表现】　颈部淋巴结常见，口腔少见。早期主要表现为无痛性淋巴结肿大。晚期病变扩散，患者常有发热、盗汗、体重减轻、乏力、皮肤瘙痒、贫血等全身症状。患者如长期使用化疗和放射治疗，可发生急性白血病和非霍奇金淋巴瘤。

　　【病理变化】　肉眼可见病变淋巴结呈不同程度的肿大，切面呈灰白色，均质鱼肉状，可有灰黄色的小坏死灶。当纤维成分增多时，质地变硬。镜下可见淋巴结正常结构破坏，由肿瘤细胞取代。霍奇金淋巴瘤的细胞类型多样化，具有诊断意义的是 Reed-Sternberg 细胞（简称 R-S 细胞），这是一种多核或双核的瘤巨细胞，细胞质丰富，细胞核大而圆，呈空泡状，染色质沿核膜堆积（图 18-22）。在双核的 R-S 细胞内，两个相似的胞核呈面对面排列，彼此对称，犹如镜影，故又称镜影细胞。此外，还有大量的背景细胞，如嗜酸性粒细胞、中性粒细胞、淋巴细胞、浆细胞和组织细胞等。CD15 和 CD30 是最常用于 HL 的诊断和鉴别诊断的抗原标记。

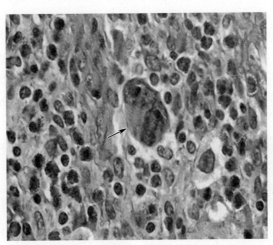

图 18-22　霍奇金淋巴瘤（箭头示 R-S 细胞）

（二）非霍奇金淋巴瘤

　　非霍奇金淋巴瘤约占所有淋巴瘤的 80%～90%，其中 2/3 原发于淋巴结，1/3 原发于淋巴结外器官或组织。

　　【临床表现】　非霍奇金淋巴瘤多发生于颈部淋巴结并可累及纵隔、肠系膜和腹膜后等深部淋巴结,口腔淋巴结外淋巴瘤可累及口腔软组织、唾液腺和颌骨。如发生在颌骨则牙槽骨吸收和牙松动为常见症状。

【病理变化】 非霍奇金淋巴瘤的类型众多,分类尚未完全统一。主要的组织学特点可分为两方面:①淋巴细胞(T 或 B)、组织细胞、网状细胞肿瘤性增生浸润,表现为弥漫型或滤泡型;②淋巴结或结外淋巴组织正常结构的部分或全部破坏并被新生瘤细胞代替。T 淋巴细胞型淋巴瘤的瘤细胞有的具有透亮的细胞质,称为透明细胞;有的细胞核呈脑回样或线形沟纹,称为曲核细胞。B 淋巴细胞型淋巴瘤的瘤细胞有时兼有浆细胞的某些特征。下面对目前常见的几种非霍奇金淋巴瘤进行简单介绍。

1. 弥漫性大 B 细胞淋巴瘤(diffuse large B-cell lymphoma,DLBCL) 是一类由大 B 淋巴样细胞构成的肿瘤,呈弥漫性生长。该瘤发病率高,占所有 NHL 的 20%~30%,发病年龄较广泛,中老年多见,此型属于侵袭性淋巴瘤,预后常较差。

典型临床表现为患者出现淋巴结内或淋巴结外迅速增大的肿块,可伴有症状。肉眼观,淋巴结大部或全部被均质、鱼肉状瘤组织取代,可出血、坏死或纤维化。镜下观,特征性表现是正常的淋巴结结构或淋巴结外组织被弥漫性的、单一的肿瘤细胞取代。肿瘤细胞的细胞核较大,相当于正常淋巴细胞的 2 倍以上(图 18-23)。免疫组织化学染色显示广泛的 B 细胞抗原标记阳性。

2. 黏膜相关淋巴组织淋巴结外边缘区 B 细胞淋巴瘤(extranodal marginal zone B-cell lymphoma of mucosa-associated lymphoid tissue,MALT lymphoma) 是一种淋巴结外淋巴瘤,发病率仅次于弥漫大 B 细胞淋巴瘤。好发于胃肠道,亦可见于肺、眼附属器、皮肤、唾液腺等处,多数为成人,此型具有惰性的临床过程,缓慢扩展,预后相对较好。

淋巴结外器官的附属淋巴组织称为黏膜相关淋巴组织。此型淋巴瘤的病变特点是:①肿瘤细胞常见于反应性淋巴滤泡套区的外侧;②瘤细胞多为中心细胞样细胞或单核样 B 细胞;③瘤细胞与上皮腺管共同形成淋巴上皮病变;④常见浆细胞分化及类似于核内包涵体的杜氏小体;⑤有时瘤细胞侵入生发中心形成滤泡内植入。典型的边缘带 B 细胞是小至中等细胞,细胞核轻微不规则,染色质中等,核仁不明显,细胞质相对丰富、淡染(图 18-24)。此淋巴瘤免疫组织化学染色呈 CD19(+)、CD20(+)、CD22(+)、CD79a(+)。

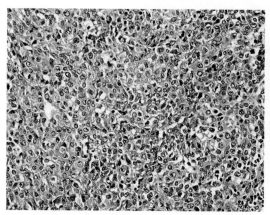

图 18-23 弥漫性大 B 细胞淋巴瘤

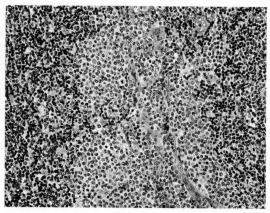

图 18-24 黏膜相关淋巴组织淋巴结外边缘区 B 细胞淋巴瘤

3．淋巴结外 NK/T 细胞淋巴瘤，鼻型（extranodal NK/T-cell lymphoma，nasal type）　主要发生于淋巴结外，以血管浸润破坏、显著坏死、表达细胞毒性分子和 EBV 感染为特点。此瘤曾被称为血管中心性 T 细胞淋巴瘤、恶性中线网状细胞增生症、多形性中线网状细胞增生症、致死性中线肉芽肿、血管中心性免疫增殖性病变等。此瘤多见于成年男性，好发于鼻腔，其次是口腔，常累及鼻咽和鼻窦，也可累及外鼻。发生在鼻部临床表现为鼻阻、鼻出血等，肿瘤可浸润周围组织如鼻咽部、口腔、腭部和口咽部等。此型部分患者对治疗反应较好，而发生在鼻腔外者具有高度侵袭性，预后多较差。

肿瘤发生于黏膜部，常有局部溃疡形成。镜下瘤细胞以血管为中心弥漫性浸润、血管破坏常见。肿瘤细胞形态广泛，细胞可以是小、中、大或间变细胞，细胞核可不规则或变长，染色质常呈颗粒状，核仁多不明显或有小核仁，细胞质中等、淡染至透亮，核分裂象易见（图18-25）。免疫组织化学染色显示 T 细胞及 NK 细胞表面抗原，如 CD2（+）、CD56（+）等。

4．Burkitt 淋巴瘤（Burkitt lymphoma，BL）　是淋巴滤泡生发中心来源的高侵袭性 B 细胞肿瘤，好发于淋巴结外的器官和组织，儿童和青年人多见。可分为三种亚型，即地方性（非洲人的）、散发性和免疫缺陷相关性。Burkitt 淋巴瘤侵袭性较高，但对短期、大剂量化疗反应好，多数儿童和年轻患者可治愈，但年长患者多预后不良。

病变部位的肿块呈鱼肉状，伴出血坏死。经典型 Burkitt 淋巴瘤的组织学特点为：淋巴结结构破坏，中等大小、相对单一形态的淋巴细胞弥漫性浸润。瘤细胞核圆形或卵圆形、居中、嗜碱性、染色质粗，核分裂多见；细胞质中等量，HE 染色呈双色性，常有脂质空泡。瘤细胞间散在分布着吞噬有核碎片的巨噬细胞，构成星空现象（图 18-26）。免疫组织化学染色表达成熟 B 细胞等相关抗原；用于检测细胞增殖活性的 Ki-67 抗体染色，瘤细胞几乎 100% 阳性。

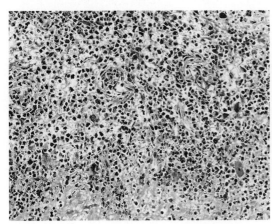

图 18-25　淋巴结外 NK/T 细胞淋巴瘤

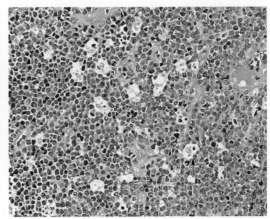

图 18-26　Burkitt 淋巴瘤（箭头所示为星空现象）

五、口腔转移性肿瘤

口腔转移性肿瘤（metastatic tumors in the oral tissues）是指身体其他部位的原发肿瘤通过血道或淋巴道转移至口腔软组织或颌骨内，发生率较低，有统计约占口腔恶性肿瘤的1%。其重要意义在于口腔转移瘤约 23% 首先在口腔发现，而身体其他处的原发瘤无症状或未被发现，进一步追查才找出肿瘤的原发部位。

附着龈是口腔转移瘤最常见的部位（图18-27），其次是舌，其他部位较少见。口腔内转移性肿瘤种类较多，有绒毛膜上皮癌、鼻咽癌、肝癌、肺癌、消化道上皮来源的癌、甲状腺癌和皮肤恶性黑色素瘤等。转移瘤原发部位的不同与性别有关，如男性较常见的是肺、肾、肝、前列腺，而女性则主要是乳腺、生殖器、肾、结肠/直肠。

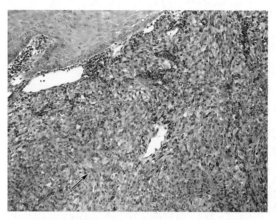

图 18-27 肺癌牙龈转移（箭头所示为肺癌细胞）

由于口腔转移瘤较少见且在临床上容易与良性病变相混淆，给临床诊断带来很大的困难，病理表现与临床表现相结合，即免疫组织化学染色、病理学特点与病史、影像学检查相结合有助于转移瘤的明确诊断。

思考题

1. 简述鳞状细胞乳头状瘤的病理变化。
2. 什么是牙龈瘤？简述牙龈瘤的临床表现、组织分型及各型的病理特点。
3. 简述嗜酸性淋巴肉芽肿的病理变化。
4. 简述鳞状细胞癌的病理分级和病理变化。
5. 疣状癌有哪些临床病理特征？

（赵 鑫 侯菊花）

参 考 文 献

1. 于世凤. 口腔组织病理学. 7 版. 北京：人民卫生出版社，2012.
2. 高岩，李铁军. 口腔组织病理学. 2 版. 北京：北京大学医学出版社，2013.
3. 高学军，岳林. 牙体牙髓病学. 2 版. 北京：北京大学医学出版社，2013.
4. 孟焕新. 牙周病学. 4 版. 北京：人民卫生出版社，2013.
5. 宋晓陵，杨丽芳. 口腔组织病理学. 3 版. 北京：人民卫生出版社，2014.
6. 王嘉德，伊彪. 国家医师资格考试医学综合指导用书 - 口腔执业助理医师. 北京：人民卫生出版社，2016.
7. 窦肇华，吴建清. 人体解剖学与组织胚胎学. 7 版. 北京：人民卫生出版社，2014.
8. 樊明文. 牙体牙髓病学. 4 版. 北京：人民卫生出版社，2012.
9. 王美青. 口腔解剖生理学. 7 版. 北京：人民卫生出版社，2012.
10. 张志愿，俞光岩. 口腔科学. 8 版. 北京：人民卫生出版社，2013.
11. 陈谦明. 口腔黏膜病学. 4 版. 北京：人民卫生出版社，2012.
12. 高岩. 口腔组织病理学学习指导和习题集. 北京：人民卫生出版社，2013.
13. International Agency for Research on Cancer. World Health Organization Classification of Tumours. 4th ed. Lyon CEDEX：IARC，2017.

附 录   实 验 教 程

口腔组织病理学实验课的主要目的是增强学生的感性认识，通过对正常和病理状态下的器官或组织进行大体形态、组织切片或磨片、模型等观察，加深对理论知识的理解和印证，从而使学生掌握理论知识，以及培养学生分析问题和解决问题的能力。

在口腔组织病理学实验课学习时，应特别注意以下几个关系：①局部和整体的关系，实验课观察的切片是某种器官或组织的一部分，有时并不能代表此器官或组织的全貌，如一张取自部分多形性腺瘤的切片，镜下可见肿瘤有被膜，但这并不意味着整个肿瘤被膜完整。②形态和功能的关系，形态结构是功能活动的物质基础，而功能状态也能对形态结构产生影响。因此，在学习中，应经常联想，分析形态结构与功能状态的关系。只有这样才能深刻认识和理解各种口腔疾病的本质，从而增强学习兴趣和效果。③理论和实践的关系，通过实验加深对理论知识的理解，同时注意理论对实践的指导作用。

实验课根据教学大纲分为掌握、熟悉和了解三级要求，为了达到理想的实验效果，每次实验课后都安排绘制镜下图的课堂作业。这有助于培养学生严谨的科学态度、实事求是的科学作风、认识和表达事物的能力，同时可使教师了解学生掌握知识的程度，便于及时发现教学过程中存在的问题，进行辅导。

实验一 牙体组织——牙釉质

【目的和要求】

1. 掌握：牙釉质在牙体组织中的分布部位、表面结构和组织学结构。

2. 熟悉：牙釉质生长线、釉板、釉丛、釉梭的形态结构。

3. 了解：牙釉质的超微结构。

【实验内容】

观察牙釉质纵断磨片、横断磨片。

【实验用品】

显微镜、牙体组织纵断磨片、横断磨片。

【方法和步骤】

1. 纵断磨片

（1）肉眼观察：牙釉质在牙体组织的分布部位、厚度及表面形态。注意牙釉质与其他牙体组织的关系。

（2）低倍镜观察：牙釉质生长线，注意其形态、走行特点（在牙尖部与牙颈部不同）；后牙窝沟形态，用折射光观察施雷格线（在近牙颈部釉质易观察）、釉牙本质界、釉板形态及贯穿深度。

（3）高倍镜观察：釉柱、釉柱横纹的形态；直釉、绞釉的分布特点；窝沟底部和近牙颈部釉柱排列方向；釉板的结构；釉梭（在牙尖部易观察）的形态。

2. 牙齿横断磨片

（1）低倍镜观察：生长线、釉板、釉丛、釉梭的分布与形态；釉牙本质界的形态；注意区分釉丛和釉梭。

（2）高倍镜观察：釉柱横断面的形态特点（鱼鳞状）；釉柱、釉板、釉丛、釉梭的形态。

【实验作业】

绘出牙釉质纵断面组织结构图。

实验二　牙体组织——牙本质、牙骨质、牙髓

【目的和要求】

1. 掌握：牙本质、牙骨质、牙髓的基本组织学结构。

2. 熟悉：牙本质的反应性变化。

3. 了解：牙本质、牙骨质、牙髓的生物学特性。

【实验内容】

1. 观察牙齿纵断磨片、横断磨片。

2. 观察牙体组织脱钙切片。

【实验用品】

显微镜、牙齿纵断磨片、牙齿横断磨片、牙体组织切片。

【方法和步骤】

1. 牙齿纵断磨片

（1）肉眼观察：牙本质、牙骨质和牙髓腔的分布及彼此之间的关系，注意牙本质、牙骨质的厚度。

（2）低倍镜观察：釉牙本质界；牙本质小管及其走行方向；球间牙本质、修复性牙本质、牙本质死区、托姆斯颗粒层等分布位置及形态；细胞性牙骨质和无细胞性牙骨质的分布特点；釉牙骨质界的形态并注意牙骨质与牙釉质的连接特点；部分牙齿可观察到牙本质生长线。

（3）高倍镜观察：牙本质小管形态及方向；球间牙本质、托姆斯颗粒层、修复性牙本质的形态；牙骨质层板、牙骨质陷窝及小管的形态和分布特点；穿通纤维。

2. 牙齿横断磨片

（1）低倍镜观察：牙本质小管及釉牙本质界，牙本质生长线的形态及走行特点；

（2）高倍镜观察：牙本质小管、球间牙本质、管间牙本质和管周牙本质的形态。

3. 牙齿组织脱钙切片

（1）低倍镜观察：牙釉质是否存在；牙本质小管、继发性牙本质、前期牙本质的分布及形态；髓室、髓角、根管的形态；成牙本质细胞、牙髓细胞的分布，牙髓的血管；牙骨质层板及细胞。

（2）高倍镜观察：牙本质小管及其方向；前期牙本质的部位及形态；成牙本质细胞的分布和形态；牙髓细胞的分布和形态；牙髓中血管和神经的分布；牙骨质层板及细胞；穿通纤维。

【实验作业】

绘出牙本质、牙骨质、牙髓组织的结构图。

实验三 牙 周 组 织

【目的和要求】

1. 掌握：牙龈的组织学特点；牙龈和牙体附着的关系；牙周膜主纤维束排列及走行特点；固有牙槽骨的形态；骨新生和骨吸收的形态特点。

2. 熟悉：牙龈部分纤维束的排列及走行方向；牙周膜中各种细胞的分布及形态。

3. 了解：牙龈、牙周膜和牙槽骨的生物学特性。

【实验内容】

1. 观察前牙唇舌向断面的牙体牙周组织联合切片。

2. 观察磨牙近远中断面的牙体牙周组织联合切片。

【实验用品】

显微镜、牙体牙周组织联合切片。

【方法和步骤】

1. 前牙唇舌向断面的牙体牙周组织联合切片

（1）肉眼观察：牙龈沟的位置、牙周膜的厚度、固有牙槽骨的位置、骨密质和骨松质的分布。

（2）低倍镜观察：牙龈上皮的分布；龈沟底的位置；牙龈及牙周膜主纤维束的排列和分布方向；固有牙槽骨中的束状骨、层板骨及哈弗系统的结构；骨松质中骨小梁的方向。

（3）高倍镜观察：牙龈表面上皮、沟内上皮、结合上皮的形态特征；各组牙周膜纤维；固有牙槽骨中的穿通纤维及束状骨的形态，有否牙槽骨的新生及吸收；成纤维细胞、成牙骨质细胞等的形态特点。

2. 磨牙近远中向断面的牙体牙周组织联合切片

（1）肉眼观察：牙周膜与牙槽骨的关系、骨密质和骨松质的分布、牙槽嵴与越隔纤维的位置关系。

（2）镜下观察：越隔纤维和牙周膜纤维的根间组，其他组纤维的观察要点同前牙唇舌向切片；骨松质中骨小梁的方向；牙周上皮剩余。

【实验作业】

绘出牙周组织结构模式图（前牙唇舌向）。

实验四 口腔黏膜、唾液腺

【目的和要求】

1. 掌握：口腔黏膜及唾液腺的基本组织学结构；被覆黏膜、咀嚼黏膜和特殊黏膜的结构特点和分布。

2．熟悉：各大小唾液腺组织结构的特点和分布。

3．了解：口腔黏膜和唾液腺的功能。

【实验内容】

1．观察唇、舌、腭等口腔黏膜切片。

2．观察腮腺、下颌下腺切片。

【实验用品】

显微镜、口腔黏膜和唾液腺组织切片。

【方法和步骤】

1．唇黏膜切片

(1) 肉眼观察：区别皮肤和黏膜，皮肤和黏膜移行处为唇红部。

(2) 镜下观察

1) 皮肤：观察皮肤的表皮层与真皮层，皮下组织及皮肤附属器。

2) 唇红部：观察上皮的分层，固有层乳头及血管。注意其黏膜下层是否有小唾液腺。

3) 唇黏膜：观察上皮分层，注意有无角化及上皮钉突的特点；黏膜下层小唾液腺的类型。

2．腭黏膜切片　镜下观察：上皮的分层、上皮钉突、固有层的形态特征；黏膜下层中腺泡的类型。

3．舌背黏膜切片　镜下观察：

(1) 舌背黏膜：注意有无角化，有无黏膜下层，丝状乳头和菌状乳头的形态特点。

(2) 轮廓乳头：观察其形态特点，轮廓沟，味蕾，味腺的开口及味腺的形态、腺泡性质及分布位置。

4．腮腺切片

(1) 低倍镜观察：腺小叶轮廓、腺泡和导管的分布。

(2) 高倍镜观察：腺泡的结构、形态特点，腺泡细胞的形态，细胞质内有无分泌颗粒，闰管、分泌管及小叶间排泄管的组织结构特点。

5．下颌下腺切片

(1) 低倍镜观察：腺小叶轮廓，腺泡和导管的分布。

(2) 高倍镜观察：腺泡、导管的结构，注意腺泡的种类，混合性腺泡主要由何种腺泡细胞构成，半月板的形态特点及位置。

【实验作业】

绘出唇黏膜或下颌下腺组织结构图。

实验五　口腔颌面部发育、牙发育

【目的和要求】

1．掌握：颌面部的基本发育过程；牙胚的组成；牙胚蕾状期、帽状期和钟状期形态分化和细胞分化特征。

2．熟悉：牙齿硬组织形成规律。

3．了解：颌面部常见发育畸形的发生背景；牙板的形态和结局。

【实验内容】

1. 观察口腔颌面部发育模型及发育异常的标本。

2. 观察牙发育各阶段切片。

3. 示教牙根发育切片。

【实验用品】

显微镜、牙发育切片及模型、口腔颌面部发育模型及标本。

【方法和步骤】

1. 颌面部发育模型及发育异常的标本　观察面部发育的过程,面突的形成及分化,颌面部的各种发育畸形。

2. 牙胚蕾状期切片

(1) 低倍镜观察:蕾状期成釉器的外形,注意成釉器深面结缔组织的变化,成釉器与牙板及口腔黏膜的关系。

(2) 高倍镜观察:蕾状期成釉器的细胞形态,细胞增生情况。

3. 牙胚帽状期切片

(1) 低倍镜观察:成釉器的形态,牙齿胚胎发育的各部分如牙板、成釉器、牙乳头、牙囊,牙胚与周围组织的关系等。

(2) 高倍镜观察:成釉器的形态及构成,外釉上皮、内釉上皮、星网状层的位置及细胞形态;牙乳头的位置及细胞构成,细胞形态特点,纤维成分的多少等;牙囊的位置及形态特点。

4. 牙胚钟状期和硬组织形成早期切片

(1) 低倍镜观察:成釉器的形态,内釉上皮(或成釉细胞)的排列及形态,外釉上皮的排列,星网状层细胞、牙乳头(注意其中的血管及纤维)、牙囊的形态变化。注意观察恒牙胚的位置及其与乳牙胚的关系,牙槽骨的发育情况;观察牙齿硬组织形成期的牙釉质基质、牙本质基质、前期牙本质特点。

(2) 高倍镜观察:成釉器的内釉上皮、外釉上皮、星网状层和中间层细胞分布及细胞形态;如有硬组织形成,观察成釉细胞的形态、牙釉质基质的形态;牙乳头的细胞形态特点,有硬组织形成时注意成牙本质细胞的分布及形态、牙髓的血管及纤维;牙囊的细胞形态;牙板的形态。

5. 示教　上皮根鞘的形态;牙发育基本过程。

【实验作业】

绘出牙胚钟状期和硬组织形成早期的低倍镜下组织结构图。

实验六　龋　　病

【目的和要求】

1. 掌握:早期牙釉质龋的病理变化,牙本质龋的病理变化。

2. 熟悉:牙釉质龋及牙本质龋的病变进展过程。

3. 了解:龋病的牙髓反应及转归。

【实验内容】

1. 观察早期牙釉质龋磨片。

2. 观察牙本质龋磨片及切片。

【实验用品】

显微镜、早期牙釉质龋磨片、牙本质龋切片。

【方法和步骤】

1. 早期牙釉质龋磨片（平滑面龋）

（1）肉眼观察：龋的位置、外形及色素沉着。

（2）低倍镜观察：平滑面龋的外形。

（3）高倍镜观察：①表层，可见色素沉着；②病损体部，釉柱横纹、生长线、柱间区等表现纹理明显；③暗层，在透射光下为暗黑色；④透明层，呈透明状、横纹、生长线、柱间区等结构不清。

2. 早期牙釉质龋磨片（窝沟龋）

（1）肉眼观察：龋的位置、外形及色素沉着。

（2）低倍镜观察：窝沟周围牙釉质的变化，注意典型早期牙釉质龋的分层变化；其外形与平滑面龋的区别；窝沟底部及深部牙本质的变化；龋与釉板的关系。

（3）高倍镜观察：观察要点同早期牙釉质平滑面龋。

3. 牙本质龋磨片

（1）肉眼观察：龋的位置、外形及龋洞周围牙体组织颜色改变。

（2）低倍镜观察：病变处牙本质颜色改变，裂隙形成；深部有无透明牙本质形成；髓腔侧有无修复性牙本质形成。

（3）高倍镜观察：细菌侵入层、透明层和脂肪变性层。

4. 牙本质龋切片

（1）肉眼观察：牙釉质和部分牙本质腐败崩解脱落。

（2）低倍镜观察：龋洞的外形，腐败崩解层：为坏死脱落组织，结构不清楚。细菌侵入层的病理变化如牙本质小管扩张、串珠样结构、坏死灶的形态、裂隙的方向。

（3）高倍镜观察：重点观察细菌入侵层，寻找到"串珠状""坏死灶""裂隙"的病变，有无修复性牙本质的形成，其位置与龋病的关系。

【实验作业】

绘出早期牙釉质平滑面龋的镜下病理变化图。

实验七　牙髓病、根尖周病

【目的和要求】

1. 掌握：各型牙髓炎和根尖周炎的病理变化。

2. 熟悉：常见牙髓变性的病理变化；牙髓病及根尖周病的发展过程。

3. 了解：牙髓病及根尖周病的临床表现。

【实验内容】

1. 观察急性化脓性牙髓炎、慢性溃疡性牙髓炎、慢性增生性牙髓炎、牙髓空泡变性和钙化切片。

2. 观察慢性根尖脓肿、根尖肉芽肿切片。

【实验用品】

显微镜、牙髓炎和根尖周炎的各型切片。

【方法和步骤】

1. 急性化脓性牙髓炎切片

(1) 低倍镜观察：有无牙本质龋，髓腔内侧有无修复性牙本质；牙髓中有无脓肿形成，周边牙髓血管扩张、充血。

(2) 高倍镜观察：脓肿中央为脓腔，腔内为脓液，部分在制片过程中脱落；周围为脓肿壁，内有中性白细胞和慢性炎症细胞浸润，血管及纤维增生。注意成牙本质细胞、牙髓细胞的形态有无改变；根髓有无变化。

2. 慢性溃疡性牙髓炎切片

(1) 低倍镜观察：牙本质龋已穿髓。注意穿髓孔处是否有修复性牙本质，龋洞周围是否有牙本质龋的改变；注意观察暴露于穿髓孔处的表面牙髓的形态及深部牙髓组织的病理变化，炎症细胞浸润情况及根髓的变化。

(2) 高倍镜观察：牙髓组织中成纤维细胞及毛细血管的增生；炎症细胞的种类及分布特点；穿髓孔附近成牙本质细胞的变化，修复性牙本质的形成及根髓的变化。

3. 慢性增生性牙髓炎切片

(1) 低倍镜观察：龋洞的大小；注意暴露牙髓与龋洞的关系。

(2) 高倍镜观察：增生牙髓中慢性炎症细胞浸润；毛细血管增生、扩张；增生的牙髓表面有无上皮覆盖；髓室底、根髓及根尖部有无病理性改变。

4. 牙髓的空泡性变和钙化切片 空泡性变观察成牙本质细胞间液体积聚形成水泡，细胞体积变小并被挤压成堆，状似稻草束。牙髓钙化观察根髓内弥散性钙化团块，呈沙砾状的钙盐颗粒及髓室内的髓石。

5. 慢性化脓性根尖周炎切片

(1) 低倍镜观察：龋病、牙体组织丧失情况，是否有残冠或残根；根尖周围炎症细胞浸润的程度；根尖处牙周膜厚度的改变；牙槽骨吸收程度。

(2) 高倍镜观察：根尖周围慢性脓肿的位置、形态结构、炎症细胞的种类；脓肿周围纤维组织增生和包绕；脓肿内是否有上皮覆盖；牙槽骨有否吸收或新生。

6. 根尖肉芽肿切片

(1) 低倍镜观察：球型组织，表面纤维结缔组织包绕，中心为一团肉芽组织，大量炎症细胞浸润，成纤维细胞、毛细血管增生。

(2) 高倍镜观察：肉芽肿中有无上皮增生；成纤维细胞增生程度；炎症细胞浸润的种类与分布；血管扩张及增生肉芽肿周围纤维包绕情况；牙周膜与牙槽骨的病理改变。

【实验作业】

绘出根尖肉芽肿镜下病理变化图。

实验八 牙 周 病

【目的和要求】

1. 掌握：慢性牙周炎的病理变化；创伤性𬌗所引起的牙周组织的病理变化。

2. 熟悉：边缘性牙龈炎病理变化。

【实验内容】

观察边缘性牙龈炎、慢性牙周炎切片。

【实验用品】

显微镜、牙体牙周组织联合切片、牙龈炎切片。

【方法和步骤】

1. 边缘性牙龈炎切片

（1）低倍镜观察：唇（颊）侧及舌侧牙龈炎症的部位及范围；牙龈沟沟内上皮和结合上皮增生情况；结缔组织固有层炎症浸润情况。

（2）高倍镜观察：牙龈沟沟内上皮是否完整，上皮钉突是否增生，是否出现网眼状增生，上皮内及网眼内有无炎症细胞浸润，炎症细胞的种类；结合上皮在牙体组织上附着的位置，有无钉突增生，上皮内有否炎症细胞浸润；固有层结缔组织的变化，有无炎症细胞浸润及细胞种类，浸润的程度，牙龈中的胶原纤维束有无变化；牙槽嵴顶有无变化。

2. 慢性牙周炎（牙体牙周组织联合切片）

（1）低倍镜观察：牙体表面可见牙石及软垢；牙周袋的深浅；结合上皮的改变；牙周袋周围炎症的范围；牙槽嵴的吸收情况。

（2）高倍镜观察：沟内上皮糜烂溃疡，钉突呈网眼状，内有炎症细胞浸润，胶原纤维有无变化。结合上皮增生，出现钉突，冠方与牙体剥离，形成牙周袋。上皮下结缔组织中炎症细胞弥漫性浸润。牙槽骨吸收及类型，有的可见破骨细胞及吸收陷窝。

【实验作业】

绘出慢性牙周炎低倍镜下病理变化图。

实验九　口腔黏膜病

【目的和要求】

1. 掌握：口腔白斑、扁平苔藓、慢性盘状红斑狼疮、寻常型天疱疮的病理变化。

2. 熟悉：良性黏膜类天疱疮的病理变化；口腔白斑、扁平苔藓和慢性盘状红斑狼疮的组织学鉴别要点。

【实验内容】

1. 观察口腔白斑、扁平苔藓、慢性盘状红斑狼疮的切片。

2. 观察寻常型天疱疮和良性黏膜类天疱疮的病理变化。

【实验用品】

显微镜、口腔黏膜病切片。

【方法和步骤】

1. 口腔白斑（不伴上皮异常增生及伴上皮异常增生）切片

（1）低倍镜观察：上皮有无过角化，过度正角化或过度不全角化；颗粒层细胞是否明显；细胞层次是否增加；棘细胞层是否增厚；基底细胞层是否完整；基底膜能否见到；上皮钉突是否伸长；固有层有无炎症细胞浸润。

（2）高倍镜观察：角化的性质；棘细胞是否有细胞间桥，细胞大小是否一致；基底细胞有无有丝分裂及在上皮中的位置;基底膜是否完整;固有层炎症细胞浸润的范围和细胞种类。注意观察有无上皮异常增生及异常增生的程度。

2. 扁平苔藓切片

(1) 低倍镜观察:上皮表面有无过度角化及角化类型;颗粒层是否明显;棘层是否增殖或萎缩;上皮钉突是否延长,有无锯齿样钉突;基底细胞是否明显;固有层有无炎症细胞浸润带。

(2) 高倍镜观察:基底层细胞液化、变性,基底膜界限不清,可形成上皮下疱;固有层有密集的淋巴细胞浸润带;上皮的棘层、基底层或固有层处有无圆形或卵圆形胶样小体。

3. 慢性盘状红斑狼疮切片

(1) 低倍镜观察:上皮表面有无过度角化及角化类型,有无角质栓塞形成;颗粒层有无变化;上皮厚度有无改变;基底细胞有无空泡或液化变性;基底膜是否清晰;固有层炎症细胞浸润的程度及范围,是否波及黏膜下层。

(2) 高倍镜观察:基底层细胞液化、变性,基底膜不清晰。固有层结缔组织炎症细胞浸润的程度及范围,胶原纤维水肿、断裂。

4. 寻常性天疱疮切片

(1) 低倍镜观察:组织中有否疱形成,疱的位置在上皮内还是上皮下,疱内有否内容物,疱与周围组织的界限是否清楚;固有层有无变化。

(2) 高倍镜观察:观察棘层细胞之间所形成的疱或裂隙所在位置;是否有基底细胞附着在基底膜上;疱或裂隙与棘细胞的关系如何,周围的棘细胞有无松解,疱或裂隙内有无脱落的棘细胞,形态如何;固有层有炎症细胞浸润。

5. 良性黏膜类天疱疮切片

(1) 低倍镜观察:形成基层下疱,基底细胞变性,病损部位上皮全层剥脱,无棘层松解。

(2) 高倍镜观察:上皮完整,结缔组织表面平滑,胶原纤维水肿,有大量淋巴细胞、浆细胞、嗜酸性粒细胞浸润。

【实验作业】

绘出口腔黏膜白斑伴上皮异常增生镜下病理变化图。

实验十 口腔颌面部囊肿

【目的和要求】

1. 掌握:口腔颌面部囊肿的一般病理学特点;常见口腔颌面部囊肿如含牙囊肿、牙源性角化囊肿、根尖周囊肿的病理变化。

2. 熟悉:常见颌面部软组织囊肿鳃裂囊肿、黏液囊肿的病理变化。

【实验内容】

观察含牙囊肿、牙源性角化囊肿、根尖周囊肿、鳃裂囊肿和黏液囊肿切片。

【实验用品】

显微镜,含牙囊肿、牙源性角化囊肿、根尖周囊肿、鳃裂囊肿和黏液囊肿切片。

【方法和步骤】

1. 含牙囊肿切片

(1) 肉眼观察:囊肿与牙的关系,囊肿的大小,牙的形态是否正常。

（2）低倍镜观察：囊壁上皮衬里的上皮类型，上皮的厚度，有无钉突；结缔组织囊壁部分有无炎症细胞浸润。

（3）高倍镜观察：囊肿内衬上皮的类型，构成上皮的细胞层次有多少，是否在不同部位有不同上皮类型；结缔组织囊壁有无炎症细胞浸润，浸润细胞的种类，近上皮处炎症明显时上皮有无变化。

2. 牙源性角化囊肿切片

（1）低倍镜观察：镜下标本是囊肿的一部分囊壁组织。观察囊壁有上皮衬里的部分，上皮的厚度，表面有无波浪状角化，有无上皮钉突；囊壁结缔组织中有无蕾状上皮团及子囊，有无炎症细胞浸润。

（2）高倍镜观察：无炎症区囊壁上皮表面有无波浪状角化及类型，有无颗粒层细胞，棘细胞层是否明显，注意基底细胞形态、排列特点，细胞核染色特点，上皮中有无有丝分裂及分裂细胞在上皮中的位置；炎症区上皮延续性破坏，细胞形态有无变化，炎症细胞种类；结缔组织中有无蕾状细胞团，其细胞形态及排列特点，有无子囊及子囊内衬上皮的特点。

3. 根尖周囊肿切片

（1）低倍镜观察：囊肿的位置及构成特点，有无内容物，囊肿内壁衬里上皮为复层鳞状上皮，上皮增殖成条索或网眼状；外层为纤维组织包绕，其中见大量慢性炎症细胞浸润。

（2）高倍镜观察：纤维性囊壁的厚度，是否有炎症细胞浸润，是否有胆固醇结晶形成；囊肿内衬上皮的类型，是否有网状增生，是否有透明小体形成，上皮的延续性如何；囊腔内容物的特点，有无细胞及细胞种类。

4. 鳃裂囊肿切片

（1）低倍镜观察：囊壁上皮衬里的上皮类型，上皮的厚度，有无钉突；结缔组织囊壁部分有何变化。

（2）高倍镜观察：囊肿内衬上皮的类型，构成上皮的细胞层次有多少，是否在不同部位有不同上皮类型；结缔组织囊壁有无大量淋巴细胞存在，是否形成淋巴滤泡。

5. 黏液囊肿切片

（1）低倍镜观察：组织中有无囊腔形成部位，是否内含囊液，囊壁及囊液中是否有炎症细胞，囊腔有无上皮衬里，囊肿邻近有无小唾液腺组织。

（2）高倍镜观察：观察囊壁的组织构成，有无上皮衬里，囊壁中血管是否丰富；囊内有无囊液，其中有哪些细胞成分，注意有无泡沫细胞。

【实验作业】

绘出含牙囊肿高倍镜下图。

实验十一　牙源性肿瘤

【目的和要求】

掌握：成釉细胞瘤、牙源性腺样瘤的组织学特征。

【实验内容】

观察成釉细胞瘤、牙源性腺样瘤病理切片。

【实验用品】

显微镜、成釉细胞瘤、牙源性腺样瘤切片。

【方法和步骤】

1. 成釉细胞瘤切片（不同组织学类型）

（1）低倍镜观察：肿瘤由上皮性团块或条索构成，其间有多少不等的纤维结缔组织。注意上皮团块或条索的周围细胞形态及排列的方式，中心细胞的形态及排列方式以及中心细胞的形态学变化如鳞状化生、颗粒细胞变、囊性变等；结缔组织中的变化如囊性变、血管扩张等。

（2）高倍镜观察：肿瘤性上皮团块或条索外周细胞的形态，是否为柱状或立方状，细胞核的位置是否为远离基底膜，中心细胞的形态，有无突起，细胞间距离，排列特点，有无鳞状化生或颗粒细胞变，注意颗粒细胞的胞质颗粒及细胞核的形态及位置；与上皮团块或条索邻近的结缔组织有无均质化，间质中有无炎症细胞浸润，有无血管扩张，有无残留的骨小梁。

2. 牙源性腺样瘤切片

（1）低倍镜观察：肿瘤由片状排列的上皮细胞构成，注意肿瘤细胞的排列方式的多样性，呈腺管状、花瓣状、条索状、团块状等。注意肿瘤细胞之间有无嗜伊红均质物及钙化物沉积；肿瘤间质的多少；肿瘤有无被膜。

（2）高倍镜观察：肿瘤中腺管样结构的形态特点：注意其细胞形态及细胞核的位置；腺腔是否为真正的腺腔，内有无分泌物及其他组织。花瓣样结构中细胞的排列及嗜伊红均质物的分布；肿瘤中的钙化物的形态及染色特点。

【实验作业】

绘出成釉细胞瘤的镜下病理变化图。

实验十二　唾液腺肿瘤

【目的和要求】

掌握：多形性腺瘤、Warthin 瘤、腺样囊性癌、黏液表皮样癌的组织学特征。

【实验内容】

观察多形性腺瘤、Warthin 瘤、腺样囊性癌、黏液表皮样癌病理切片。

【实验用品】

显微镜、多形性腺瘤、Warthin 瘤、腺样囊性癌、黏液表皮样癌切片。

【方法和步骤】

1. 多形性腺瘤切片

（1）低倍镜观察：注意观察肿瘤的多形性表现，区分腺管样结构、肌上皮结构、黏液样组织、软骨样组织成分及结构特点；肿瘤有无被膜，被膜有无肿瘤细胞生长。

（2）高倍镜观察：腺管样结构的细胞形态，内层与外层细胞形态的区别；肌上皮细胞的形态特点及排列方式；黏液样组织及软骨样组织的形态特点及两者的区别；有无鳞状化生。被膜有无肿瘤细胞生长。

2. Warthin 瘤切片

（1）低倍镜观察：观察肿瘤有无被膜，区分构成肿瘤的主要组织成分即上皮成分和淋巴样组织成分，注意上皮成分的性质，细胞排列特点；肿瘤中有无囊性区，有无囊内容物。

（2）高倍镜观察：构成肿瘤上皮成分的形态特点及细胞层次、细胞排列、淋巴样组织的分布及形态，有无淋巴滤泡形成。

3．黏液表皮样癌切片（高分化或中分化）

（1）低倍镜观察：观察肿瘤范围，有无被膜；肿瘤细胞排列方式，注意有无囊腔样结构；有无细胞衬里，有无乳头样结构突入腔内；其他区域的肿瘤细胞形态及排列特点。肿瘤的生长方式如何，肿瘤间质多少。

（2）高倍镜观察：观察囊腔内衬黏液细胞的形态，细胞质是否丰富，染色是否透明，细胞核的位置、形态；表皮样细胞的形态及排列特点；在可能的情况下分辨中间细胞。观察肿瘤细胞的层次分布特征，并根据细胞成分及形态确定肿瘤的分化程度。

4．腺样囊性癌切片

（1）低倍镜观察：肿瘤有无被膜，肿瘤组织的生长方式，有无浸润神经，肿瘤细胞的排列方式（筛孔样、条索样、腺管样或实性），间质的多少。

（2）高倍镜观察：筛孔样结构的细胞形态特点，筛孔内容物的结构，注意筛孔之间有无小导管样结构；管状结构的内层细胞与外层细胞形态有何不同；浸润神经的肿瘤细胞的形态及排列特点；肿瘤中有无实性团块，中心有无坏死。注意肿瘤细胞有无异型性，核分裂是否常见。

【实验作业】

绘出成多形性腺瘤的镜下病理变化图。

实验十三　口腔颌面部其他组织来源的肿瘤和瘤样病变

【目的和要求】

掌握：牙龈瘤、舍格伦综合征的组织学特征；纤维结构不良、鳞状细胞癌的病理变化。

【实验内容】

观察牙龈瘤、舍格伦综合征、纤维结构不良、口腔癌鳞状细胞癌的病理切片。

【实验用品】

显微镜，牙龈瘤、舍格伦综合征、纤维结构不良、口腔鳞状细胞癌切片。

【方法和步骤】

1．牙龈瘤切片

（1）低倍镜观察：肿物表面上皮是否完整，有无溃疡，肿物内主要组织成分如何（血管性、纤维性、巨细胞性），组织间有无炎症细胞浸润。

（2）高倍镜观察：牙龈瘤中炎症细胞浸润明显，以浆细胞为主。血管性表现为血管内皮细胞增生呈实性片状或条索，间质水肿；纤维性表现为由肉芽组织和胶原纤维束组成，可见钙化或骨化；巨细胞性表现为多核巨细胞灶性集聚。

2．舍格伦综合征切片

（1）低倍镜观察：腺小叶的轮廓是否清晰，小叶内是否有淋巴细胞浸润，程度如何；各个腺小叶内的病变程度是否一致，有无纤维组织增生。

（2）高倍镜观察：病变腺小叶内淋巴细胞浸润程度，有无淋巴滤泡形成；腺泡是否消失，导管有无增生，有无增生的上皮岛及其细胞形态特征。

3. 鳞状细胞癌切片

（1）低倍镜观察：肿瘤无包膜，呈实性片块状、岛状或条索状侵犯周边肌肉或腺体组织；镜下分化好的鳞状细胞癌中，异型性不明显，在癌巢中央可见角化珠或癌珠。分化差的癌细胞，可见明显的异型性，并见较多的核分裂象。

（2）高倍镜观察：高分化鳞癌与正常鳞状上皮颇相似：角化明显；可见细胞间桥；细胞异型性不明显，核分裂象少，非典型核分裂和多核细胞极少。低分化的以不成熟的细胞为主，有大量核分裂或病理性核分裂，角化非常少，细胞间桥几乎不能看见。

4. 纤维结构不良切片

（1）低倍镜观察：增生的纤维组织中是否可见不规则的骨小梁，形态结构如何，厚度如何，是否相互连接，是否有板层结构；病变组织与正常组织间界限如何。

（2）高倍镜观察：成纤维细胞有否异型性；骨小梁形态如何，分布是否均匀，排列是否规则，骨小梁周围有无成骨细胞围绕；是否可见破骨细胞。

【实验作业】

绘出牙龈瘤的镜下病理变化图。

实验十四 牙齿磨片制作方法

【目的和要求】

了解：牙齿各种磨片的制作过程。

【实验内容】

牙齿磨片的制作。

【实验用品】

新鲜牙齿、磨石（粗磨石、细磨石或玻璃板及研磨剂）、各种浓度的乙醇、二甲苯、中性树胶、52～56℃的石蜡、苏木精-伊红染色液、25mm砂片、牙科电钻、抛光马达、载玻片、盖玻片及60℃左右恒温培养箱等。

【实验步骤】

（一）普通牙齿磨片

1. 选择牙齿 正常牙齿组织磨片，需选择没有磨损和龋坏的新鲜牙齿。制龋齿磨片，需选择各种龋坏程度的牙齿。

2. 分切 用牙科类石针夹住金刚砂片，并牢固装入电机的车头之中，启动电机在不断加水的情况下按不同种类磨片的要求分切成1mm左右厚的纵、横剖面。分切时，应注意连续加水降温，否则因摩擦而产生大量热量，可将标本烧坏或产生奇臭。

3. 粗磨 将分切好的牙齿剖片的两面放在抛光马达的砂轮上或粗磨石上加水平磨。磨到0.5mm左右厚。

4. 细磨 将粗磨过的牙齿剖片放在细磨石上加水平磨，有时亦可放在玻璃板上加水及细研磨剂平磨。如用研磨剂时，最后需在无研磨剂的毛玻璃板上或细磨石上将研磨剂磨尽。牙齿剖片磨到所需要厚度时即可。一般纵磨片厚度约15μm，横磨片厚度约18～22μm。

5. 流水冲洗 用自来水和毛笔将磨片表面冲洗干净。

6. 脱水 将磨片依次经70%、80%、95%和无水乙醇逐级脱水各10～15分钟。

7. 透明　将脱水后的磨片放入二甲苯溶液中，直至整个磨片完全透明为止。

8. 封片　将透明的磨片放在载玻片上，迅速滴上几滴较浓的中性树胶，并盖上盖玻片，晾干。

（二）整体牙齿磨片

整体牙齿磨片能完整地将牙齿硬组织和软组织或牙本质龋的腐败崩解层、龋齿表面的菌斑等都能保留下来。

1. 初固定　将刚拔除的牙齿，及时投入10%甲醛液中固定。

2. 分切　将牙齿用前述方法分切成2mm厚、两面都应暴露完整牙髓的牙齿剖片，投入10%甲醛液中再固定24小时。如欲制作正常牙齿磨片或浅龋磨片，在拔牙后不久即应分切。

3. 磨片预备　将固定好的牙齿剖片依次通过80%乙醇6～12小时、95%乙醇12～24小时、无水乙醇2小时、两道二甲苯各30分钟、52～54℃石蜡2～4小时和54～56℃石蜡2～4小时，取出牙齿剖片冷却待用。

4. 平磨　刮去牙齿剖片表面的石蜡，分别在粗磨石、细磨石上平磨。然后选择一面在毛玻璃板上精磨，用毛笔净水把此面洗刷干净，置通风处晾干。用502胶将此磨好的一面粘贴在盖玻片上，6～12小时后，再精磨牙齿剖片的另一面。将牙齿剖片粘贴在盖玻片上的目的是保护牙髓，以防其在磨穿或脱落。关于磨片的厚度，可通过显微镜观察，视牙齿组织结构清晰为度。同样将另一面水洗干净、晾干。

5. 脱腊、脱胶　将贴有盖玻片的磨片放入1∶1的丙酮、二甲苯中48～72小时，待磨片与盖玻片自动分离后，再放入纯丙酮中12～48小时，95%和80%乙醇中各2分钟，流水冲洗5分钟。

6. HE染色　苏木素液2～10分钟，流水冲洗10分钟，1%盐酸乙醇分化片刻，流水冲洗10分钟，1%碳酸锂液蓝化30秒，流水冲洗1小时，伊红液10～30秒，然后脱水、透明、封片。

（杨丽芳　张　玮）